The Pleasure Shock

The Rise of Deep Brain Stimulation and Its Forgotten Inventor

闇の脳科学

「完全な人間」をつくる

ローン・フランク 著
赤根洋子 訳
仲野徹 解説

文藝春秋

電極を安全に使用することによって、理性と批判精神を損なうことなくネガティブな感情から解放されるのなら、私がその最初の患者となりましょう。

ダライ・ラマ十四世（二〇〇五年十一月、神経科学学会にて）

闇の脳科学 「完全な人間」をつくる

目次

愛するモーテン・モーリングに捧ぐ

装丁　関口聖司

闇の脳科学

「完全な人間」をつくる

プロローグ　脳を刺激し、同性愛者を異性愛者へ作り変える

マッドサイエンティストか。それとも人類の進歩に貢献した科学者か。一九五〇年から二十年余りにわたり、精神病患者を〝治療〟しようとする医師がいた。センセーショナルな実験は、糾弾対象にもなった。彼、ロバート・ヒースとは一体、何者なのか。

コードのことは忘れなさい、と医師たちは彼に言った。四本のコードが彼の後頭部から出て床を這い、分厚いカーテンの下をくぐって隣の部屋にまで伸びている。医師たちは言った。電気コードのことは無視して、リラックスしなさい。目の前の課題に集中しなさい。そんなこと簡単にできるはずがない、と彼は思った。俺は一度も女としたことがないんだ。こんなこと、絶対に間違ってる。数カ月もの時間をかけて、彼らはこの「接触」のために準備してきたのだが、彼はどうしてもそう感じずにはいられなかった。

彼はあたりを見回した。白い殺風景な部屋に彩りを添えるため、医師たちはできる限りのことをしていた。カーテンで間仕切りをし、ラグを二～三枚配置して、多少なりとも家庭的な雰囲気を醸し出そうとしていた。天井の電灯も暗めにしてあったので、彼はそれを見て少しほっとした。もち

ろん、部屋にはベッドが置かれていた。白い金属製フレームの、ただの病院のベッドではあったが。ベッドカバーの上に座っている女の姿が、嫌でも目に入ってくる。女がベッドカバーを手のひらでとんとんと叩き、自分の隣に座るように彼を促す。それが出頭命令のようなものであることを彼は知っている。この実験に参加するためにはそれが必要なのだ。彼は電気コードをまとめると、重い足取りでベッドに向かった。

時間は二時間ある。彼女には二時間分の料金を支払ってある、と彼は聞いている。「リラックスして。気楽にしてね」と女が言う。急ぐことはないわ。まず、あなたのことを少し話してくれない？

彼は女をもっとよく見てみた。女はすでに服を脱いでいたが、ありがたいことに下着はまだ着ていた。女は二十一歳になったばかりだと言ったが、彼は彼女のことを年齢よりもどことなく大人だと感じた。彼は二十四歳だが、自分が実年齢よりもずっと幼くなったような気がしていた。何しろ初体験なのだ。彼はなかなか女の目を見ることができなかった。ようやくどうにか話ができるようになると、彼は女にではなく部屋に向かって話し始めた。最初は穏やかな話し方だったが、次第に激しい口調になった。まるで、彼の人生のすべてが一気にほとばしり出てきたかのようだった。家族との問題、ドラッグのこと、年上の男たちとの秘密の付き合い、自分がゲイであることへの嫌悪感、異性愛者ではないことへの嫌悪感。

彼が話している間に、女が体を寄せてきた。そして、いつ、どんなふうにしたのか彼が気づかないうちに、女はするりとブラを外していた。しぼんだ風船のように、それは床に落ちていた。女の裸を見るのは気まずかったが、同時に妙にワクワクするような感覚もあった。これこそ、彼が目標にしていた感覚だった。そのために数カ月間研究室に通い、それを感じるようにしてもらったのだ。熱情の波が下半身に広がり（「これは性欲なのか？」と彼は思った）、彼を奮い立たせる。

実験がうまくいくかもしれないと思うと勇気がわき、彼は女に手を伸ばした。カーテンの模様に視線を向けたまま、彼は今まで知らなかった女の肌に触れた。女の肌は驚くほど温かく、彼が慣れ親しんでいる肌よりも柔らかく、しなやかだった。女の声に促され、彼は両手を女の肌に這わせた。

そこから先は、考えなくてもひとりでに体が動いてしまうダンスのような行為になった。だが彼はときどき、誰かに肩をつつかれて「続けなさい」と指図されているような思いに襲われた。合間合間に、コードと隣の部屋のことを思い出した。隣の部屋では、四人の男たちが彼の一挙手一投足を観察し、彼の動きを逐一記録している。ただし、隣の部屋から彼の姿を見たり声を聞いたりすることは（少なくとも直接的には）できない。彼らは今、彼の脳の奥深くに埋め込まれた九つの電極から送られてくる計測値に意識を集中している。彼が手を動かすたび、肌と肌が触れ合うたび、灰白質の密集領域から発せられる信号がコードを伝わって医師たちの計測装置に送られていくのだ。

ホモセクシャルの男性と娼婦との「セッション」

患者B－19に対するこの実験の記録を最初に読んだとき、私は悪趣味な冗談かと思った。これはマッドサイエンティストの狂気の実験のパロディーに違いない、と。だが、読み進むにつれてはっきりしてきた。ある精神科医が実際に、ホモセクシャルの男性を脳深部刺激によって異性愛者に造り替えようとしていたのだ。そして、医師も、被験者である患者も、実験の成功を純粋に望んでいた。被験者がモニター下で娼婦との「セッション」をおこなっていた間、彼の脳は快楽中枢に埋め込まれた電極によって刺激されていた。倫理に悖《もと》るのはもちろんのこと、まったくあり得ないようなことに思えるが、オリジナルの論文は一九七二年刊行の学術誌「行動療法・実験精神医学ジャーナル」に七ページにわたって掲載されている。すべてがそこにはっきりと書かれている。本文にもグラフにも、想像力で補わなければならない部分が多いことはたしかだが。

論文が真面目でアカデミックな筆致で書かれていることが、読後感を一層不快なものにしている。論文の著者は序文で、「動物にとっても人間にとっても、快感が行動の習得・定着の主要な強化条件であることは以前から知られている」と無味乾燥な調子で述べている。「脳を直接的に活性化させることによって快感反応を誘発できるという事実にも、数年前からかなりの関心が集まっており、これを病的行動の治療に応用できるのではという期待が高まっている」。「ストーンウォールの反乱」によってゲイ解放運動が始まってからすでに数年が経過していた当時、彼らは本気で性的指向の治療を研究していたのだろうか。しかし、彼らの科学的論理は正確だし説得力がある。治療計画は繊細で、かつ洗練されている。「患者」と「治療法」（娼婦）の出会いは、まるでそれがノーマルな実験手順であるかのようにデザインされている。

論文には、被験者の特徴が無味乾燥な医学用語で簡潔に述べられている。「患者B－19は二十四歳、独身の白人男性。妊娠中・出産時ともに異常なし。近親者は両親（五十五歳）と妹（十九歳）」。

しかし、患者の境遇はこの簡潔な記述からは想像もつかないほど悲惨なものだった。Ｂ－19の母親は子どもへの愛情に乏しかったが（実際、Ｂ－19には、子どもの頃母親に抱きしめられた記憶がなかった）、父親のほうがさらにひどかった。アルコール依存症で、すぐにかっとなって暴力を振るう父親は、ゲイの息子に常に失望感を抱いていた。Ｂ－19がポジティブな感情を抱ける唯一の存在は妹だった。妹にだけは、不安や失望を安心して打ち明けることができた。

自殺願望の原因となった同性愛的指向

Ｂ－19は平均的もしくは平均以上の能力の持ち主だと思われる、と論文の著者である精神科医たちは述べている。しかし、十代の頃から何度も自殺未遂と精神科への入退院を繰り返し、過去の過ちと失敗に固執する彼は、精神生活に秩序をもたらそうともがいていた。彼は心気症で、苦痛と死を極度に恐れていた。どんな種類の批判をも許容することができず、他人と一緒に過ごすことにほとんど耐えられず、周囲から孤立していると感じていた。さらに、Ｂ－19は無気力と慢性的倦怠感に悩まされ、やる気に欠け、自分は無価値で役立たずの不適切な人間だという根深い感情を抱いていた。その一方で逆説的なことに、Ｂ－19は、「自分は特別な存在だ。こんなにも多くの残酷な困難に耐えてきたのだから、神はそれに報いてくれるだろう」とも信じていた。「彼のパラノイアの度合いは状況によって変化するものの、病的レベルに達していることも多い」と論文の著者は結論づけている。

最後に、彼の性的指向についての記述がある。これこそ、Ｂ－19の自殺願望の原因だった。彼は高校を中退して軍隊に入り、新たな人生のスタートを切ろうとしたが、「同性愛的傾向」のせいでわずか一カ月後に除隊させられてしまった。その後数年間、彼は国中を転々としながらさまざまな男たちと夜をともにした。精神科医たちに話したところによれば、B－19は、頭に電極を装着するために研究室を訪れた頃には、自己嫌悪のあまりどんなことにも喜びや快感を感じられなくなっていた。

これを読んで、私はショックを受けた。だが同時に、好奇心もわいてきた。B－19は娼婦に性的欲望を感じたと述べている。どうして彼は、有効性も検証されていないこの非正統的な、しかもはっきり言って奇妙な脳手術を受ける気になったのだろう。実験の最中、彼はどんな気分だったのだろう。その後、彼はどうなったのだろう。それに、医師たちが彼の脳に施した手術とはいったいどんなものだったのだろう。

現在、B－19は六十代後半になっているはずだ。だが、彼がその後どうなったかは、調べてもおそらく分からないだろう（私は神経科学者なので、被験者の扱いに関する慣習はよく承知している）。しかし、この実験にはもう一人、中心人物がいる。この治療法を考案し、装置を製作し、それをB－19の脳内に埋め込み、その結果を公表した科学者自身だ。その彼は何を考えていたのだろう。もちろん、彼は患者の苦悩を理解し、その望ましくない衝動を治療することによって患者を救いたいと思ったのだろう。当時、全米でゲイ・プライド行進が開催されていたとはいえ、アメリカ精神医学会が発行する精神医学の手引き書『精神疾患診断マニュアル』には依然として、同性愛が精神病としてリストアップされていたのだ。医師も患者も、同性愛は精神障害だとほぼ確実に信じていたはずだ。とはいえ、それは、患者を治療しようとするふつうの医者が思いつく治療法ではなかった。

電気ショック療法とロボトミー手術の歴史

その医師の名はロバート・ガルブレイス・ヒース。B‐19は彼の唯一の患者ではないし、彼の治療対象は同性愛だけではなかった。B‐19の実験を記述した一九七二年の論文に掲載されている参考文献には、ヒースが一九五〇年以来二十年以上にわたって数十名の患者の脳深部に電極を埋め込み（彼自身はこの装置を「脳ペースメーカー」とも呼んでいた）、統合失調症から鬱病に至るまでのさまざまな精神疾患の治療を試みていたことが書かれていた。それを知って、私は信じられない思いだった。気分や行動を治療するための向精神薬が市場に出る数年前に、ヒースは脳を電気的に刺激する実験を始めていたというのだ。一九五〇年当時、精神疾患患者に対して最もよく用いられていた治療法は電気ショック療法であり、重篤な症例にはロボトミー手術がおこなわれていた。電気ショック療法もロボトミー手術も科学的根拠の乏しい荒療治だった。こうした治療法は勝手な手法でおこなわれていたため、医師によって手順も結果もばらつきが大きかった。ロボトミー手術の中には、鋭い刃のついた器具を眼窩から前頭葉に打ち込んでそれをぐりぐりと動かし、神経組織を手当たり次第に破壊するという悪名高い手法もあった。

精神疾患の治療法が切実に求められていた。一九三六年、ポルトガルの神経外科医アントニオ・

エガス・モニスは統合失調症を治療するためにロボトミー手術を考案した。これは画期的な治療法だと見なされ、その功績によりモニスは一九四九年にノーベル生理学・医学賞を受賞した。また、一九四〇年に電気ショック療法が導入されてから二年と経たないうちに、アメリカの四割の病院がこの治療を採用するようになっていた。一九三〇年代には、アメリカの精神疾患患者数は病院の収容可能人数を一万八千ほども上回っていた。精神科の治療は収容がメインで、退院率は十五パーセントにも満たなかった。精神病院への入院は終身刑に等しく、そこでおこなわれていた治療は、熱湯もしくは極端な冷水に患者を浸からせる水療法（この措置は、ときとして数日に及ぶこともあった）や、マラリア原虫に感染させて高熱を出させる発熱療法などといった効果のないものだった。こうした治療法には興奮した患者を落ち着かせる効果があると考えられていた。インスリン・ショック療法などというものもあった。伝えられるところによれば、この治療を受けた患者は（それによって死亡しなければ）しばらくの間穏やかになり、周囲に反応を示すようになったという。

その他の治療法としては、精神分析があった。二十世紀前半のアメリカ精神医学界を支配していたフロイト説によれば、精神疾患は生物学的な原因で起きるものではなく、抑圧され忘れ去られた幼児期の出来事によって引き起こされる発達上の障害の結果なのだった。たとえば、統合失調症は、愛情のない親（特に、母親）に育てられたことによって引き起こされる重篤な神経症だとされた。ヒースが一九七二年の論文の中で述べている、B-19の抱えるさまざまな問題も、当時の大方の精神分析家の手にかかれば、冷たく無関心な「冷蔵庫マザー」や不健全な家族関係のせいにされたことだろう。

精神医学界がそんな状態にあった時代に、脳の個別の領域を刺激することによって精神疾患を治療しようと考えたのだから、ヒースは本物のパイオニアだったと言える。彼はロボトミーや電気ショック療法の結果を見て、その後遺症を深刻に受け止めた。ロボトミー手術を受けたほとんどの患者が無感情になり、社会的交流を失ってしまうことに彼は特に心を痛めた。患者たちの興奮は収まったかもしれないが、彼らの人格は破壊されてしまった。さらに、ヒースは、「脳は肉体の一部ではない」という考え方にも反対だった。脳のメカニズムが分かれば、人体のその他の部分と同様に脳の障害や異常も正確に治療できるはずだ、と彼は考えた。彼の治療法は、「精神疾患の原因は、脳内物質のバランスの乱れと脳細胞の異常である」という、現在の精神疾患治療の基本となっている考え方に基づいていた。彼は、精神疾患に遺伝的要因が関与していることも指摘している。

葬り去られた精神科医療のパイオニア

その後の遺伝学的研究によって、鬱病、注意欠陥多動性障害（ＡＤＨＤ）、自閉症、双極性障害、統合失調症といった疾患にはかなりの遺伝性があることが分かってきた。現在、統合失調症は主としてドーパミンのバランスの乱れによる疾患と考えられており、ドーパミン作動薬によって治療がおこなわれている。一方、鬱病はセロトニン・レベルを上昇させる薬剤による治療が一般的である（その効能を世間に広めたピーター・クレイマーの『驚異の脳内薬品　鬱《ウツ》に勝つ「超」特効薬』はベストセラーになった。セロトニン作動性抗鬱剤は一九八〇年代に登場して以来、気分障害や不安神経症の治療に広く用いられてきた）。ヒースはすでに当時、現在のこのような考え方を先取りしていたのだが、ドーパミンやセロトニンといった神経伝達物質はまだ発見されていなかったので、電気刺激によって脳の特定領域の活動を調整するというアプローチを取ることになった。こうした観点からも、彼の研究は現代精神科医療の本流の先駆けと見なすことができるだろう。

こんなパイオニアのことを、私は今まで聞いたこともなかった。なぜなのだろう。精神疾患や精神医療研究を専門分野とするライターとして、私は何年間も精神医学の専門誌を読み漁ってきた。それなのに、誰かが会話の中でヒースについて触れるのを聞いたこともない。学会で彼の研究に言及する研究者も一人としていなかった。私は彼の名前を、十五世紀ロンドンの精神病院「ベドラム」に始まって現代に至るまでの精神医学史が詳述されているエドワード・ショーターの『精神医学の歴史』で探してみた。本文中には、ヒースの名に触れた箇所は一つもなかった。彼の名前は参考文献一覧の中でしか見つけられなかった。しかも、それはスペルが間違っていた。彼の姓HeathはHeartと綴られ、ロバート・ヒースがロバート・ハートになってしまっていた。

その後、私は「ニューヨーク・タイムズ」紙に掲載されたヒースの追悼記事を発見した。彼はニューオーリンズのテュレーン大学で教授と学科長を異例なほど長期間務めたのち、一九九九年に八十四歳で亡くなっていた。一九四九年から一九八〇年まで、彼は学科長として神経科と精神科に君臨していた。その短い記事には、彼が統合失調症研究に画期的業績を残したこととともに、冷戦中に中央情報局（ＣＩＡ）の依頼を受けて研究をおこなったと書かれていた。記事の最後に、彼が所属していたさまざまなゴルフクラブや狩猟クラブのリストと彼の写真が掲載されていた。それは、ハリウッド黄金時代の男優のポートレートを彷彿させる古い写真だった。ほんの少し白いものが混じった、豊かでなめらかな黒髪、真剣で情熱的な表情を浮かべた魅力的な顔。彼のまなざしは、彼が本質的で重要な何かを、こちらの与り知らない何かを知っていることを語りかけていた。それ以外のことは、写真からは分からなかった。

脳深部刺激療法市場は百億ドル近くになる予測

私はインターネット上でそれとはまた別の写真を見つけた。それは、古い新聞記事から何度もコピーされたと思しき、ひどく粒子の粗い白黒写真だった。そこには追悼記事の写真よりもずっと年長の、白衣を着た白髪の男性が、頭蓋骨標本に複雑な金属製装置を取りつけているところが写っていた。その装置は、「脳深部刺激療法」がさまざまな障害の治療法として導入されるようになった十年ほど前から、神経外科学会の会合で私が目にしてきた装置に不気味なほどよく似ていた（かつての「脳ペースメーカー」療法は、現在では「脳深部刺激療法」というフレンドリーな名称で呼ばれている）。現在、電極を脳内に埋め込む外科手術の対象者として最も一般的なのは、薬物治療の効果が出にくくなったパーキンソン病患者である。振戦や筋肉のこわばりを抑えるためにこの手術を受けたパーキンソン病患者は現在、すでに十二万人以上に上っている。

だが、脳深部刺激療法の対象領域として今最も熱いのは、ヒースの分野、つまり精神医学である。脳深部刺激療法は、精神医学界の新たな大いなる希望だと言われている。強迫神経症、トゥレット症候群、鬱病、自閉症、拒食症など、およそ「ペースメーカー」で治療できるとは想像もつかないようなありとあらゆる症状について、実験的に電極治療が試みられ、おびただしい数のレポートが発表されている。ヘロイン中毒やアルコール依存症、過食症までもが電極治療の対象になっている。薬が効かなくなってきた場合や、そもそも効かない場合には必ず、患者も医師も脳深部刺激療法を検討する。

研究には多額のカネが注ぎ込まれている。最も効果の高い装置を開発しようとして各社はしのぎを削っているし、市場アナリストは、二〇一九年までには世界の脳深部刺激療法の市場は百億ドル近くになるだろうと予測している。さらに、インターネットの原型を開発したことで有名なアメリカ国防総省国防高等研究計画局（DARPA）も参入してきた。二〇一三年、DARPAは「次世代」脳深部刺激装置の開発のために七千万ドルの資金提供をおこなうと発表した。DARPAがほしがっているのは、脳内の活動を刺激するだけでなく、脳内の活動を継続的かつ瞬時に読み取る装置である。それは、装着者の脳活動を計測・記録・分析し、誤った脳活動があれば、装着者が実際に行動を起こす前にそれを修正することのできる装置である。DARPAによれば、この大胆な新技術は帰還兵の心的外傷後ストレス障害や、繰り返し爆風にさらされたことによる脳外傷の治療に役立つことになるという。つまりこれは、現代戦の戦傷の革新的なエレクトロニクス治療法なのだ。これを応用して人間の心を変えることは、興味深い副産物となるだろう。

現在の脳深部刺激療法の物語は、善意と共感に満ちた単純明快なストーリーに思える。だが、私は、現在おこなわれていることと数十年前にニューオーリンズでおこなわれていたことの間には類似点があるのではないかと思い始めていた。その物語は、それ自身よりもさらに深い、さらに大きな何かに気づかせてくれるきっかけになるかもしれない。

人間の脳にエレクトロニクス機器を装着することに対する我々の反応には、実は、自我というものに対する我々の考え方が反映されているのではないだろうか。

人間の本質＝「脳」という臓器に変更を加えることの是非

私はごく幼い頃から、人間というものがどのように機能しているかを理解することに興味を持っていた。興味を持つ、というよりそれに取りつかれていた。多分、それによって自分自身をもっとよく理解したかったのだろう。生物学にしろ心理学にしろ精神医学にしろ、私が興味を持ったのはそうした分野が自分自身についてよりよく理解するために役立つからだった。私は自分の一番奥にある核について知りたいと思った。あるいは、そもそもそんなものがあるのかどうかを知りたいと思った。

我々は脳をどう扱うことができるのだろう。どう扱うべきなのだろう。人間の本質と言うべき脳という臓器に変更を加えることはどの程度許されるのだろう。そして、それを決めるのは誰なのだろう。テクノロジーは人間に許される限界を超えようとしているのだろうか。可能ではあってもしてはならないことがあるのだろうか。人間を今よりハッピーにあるいは穏やかにする方法があるとしたら、その上限をどこに定めたらいいのだろう。人間をより道徳的なあるいは思いやりのある存在にする方法があるとしたら、それを実行すべきなのだろうか。

この物語の中で取り上げようと思っている問題は他にもある。ロバート・ヒースとは何者だったのだろう。現在、数々の画期的発見とメンタルヘルスへの応用のニュースが相次いでいる、脳深部刺激というこの分野であれだけのことを成し遂げた先駆者が、どうしてほんの数十年の間に忘れ去られてしまったのだろうか。若き夢想家の写真と、鋼鉄製の装置を手にした老人の写真。二枚の写真を見ながら、私は考えていた。

第一章　ゴー・サウス――野心に燃える若き医師

名門コロンビア大学のポストを捨て、一九四九年、タブーなき実験環境が用意された南部ニューオーリンズのテュレーン大学へ向かう三十四歳のヒース。果たして一瞬で気に入った。「絶好の臨床材料」たる精神病患者たちが待っていたからだ。

一九五一年二月、白衣の男たちが数名、手術室に集まっていた。そこには張り詰めた期待感が漂っていたが、みんな、それがいつもどおりの仕事であるかのように振る舞おうとしていた。外科医も精神科医も、その他の男たちも、その冬のニューオーリンズの異常な寒さを話題にしていた。雑談を交わす彼らの前には、若い女性が手術台に横たわっていた。意識はあるものの、周囲の状況にまったく関心がないように見える。過去半年間、彼女は自分の殻に閉じこもったきり一言も発せず、ほとんど同じ姿勢のまま入院生活を送ってきた。看護助手が手を添えて歯磨きやブラッシングを始めさせれば、その課題を機械的に遂行するものの、無気力状態であることに変わりはなかった。

彼女のカルテには、「診断結果：統合失調症性反応。緊張型」と書かれていた。

電気ショック療法が招いた若い女性の猟銃自殺未遂

カルテには、彼女が一人娘であること、生まれてこの方二十六年間、田舎で両親と同居してきたことが記載されていた。両親によれば、彼女はいつもおとなしく従順な子どもだった。「娘はいい子でした」と母親は述べていた。

その一方で、この女性はいつも病気がちだった。不快感、拡散痛、全身疲労、度重なる失神の発作など、数々の症状に彼女は長年悩まされていた。入院する前の年、こうした身体的不調から一転して、慢性的な過敏興奮状態と病的な罪悪感が目立つようになった。ぼろぼろと涙を流しながら、彼女は両親に自分の犯した罪の許しを乞うたが、その罪というのが（幼い頃に性的逸脱行為をした、など）およそあり得ないようなことばかりだった。ついに両親はある開業医を訪ね、娘の過剰興奮に確実に効くという治療法を試してみることにした。その治療法とは、電気ショック療法だった。

電気ショック療法は多少効いたものの、女性は今度は極度の疾病恐怖を発症してしまった。彼女は特に、潜行性の悪性腫瘍にむしばまれているという不安に苛まれた。彼女は不安感に耐えきれなくなり、父親の猟銃で自殺を試みた。

カルテには「明らかに狂言自殺」と記載されているが、心配した両親は彼女を直ちにニューオーリンズ慈善病院に入院させた。彼女は白人女性専用病棟に入れられ、以来六カ月間そこで療養生活を送ってきた。残念なことに、入院中に彼女は新たな妄想や幻覚を体験するようになった。改めて電気ショック療法を試みるとこうした症状は治まったが、それと同時に、ものも言わない無気力状態に陥ってしまった。

カルテには、「患者4」と書かれた別紙が添付され、そこに、その二月の寒い晩におこなわれていた大胆な実験的治療が記録されている。その晩、フランシスコ・ガルシアという若い外科医が、上司のロバート・G・ヒースの監督のもとでその若い女性患者の脳に、四例目となる手術をおこなっていた。彼らは四時間前に彼女の頭蓋骨を開き、銀色の細い電極一本を脳底に達するまで右前頭葉に注意深く差し込み、その先端を中隔野と呼ばれる領域に固定していた。この中隔野は、ヒースが専門とする脳領域だった。感情や欲望や性欲を司っているこの中隔野こそ、眠れる森の美女を目覚めさせる王子様のように、統合失調症の無気力から患者を目覚めさせる鍵なのだ、とヒースは確信していた。

脳深部刺激実験、ついに成功する

患者の剃髪された頭は、縁なし帽のような形の白い包帯に覆われていた。頭の右側から、固定された電極の端がアンテナのように突き出ていた。手術はそれ自体としては単純なものだったが、ガルシアは、電極を正確な位置にセットすることの難しさをよく知っていた。まず、電極を前頭前皮質（深いしわが刻まれた脳の外層）の片側から突き刺し、側脳室（脳のほぼ中央に位置する、液体で満たされた一対の空間）の一方まで貫通させなければならない。それから、解剖学的位置マーカーに従って、脳の正中線付近に位置する小さな室間孔（モンロー孔と呼ばれる）へと電極を誘導しなければならない。しかるのち、ガルシアとその助手たちは、気脳撮影法と呼ばれる技術を使って空気を脳の空洞に送り込んでX線写真を撮り、電極が思ったとおりの位置にあるかどうかを確認する。これは、あとで患者にひどい頭痛を起こさせることになるが、避けて通ることのできない必要不可欠なプロセスだ。

こうして電極が正しい位置に納まったところで、ヒースがあとの作業を引き継いだ。彼はハーブ・デーグルという実験助手に向かって、電極を電源につないでくれと言うと、そっと患者の脇に移動した。患者は目を軽く閉じたまま、微動だにしない。ヒースは、それがまるでまったく当たり前の状況であるかのように、ごくふつうの調子で彼女に声をかけ始めた。さあ始めましょう、私の指示に従ってください。その声が彼女に届いているようには見えなかったが、彼は躊躇することなく、ハーブに電源を入れるよう合図した。手術室は水を打ったように静まり返った。

まずは控えめに、四ボルトで二ミリアンペアの電流を一分間流すことになっていた。何も起きなかった。何の反応もなかった。わずかな発作の兆候も見逃すまいと、彼らは固唾をのんで見守った。一カ月前、「患者2」の手術の際には、手術中に患者が発作を起こした。あんなのは二度とごめんだと誰もが思った。彼らは患者の血圧をも注意深く見守っていた。脳深部への刺激が血圧の急上昇を招く場合があることを、動物実験によって知っていたからだ。しかし、その点でもやはり何の反応もなかった。電源を切っても、患者は何の反応も示さなかった。

少し間を置いてヒースがうなずくと、ハーブは刺激を再開した。今回は電流の量を三ミリアンペアにまで引き上げたが、それでもやはり非常に弱い刺激だった。今回の通電時間は一分半だった。彼らは患者の血圧をモニターしていたが、彼女の体は刺激に対して何の抵抗も示さないように見えた。それが何を意味するのかはよく分からなかった。そこで、患者のストレスホルモンの変化を検査するため、少量の血液が急いで採取された。ヒースは患者に再度話しかけ、平凡で簡単な質問をした。お名前は？　ここがどこか分かりますか？

「びょう……いん……」突然、彼女がつぶやいた。そして、一呼吸置いて、さらにためらいがちに、ほとんど聞き取れないほど小さな声で「ニュー……オーリンズ」と言った。まるで、声を出すのが生まれて初めてなのでどうしたらいいかよく分からない、といった感じだった。それまで患者の前に立っていたヒースは、身をかがめて彼女の腕に片手を添えた。彼女の目をまっすぐ見つめながら、彼は、どこか痛いところはありませんか、何か特に感じることはありますかと尋ねた。

かなり間を置いてから、彼女は答えた。

「どこも痛くありません、先生」

患者を挟んで、ガルシアとヒースの目が合った。ヒースの頬は紅潮していた。予測どおりのことが起きたのだ。こうなるはずだとずっと言ってきたことがまさに起きたのだ。そのとき彼は、未来の自分が統合失調症という謎をついに解明し、統合失調症の固い殻を破ってその中から患者を再び現実世界に連れ戻すさまを心に描いていたかもしれない。

「この変化が分かるか？」と彼は言ったが、それはほとんど独り言だった。実験器具の陰でハーブはほっと胸をなで下ろし、ほとんど有頂天になっていた。彼は機械工場で電極の製作を手伝い、実験器具の寸法や材質についてヒースや神経生理学者らと何時間も話し合ってきた。彼は最初から、ヒースには特別な才能があると感じていた。この人には、周囲のみんなを奮い立たせるヴィジョンというか原動力がある、と。もちろん、自分は単なる実験助手だし、手術台のまわりに集まっている人たちのような一流大学出身者ではない。だが自分もこの重要な一大イベントに一役買っているのだ、とハーブは思った。

彼らは全部で六回、この女性患者の脳を刺激した。最も強い刺激は八ボルトで四ミリアンペア、これを二分あまり続けた。患者は終始目覚めており、問いかけにも応じた。長いセンテンスを操ったり、エレガントな論理を展開したり、歌い出したりしたわけではなかったが、ともかくも数カ月ぶりに問いかけに反応したのだった。

ヒースが合図を出し、実験は終了した。ガルシアが進み出て、患者4の頭から飛び出している銀色の糸を固定した。数日後に改めて実験をおこなう予定だったから、それまで電極の位置がずれないようにしておく必要があった。彼は細心の注意を払って、患者の頭に開けた穴に小さなボーンプラグを差し込み、穴の周囲の頭皮を強く引き寄せて傷口を消毒し、ちゃんと固定してくれよと念じながら包帯で覆った。感染症が起きませんように、と彼は心の中で祈った。傷口が感染したら、患者4の実験は事実上おしまいになってしまう。

病室に戻された女性患者は、数カ月ぶりに自分から看護師に話しかけた。ベッドを取り囲んで私に話をさせようとするセラピストたちにはもううんざり、と彼女は言った。あの人たちから解放されたいの。


コロンビア大学からテュレーン大学へ好待遇で移籍

ヒースは、三十四歳にしてすでに医学界で確固たる地位を築いていた。テュレーン大学が医療研究施設を統合するためカナル・ストリートに新たに建設した、箱型の建物のツーフロア全体が彼のテリトリーだった。そこは、シンプルでモダンな、アカデミックなスタイルで統一されていた。壁際の古典的なカウンセリング用カウチや、ベージュ色でまとめられたすっきりしたインテリアが、研究室のスキルと効率の高さを感じさせた。実験室には最新の測定器が揃っていたし、実験用のネコやサルも好きなだけ入手できた。彼の手術室は特別仕様になっていた。すべての実験を映像で記録できるように、撮影機材を置いておくための部屋まであった。最も重要なのは、彼に従って未知の研究領域に足を踏み入れようとする一流の研究者が彼の周囲に集まっていることだった。

ヒースのオフィスの隣室では、彼が精神医学の革新に専念できるように、有能な秘書アイリーン・デンプシーが管理運営上の雑事やトラブルを処理していた。ヒースはゆったりと椅子に寄りかかり、オフィスの窓からニューオーリンズの、いい意味でも悪い意味でも有名なフレンチクオーターを眺めることができた。

テュレーン大学から招聘を受けたことをヒースがコロンビア大学の同僚に話したとき、彼らは信じられないといった顔をした。ニューヨークでいい仕事についていて、将来の出世も約束されているのに、何もすき好んでそんな僻地に行くことはないじゃないか、と。結局のところヒースの周囲は、「南部は、無教養な田舎者と腐敗した政治家しかいないところだ」と考えがちな都会人ばかりだった。

彼らが反対するのももっともだとヒースは思った。彼がパーク街で開いていた精神科診療所は繁盛していたし、コロンビア大学のポストは終身制だった。ニューヨークは、アメリカ精神医学界の約束の地だった。それに比べて、ニューオーリンズは何ら学術的伝統を持たないへんぴな田舎町だった。実のところ、テュレーン大学には（少なくとも当時はまだ）精神医学科がなかった。

だが一方、テュレーン大学は、彼にかねてからの野心を実現するチャンスを提供しようと申し出ていた。テュレーン大学医学部の新学部長マックス・ラファムはバイタリティあふれる人物だった。テュレーン大学医学部を一流にする、という考えにラファムは取りつかれていた。「テュレーン大学を南部のハーバードにする」が口癖の彼は、そのためには革新的アイディアを持った研究者を招聘することが肝要だと考えていた。彼が必要としていたのは、斬新なアイディアを実行に移すための資金と空間と自由を求めている、貪欲な若き研究者たちだった。

エネルギーとカリスマ性にあふれた美男子

休暇中にアトランティックシティーを訪れたラファムは、そこで偶然コロンビア大学の精神科医と出会った。精神科医は、そういう若い有望な研究者ならうちの大学にもいますよと言ってロバート・ヒースの名を挙げた。ヒースは精神科医であると同時に神経科医の資格も持っていますし、研究熱心なことで知られています、と。だが、ラファムの興味をそそったのは、ヒースの人柄に関する話だった。コロンビア大の精神科医は、ヒースは並外れたエネルギーとカリスマの持ち主ですと言った。彼の研究には、メディアも含めてみんながワクワクしてしまう。彼はそういう人物なんです。

ラファムは、自分の目でヒースを見てみようと思い立った。その彼をマンハッタンで出迎えたのは、映画会社のオーディションにも楽勝で合格しそうな、エレガントな長身の美男子だった。その物腰には、スポーツマンらしい優美さと、若さに似合わぬ落ち着きが感じられた。ラファムは、「部屋に入ってきた瞬間に自然にみんなの目を引きつける男」というヒースの評判は本物だと思った。それに、ヒースは驚くほど頭脳明晰だった。彼は脳や精神に関する最先端の知識に精通していただけでなく、独自のアイディアをも臆することなく理路整然と披露した。これぞ、ラファムがテュレーン大学医学部に迎えたいと思っていた人材だった。

ラファムはヒースとその妻エレナをニューオーリンズに招待したが、夫妻の到着直後にハリケーンが街を襲った。ニューオーリンズは数日間閉鎖され、ラファムは自分の運のなさを呪った。繊細な北部人のことだからこんな状況に嫌気が差し、きっと自分の申し出を断ってくるに違いないと思ったのだ。ところがヒースは彼の心配を笑い飛ばし、ここがすっかり気に入りましたと言った。

慈善病院の精神病患者たちは絶好の臨床材料

ヒースはのちにインターンの一人に語っているが、彼がニューオーリンズを気に入った理由はその景観や雰囲気ではなかった。街をあちこち案内された際、彼は医学部と歩道で直接つながっている慈善病院にも連れていかれたのだが、そこで目にしたものは、彼にとってまさに正真正銘の金鉱だった。脳梅毒によって精神に異常を来した患者。生ける彫像のように異様な姿勢のまま硬直した緊張型統合失調症患者。自分の殻に閉じこもり、ベッドから自力で起き上がる力さえなくした鬱病患者。自傷行為や他人への暴力行為を防ぐためにベッドに縛りつけられた攻撃的な妄想症患者。悲惨な精神病患者ばかりだった。そして同時に、彼らは願ってもない「臨床材料」だった。

ヒースは統合失調症の解明に情熱を傾けていた。青年期に発症し、その後の人生を廃人同然で過ごすことを余儀なくさせる、恐ろしくも不可思議な精神病である統合失調症のことを、彼は講義の中で「最も悲惨な障害を引き起こす病気」と学生たちに説明している。「医学の道に入る人間は誰でも、統合失調症に関心を持たなければなりません」

だが、当時、統合失調症とはどんな病気だったのだろう。患者の脳を調べても統合失調症という病気を説明できるような構造的変化は発見できなかったし、脳内物質の異常さえ見つかっていなかった。それどころか、「統合失調症とは病気ではなく、純粋に心理的な障害、いわば〈極度の神経症〉なのだ」というのが精神科医のほぼ一致した意見だった。当時（一九五〇年代初め）の精神医学は事実上、精神分析と同義語だった。第二次大戦後、フロイトの教義と彼の弟子たちの軍団が全米の大学の心理学科を席巻した。大学とは別に、精神分析研究所の類もいたるところに設立され、「会話による治療」の市場は活況を呈していた。

精神分析家たちは、「幻覚や妄想は子ども時代のトラウマ、中でも悪い母親に起因する精神力動のアンバランスによって起きる」と考えた。彼らは、愛情に乏しい冷たい母親が無防備な子どもの心をめちゃくちゃにしたことが統合失調症の原因であるとして、そのような母親を「分裂病を作る母」と呼んだ。ヒースは、そんな説明はとんでもないナンセンスだと考えた。統合失調症患者全員が同じ体験をしているとでもいうのか。ヒースは常々、「ネコは自分の主観的体験について語ることはできないが、主観的体験は精神病を理解する上でカギとなるものかもしれない」と主張していた。「自分の体験や感情を言葉で表現できるのは人間だけだ」

精神医学に興味を持つ以前は神経科医だったヒースは、精神疾患は脳の機能不全によって引き起こされると確信していた。それ以外の原因は考えられなかった。第二次大戦中にニューヨークの海軍病院に精神科医として勤務していた頃から、彼は、いつか思考プロセスを解剖できるようになれば、曖昧で実体のない精神科医の理論の正体が明らかになるだろうと考えていた。

だから、新しい友人にしてスポンサーであるマックス・ラファムとテュレーン大学への移籍条件について話し合った際、ヒースは、医学部に精神科と同時に神経科も新設して両学科とも自分を学科長にしてほしいと主張し、その希望を押し通した。ヒースが赴任した一九四九年当時、テュレーン大学医学部はアメリカで唯一、精神科と神経科の両方がある大学だった。テュレーン大学に研究室を構えてから一年と経たないうちに、ヒースは、患者の脳に電極を埋め込むという大胆なアイディアを模索し始めていた。

統合失調症患者の脳に電極を埋め込む実験

ヒースは手始めに、自分が最も関心を持っていた精神病、つまり統合失調症の患者にそのアイディアを試すことにした。この選択は、彼の個人的関心に基づいておこなわれただけでなく、当時は精神医学界の画期的治療法とされていたロボトミー手術の結果などを徹底的に考察した結果でもあった。

ポルトガルの神経外科医アントニオ・エガス・モニスが統合失調症患者に最初の前頭葉切除手術

をおこなった一九三六年から、その功績によりノーベル賞を受賞した一九四九年までの間に、アメリカで二万例のロボトミー手術がおこなわれていた。

第二次大戦後、戦場で深刻な心理的ダメージを被った兵士たちが帰還すると、ロボトミー手術の需要は急成長した。入院治療を受けている帰還兵の、実に五十五パーセント近くが精神病患者だった。患者の家族は、水療法やインスリン・ショック療法などではなく、ちゃんとした効果のある治療法を求めていた。また、病院のベッドはどこも満杯だったから、治療の難しいこうした患者を退院させて家に帰すことは緊急の課題だった。医師たちが次々と前頭葉切除手術に踏み切ったのも不思議ではない。

だが、この「奇跡の治療法」を疑問視する人々もいた。結果があまりにもまちまちだったからである。まず、脳出血を起こす症例があまりにも多かった。手術方法も、あまりに行き当たりばったりだと思われた。生命維持に不可欠な脳領域が不必要に破壊されることもしばしばだった。

懐疑派の代表的人物の一人が、コロンビア大学の著名な神経科医フレッド・メトラーだった。ロボトミー手術に回される帰還兵の多さに危機感を抱いた彼は、復員軍人援護局及びニュージャージー州立グレイストーン・パーク精神病院と提携してコロンビア・グレイストーン・プロジェクトを立ち上げた。プロジェクトの一環として、ロボトミー手術よりも「温存的な」手術が実験的におこなわれることになった。トペクトミー手術と呼ばれるこの方法は、ロボトミー手術に比べて前頭葉の切除部分がはるかに小さかった。それはこれまでに類を見ない研究だったため、研究者たちは厳格な科学的アプローチを採用し、比較可能な二つの同条件の被験者グループが作れるように被験者を選抜した。

メトラーは、この重要プロジェクトの主任精神科医としてロバート・ヒースを指名した。ヒースのおもな役割は、患者の精神状態をトペクトミー手術以前から手術後半年までの間調査し、評価することだった。グレイストーン・パーク病院の五千人以上の入院患者から、統合失調症もしくは鬱病の患者四十八名が被験者として選抜された。そのうちの半数は無治療対照群とし、残りの半数に、前頭葉の一部を切除する手術をおこなった。

数カ月かけてカウンセリングと手術と調査をおこない、その結果を精査してみて、ヒースは、トペクトミー手術には少なくともプロジェクト・チームが期待したほどの効果はないと思った。手術を受けた二十四名のうち、何らかの継続的改善が見られたのは九名のみだった。しかも、この手術には副作用があった。特に目立ったのは感情の平板化だった。そして、三名の患者については短期的な改善しか見られなかった。残りの十二名には何の変化も見られなかった。もともとロボトミー手術に懐疑的だったヒースは、トペクトミー手術もそれと似たようなものですとメトラーに報告した。

統合失調症の根本的症状はポジティブな感情の欠如

しかし、多くの症例を調査するうち、彼はさらに重要なことに気づいた。脳の最も外側の層である大脳皮質にメスを入れても統合失調症の症状を抑えられないのであれば、この病気の源は大脳皮質以外の部分にあるに違いない。おそらく、大脳皮質より内側の領域にも異常が起きているのだろう。そして、脳全体を正常にするカギはそこにあるのかもしれない、と彼は考えた。それを念頭に置いて、彼は、トペクトミー手術によってネガティブな感情を抑える効果が最も顕著に見られた患者たちのカルテを見直してみた。すると果たして、彼らが切除された大脳皮質は、脳深部の特定領域とつながっている部分だったことが分かった。その特定領域とは、中隔野だった。

コロンビア大学に戻ったヒースは、その所見にぴったり合致する決定的な理論的インスピレーションに出会うことになった。コロンビア大学の精神分析訓練・研究センターの責任者でフロイトの直弟子だったハンガリー人の精神分析医サンドル・ラドは、個々の精神状態の実体を生物学的観点から解明すべきだと主張していた。その提案は、そんなことは不可能だとしてフロイトによってとうの昔に却下されていたが、ラドは、現在の科学をもってすればそれは可能だと信じていた。

ハンガリー訛りの英語を話す、ずんぐりした小男ラドにとって、統合失調症の最も重要な特徴は、「自分はナポレオンだ」とか「復活したキリストだ」とか「ケンタウロス座アルファ星から発射される有害光線で攻撃されている」とかいった幻覚や妄想ではなかった。統合失調症の根本的症状はポジティブな感情の欠如なのだ、と彼は考え、これを失快感症《アンヘドニア》と呼んだ。統合失調症患者の心の中は怒りや不安、絶望といったネガティブな感情でいっぱいで、彼らはどんな喜びも感じることができない。彼らが自分の行動を正常に制御する能力を失っているのは単に、喜びも幸福感も知らないからに過ぎないのだ。人間の行動はネガティブな感情とポジティブな感情という二種類の内的規範によって制御されているが、統合失調症患者は一種類の内的規範だけに縛られているために不利益を被っている。それはまるで、何をしても鞭で打たれるばかりで絶対にご褒美のニンジンをもらえない馬のような状態だ。そんな状態に置かれた馬はジグザグに走ったり同じところをぐるぐる回ったりするしかなくなるだろう。進むべき方向を正しく判断する術がないのだから。

ヒースは、こうしたラドの考えに賛同し、ラドは「心理学の生理学」の研究方法を発見したのだと思った。従来の精神外科手術が脳の特定部分を不可逆的に破壊してしまうのに対して、ヒースは、脳のさまざまな領域を一時的に操作し、その結果を確かめながら治療法を開発していこうと考えた。彼が治療のために利用しようと考えたのは脳自身の原動力、つまり脳の電気活動だった。ポジティブな感情が宿る脳内領域を電気的に刺激することによって、失快感症を起こした統合失調症患者の脳に喜びや快感を呼び覚ますことができるかもしれない、と彼は考えた。喜びや快感という感情的啓示によって、不安に満ちた暗い世界から患者を引き離せるかもしれない。ご褒美のニンジンが存在することを、患者に証明してみせるのだ。進むべき方向が存在すること、その先に光があることが分かれば、患者は現実世界との関わりを取り戻し、ちゃんと前に進めるようになるだろう。

試してみる価値はある。大いにある。


ヒースは、全体的構想を自分と共有する、さまざまな専門分野を持つ人々から成る忠実な親衛隊をテュレーン大学に呼び集めた。彼の親友で精神科医のラッセル・モンローをはじめとする、前途有望な若い精神科医や神経科医の一団がニューヨークから彼のあとを追ってやってきた。グレイストーン・プロジェクトを通じてヒースと知り合った神経生理学者のロバート・ホーズとウォルター・ミックル、実験心理学者のH・E・キング、電気技師のハル・ベッカーもいた。さらに万全を期して、ヒースは精神分析医のハロルド・リーフにも参加を呼びかけた。

旧態依然とした医学界の慣例に反旗を翻す

執刀する神経外科医もヒースが自ら選んだ。グレイストーン・プロジェクトに参加していたフランシスコ・ガルシアに、自分の研究に加わるよう依頼したのである。残念ながら、これは必ずしもヒース自身の選択の結果ではなく、テュレーン大学の外科医たちがこの実験に乗り気でなかったせいだった。ヒースが計画していた手術は前例がなかったため、外科医の多くはそんなことをして何の役に立つのかと懐疑的だった。中には、「突飛な理論と仮定に基づいて精神病患者の脳を引っかき回すのは賢明ではない」と言う外科医までいた。患者にとって危険であるのはもちろん、医師にとっても、医学界の慣例に背く行為に同意するのは危険すぎる、と。

ヒースは慣例など気にしていなかった。「旧態依然のやり方」に縛られるのはごめんだ、と彼は思った。彼はテュレーン大学で噂の種になったし、中には彼の足を引っ張ろうとする者もいた。彼が気にしなくても、これは逃れようのない明らかな事実だった。ラファムから提供された特別な地位のせいで、妬まれていたのかもしれない。それでも、彼はこうした否定論者たちと闘わざるを得なかった。彼にとって彼らは、古いぬかるんだ凸凹道に替わる新しい道が必要だということが理解できない、頭の固い年寄りに過ぎなかった。ふだんはチャーミングなヒースだったが、いざとなれば断固とした態度に出ることもできた。彼はすぐに、激しやすい男という定評も得ることになった。

テュレーン大学医学部に研究室を構えるやいなや、早速ヒースは老朽化した慈善病院の改革に乗り出した。彼にとって、この病院は被験者の宝庫だった。この病院は当時も依然として、カトリックの尼僧たちによって運営されていた。尼僧たちは慣例を変えることに抵抗した。彼女らの治療方法（それを治療と呼べるとして）は、控えめに言っても古臭かった。梅毒患者は時代遅れのマラリア療法によって治療されていた。尼僧たちは、テュレーン大学熱帯医学科の「ジャングル・ジョニー」ことジョン・ウォーカーに依頼して、マラリア原虫に感染した蚊の入った小瓶を取り寄せていた。梅毒患者をマラリアに感染させ、マラリアの高熱によって梅毒菌を患者の体内から追い出そうというのだった。それは、実に恐ろしくも滑稽な治療法だった。

三階の精神科病棟は、まるで大きな檻だった。患者の大半は単に長期間預かっておくために入院させられたように見えたし、実際問題として、ベッドに縛りつけられた生活を送っていた。職員を呼んでまず患者の拘束具や拘束衣を緩めてもらわないことには、診察さえできない状態だった。ヒースは新任の精神科長として、病院の経営陣に書面で抗議した。その後開かれた病院の精神科委員会の席上、彼は、スペースを確保して病床数を増やすことと患者数の三分の一に相当する数の個室を設けることを要求した。

ニューオーリンズの保守派の中には、現状を変えようとするヒースの挑戦をやり過ぎと見なす向きもあった。慈善病院の経営に長年携わってきたフェリックス・プランシェは、精神病患者に特別待遇を受けさせるなんてとんでもないと激怒した。内科や外科のふつうの入院患者は開放病棟で完全に満足して過ごしている、と彼は言った。この病院は福祉施設として、ニューオーリンズの最底辺の患者に無料で治療を提供している。患者たちは贅沢に慣れていない。贅沢な個室に入れたりしたら居心地が悪いと思うだろう、と彼は主張した。ヒースの改革は馬鹿げた浪費だ、とプランシェは激高して言い張った。提案どおりにしてみろ、四十万ドルかかってしまうぞ！

ヒースは一歩も引かなかった。彼はこう反論した。患者たちの症状を改善し、彼らが病床を離れて、最終的には慈善病院やその他の州立大病院から退院できるようにしたいのであれば、私の提案は経済的に非常に有意義な投資になるでしょう。特に暴力的な患者は個室に隔離し、他の患者たちの回復や、細心の注意を要する治療過程の妨げにならないようにします。三階は、つまり「私の」三階は再建され、全米の模範になるでしょう。患者に効果的な治療を提供するだけでなく、精神医学界の最高の人材を引きつける病棟として。

若く野心的な医師を募り「生物学的精神医学会」を創設

ヒースの言い分が通り、慈善病院の大規模改築は一九五二年に完了した。統合失調症患者の脳を電極で刺激するという画期的治療法を彼が学外の医師仲間に初めて披露したのもその年のことだった。今や立派なプランテーションの主《あるじ》となった彼は、自分の成果をコロンビア大学時代の上司やメンターに見せようと思ったのである。

彼は少人数の研究者とともに、精神病の治療法の向上を目的とする「生物学的精神医学会」という学会を創設した。参加者は若く野心的な医師ばかりだった。彼らにとって、それは勤務外の趣味的活動などではなかった。

病院での勤務を終えてから研究室に集まり、夜間に実験をおこなうのがほとんど彼らの日課になった。実験動物を使って彼らは外科技術を磨き、人間の患者を対象とする実験の論理的・科学的な基盤を固めた。数え切れないほどのネコの中隔野を切除し（当時、神経科学者たちは実験動物としてネコを好んで使用した）、その結果を観察した。中隔野を切除されたネコは、生化学的異常と統合失調症様の行動を示した。ほとんどのネコが不活発になり、強硬症のようになる場合さえあった。ストレス反応とストレスホルモンレベルは急上昇した。攻撃的で予測不可能な行動（これは妄想症の典型的な症状である）を示すようになったネコも数匹いた。こうした結果は、ヒースが予想したとおり、統合失調症のさまざまな症状に中隔野が決定的な役割を果たしていることを示していた。

ヒースの直感が正しいことを示すサインは他にもあった。数匹のアカゲザルの脳に電極を埋め込んで中隔野を一定間隔で刺激したところ、どの個体も常に同じ反応を示した。中隔野を刺激されるたびにサルたちは活発になり、その処置を喜んでいるようにさえ見えた。驚くべきことにサルたちはすぐにスイッチの入れ方を覚え、電気が流れる限り何度でもスイッチを押し続けた。

その次がいよいよ本番だった。ヒースは外科医とともに、二十二名の患者に手術をおこない、患者の脳を刺激した。一部の患者については、手術後数カ月間経過観察が続けられた。彼らが集めた大量のデータは、世界に公表されるのを今や遅しと待っていた。

患者九人の実験結果をシンポジウムで発表

ヒースは、ホームグラウンドのニューオーリンズに精神医学界の実力者たちを招き、「統合失調症の研究例」と題してシンポジウムを開くことにした。ヒースに研究のきっかけを与えたサンドル・ラドや、ロボトミー手術という乱暴な治療法に代わる、より効果的な治療法をヒースに探させたフレッド・メトラーが最前列に座った。メトラーはグレイストーン・プロジェクトで彼の上司であっただけでなく、サルを対象とする電極実験を彼に教えた人物でもあった。張り詰めた空気が漂っていた。メトラーがそこにいると思うと、ヒースには、この発表が一種の「卒業試験」のように感じられてならなかった。二日にわたって、ヒースらは列席者たちを相手に研究の成果を披露した。「新しい治療法を発表することがこのシンポジウムの目的ではありません」。開会に当たって、ヒースは壇上からそう述べた。「若干の治療効果は得られましたが、治療法として確立するにはまだ多くの課題が残されています」

心理学者H・E・キングの講演は、集まった重鎮たちの関心を特に集めた。キングは、中隔野への刺激を受けた九人の患者に対して実施した検査の結果について発表した。刺激をおこなう前と、おこなってから四カ月後の二度にわたって、彼は患者九人の知能、性格、記憶力、運動能力、そしてもちろん統合失調症の症状を一連の心理テストによって検査していた。列席者の間を歩きながら、キングは症例ごとに検査結果を発表していった。検査結果は、症例によってまちまちだった。

患者2と患者12は治療後顕著に改善しました、とキングは述べ、それではこれから患者2の経過を詳しく報告することにしますと言った。患者2はまだ十七歳の若い女性で、二年前から統合失調症の症状を示し、一年前から入院していました。手術を受ける前、患者2には強硬症とともに拒食症も見られ、ほとんど飢餓状態でした。手術自体は簡単に終わりました。手術直後に脳に刺激を受けたあと、患者2は数分にわたって発作を起こしました。翌日、再び発作が起き、それから二日間、昏睡状態が続きました。ところがその後、好転が見られたのです。

患者2は周囲に関心を示し始め、話したり食べたりするようになりました。二カ月後、家族の言によれば、患者2は「これまでなかったほど友好的で、社交的で、自発的で、快活」になりました。手術から四カ月後に退院し、学業を再開しました。そして一年半後の現在も、回復し続けています。拒食症の症状はもうありません。学業成績は良好、ボーイフレンドとデートもしています。最近、彼女は仲のよかった妹を亡くしたのですが、そのときでさえ、虚脱状態に陥ることはありませんでした。

「彼女の反応は、通常の悲嘆反応以上のものではありませんでした」とキングは満足そうに言った。キングは咳払いをすると、残念ながらこの二例ほどめざましい結果が見られなかった他の症例の報告に移った。患者13と17には改善が見られたものの、他の四名については変化がなく、一名（患者8）には実は増悪が見られました。なぜ患者によって治療に対する反応が違うのか、その理由はまだ分かりません。

しかし、結論として申し上げれば、この治療法が有効である可能性は十分あります。さらなる研究が必要です。

おまけとして、対照群の実験結果（彼らは統合失調症ではない患者にも手術を施行し、結果を比較していた）も発表された。たとえば、ヒースとガルシアは慢性痛患者数名に対して脳刺激実験をおこなっていた。この実験によって彼らは、「快感と不快感は相互に排除し合う関係にあるのだから、強烈な快感それ自体に不快感をブロックする効果があるのではないだろうか」という着想の検証を試みた。深刻な慢性痛を脳手術で治療するという発想は突飛なものに思えるかもしれないが、ロボトミー手術によって限定的ながら疼痛を抑えることに成功した例もあったので、テュレーン大学の患者たち自身も手術に前向きだった。彼らはどんなことでも進んで試そうとしていた。

手術を受けた患者の一人は、激しい関節炎に苦しんでいる男性だった。末期ガン患者二名（子宮ガン患者と乳ガン患者）も協力を申し出た。三名とも、薬剤では痛みを和らげることができない状態だった。驚くべきことに、中隔野を数回刺激しただけで、痛みはかなり緩和された。女性患者の一人は手術から七カ月後に死亡したが、それまで、週に一度、十五分間の中隔野への刺激によって、痛みから解放された生活を送った。しかし、これら三名の患者が感じた効果は疼痛緩和だけではなかった。脳を刺激されている間、患者たちは明るく元気になった。定期的に刺激を受けていた期間を通じて、患者たちの状態は全般的に改善した。

「もちろんこれらは予備的な調査結果に過ぎませんが、こうした劇的な効果に鑑みて、発表する価値ありと判断した次第です」とヒースは述べた。彼は、人間の思考や感情（ヒース自身は「人間の内的環境」という言葉を使った）が身体の病気に影響を与えることに気づいていた。それは、掘り下げる価値のあるアイディアだった。

精神医学界の権威から浴びせられた冷たい批判

大量のデータ、患者たちの術前・術後の映像、それに何より、それらの根拠となる理論を、招待客たちは延々と見せられ、聞かされた。シンポジウム最終日、ようやく彼らの番が回ってきた。彼らは一人ずつ、完璧に練り上げられた短いスピーチをおこない、ヒースらの発表に対する意見を述べた。ほとんどの出席者がまず、このような独創的な研究の発表を聞けたのはすばらしいことだなどとヒースらの熱意を賞賛した。だが、そのあと、彼らは若干の疑問を感じざるを得ないと言った。そのアイディアは少し突飛なのではありませんか。患者の負担を軽くし、大出血や感染症のリスクを下げるため、手術法を変更することはできませんか。それに正直なところ、この実験の対照群は適切な比較対象とは言えないのでは?

インディアナ大学の精神科医ハーバート・ガスキルは、「統合失調症患者の半数に改善が見られたとのことですが、それはそんなに大した結果ではありません」と生真面目な口調で述べた。以前試みられた仮説的な治療法の中にも、当初これと同等の効果を上げたように見えたものもありましたが、五年後には患者の状態はたいてい振り出しに戻ってしまっていました。ノースカロライナ大学のジョージ・ハムも懐疑的だった。これが興味深い調査結果であることは間違いありません。患者の生化学的状態やホルモン変化に関する調査結果は特にそうです。しかし、その変化の原因は電気的刺激である、とは主張できないのではないでしょうか。患者たちは、脳に電気刺激を受けている間、強い関心と注目を感じ取っていたのではないでしょうか。手術と電気刺激自体が、症状改善という自己愛的報酬を患者に与える、強力な黒魔術なのではないでしょうか。

これは要するに、効果の大部分は暗示の力、つまりプラセボ効果によるものではないか、ということだった。

最後に、精神医学界の権威フレッド・メトラーが批判のメスを取り出し、鋭く切り込んできた。

熱意あふれる若い皆さんの実験結果は希望的観測に過ぎないかもしれません、と彼はずばりと言った。皆さんの中には、このプロジェクトに信仰にも似た気持ちを持っている人もいるように感じます。皆さんのデータや観察結果は、チームが証明しようとしている理論に合わせて調整されている可能性さえあります。

ここでしばらく言葉を切ってから、メトラーは次の言葉でスピーチを締めくくった。「彼の意見には賛成できないとしても……このことは覚えておいてください……、私のかつての教え子であるヒース博士を誇りに思います」

定説に打ち勝つための終わりなき戦いの始まり

その晩の打ち上げパーティーは最悪だった。フレンチクオーターの有名店「アントワーヌの店」にパーティーの席が予約してあったため、険悪な雰囲気だからといって直前にキャンセルするわけにもいかなかったのだ。ヒースが来賓たちを案内したレストランの中にまで、路上で演奏するジャズバンドの高音が聞こえてきた。幸い店内が騒々しかったため、研究者たちが互いに口も利かないことは目立たずに済んだ。

テュレーン大学の研究者チームはショックを受けていた。自分たちの受けた扱いが信じられなかったのだ。シンポジウムを檜舞台への入り口だと思っていたのに、舞台にはもう幕が下りようとしている。「頭の固い年寄りども」の反応に憤慨し、パーティーへの出席を見送った研究者までいた。ヒースは、チームを立て直せるかどうかは自分次第だと思った。我々の熱い思い、実験や討論に費やした多くの夜が無駄ではなかったことをチームのみんなに説明し、約束しよう。長い目で見れば、我々の計画は実現するだろう。我々のやり方は受け入れられるだろう。

その晩、ヒースはテーブルのいちばん端に座り、やっとの思いで作り笑いを浮かべていた。来賓たちの顔を一人一人順番に見ながら、彼は、どうしてこの人たちは分かろうとしないのだろうといぶかっていた。抵抗と疑念に直面することは、彼にも分かっていた。新しい考えが定説に打ち勝つためには戦いが必要なのだ。だが、この冷たい、全面的な拒絶に、彼は打ちのめされていた。これからもこんな仕打ちを受けるのだろうか。そして、どれだけの間、耐えなければならないのだろう。

第二章　忘れ去られた〝精神医学界の英雄〟

五十年後の現在。「脳とは、電気回路のネットワークである」として、注目を浴びる脳深部刺激療法。パーキンソン病、依存症、サイコパス。小児性愛、性犯罪者も矯正可能か。
しかし現代の精神外科医はみな、ヒースを知らないという。

「それ、違いますす」

暗い大会議場の後ろのほうに座っていた私は思わず、隣席の男性にそう囁いた。返ってきた視線は、詳しい説明を求めているようには見えなかった。ちょうど、演壇に立っているオランダ人の神経外科医が、「脳深部刺激によって精神疾患を治療しようとする試みは、一九九九年に始まりました」と述べたところだった。

「始まったのはその五十年前なんですってば」。今度は、隣の男性に聞こえないように声を落としてつぶやいた。重要な点を声に出して言っておかなければ気が済まなかったのだ。そのとき、演壇の神経外科医は、一九九九年に発表された二本の「革新的にして画期的な論文」に言及していた。ほんの数カ月相前後して、ベルギーとオランダの研究チームが別個に強迫神経症患者とトゥレット症候群患者の脳に電極を埋め込む実験をおこない、同じ結果に到達しました。どちらの実験も被験者はごく少数でしたが、脳深部への刺激は彼らの症状を軽減したように思われました。この結果を受け、同様の研究が次々におこなわれました。

「それ以来」と神経外科医は発表を続けた。「この治療法は精神医学界で野火のような広がりを見せています。現在、電極による治療が試みられない精神疾患はほぼないと言っていいほどです」

ヒース？ そんな名前は聞いたことがない

二〇一五年の秋、マーストリヒトで開かれた神経外科学会に私がやってきたのは、こうした実験のニュースを聞いたからだった。世界中から七百人近くの神経外科医が集まり、三日にわたって研究成果の報告がおこなわれた。出席者のほとんどが男性で、全員が同じ店で買ったのかと思えるほどそっくりなダークグレーのスーツを着ていた。騒々しい談笑の声が会場中に響き渡っている。あまりにも没個性的なその会場は、一瞬目を閉じただけで記憶から消え去ってしまいそうだ。

自分が場違いな人間に思えて、私は戸惑っていた。ジャーナリストとして私は長年、精神科医や心理学者や遺伝学者と交流してきたし、彼らが使う専門用語や、精神について論じるときの彼らの話し方に慣れ親しんできた。ところが、この会議場に集まっている人たちの話題はテクノロジーのことばかりだった。さまざまな方向に電流を流せる新型の電極とか、患者の体内で十年間持つ再充電可能な電池とかが紹介されるたび、彼らは目を輝かせた。講演の合間の休憩時間、彼らは展示された最新外科手術装置を愛おしそうに眺めていた。そうした装置は、私のような素人の目には現代の拷問具のように見えた。

脳深部刺激療法は今や、神経外科の最先端技術になっている。神経外科は、最も野心的な外科医がめざす分野になった。最近では、腫瘍の摘出や破裂した大動脈瘤の手術といった伝統的作業は腕のいい外科医にふさわしい仕事とは見なされていないようだし、そんなことに関わっても何の名声も得られない。精神の手術、これこそが未来なのだ。神経外科医は精神の匠なのだ。

だが、私はどこかに違和感を覚えていた。急成長中のこの分野に、なぜか精神科医が参加していないのだ。私が学術誌などで調べたところでは、世界各地で十三種類の精神疾患について脳深部刺激実験がおこなわれ、百件近くの臨床研究が発表されている。だが、マーストリヒトの会議場に集まった神経外科医たちから聞いた話によれば、彼らの研究に精神科医を参加させることはできなかったという。脳深部刺激実験に直接的に関与している精神科医は、おそらく全部でほんの二～三十人しかいません。我々の研究成果を精神医学会で発表したいと申し出たところ、丁重な断りの言葉が返ってきました。精神科医は脳深部刺激療法に関心がないんです。

脳深部刺激療法の現在の活況を聞くにつけ、私はそれを、自分がこれまで調べてきたヒースの実験と比較せずにはいられなかった。グレースーツ姿の神経外科医たちと言葉を交わすたび、私はヒースの名前を持ち出した。ほとんど全員が、ぽかんとした顔をした。同じ店で買ったのかと思えるほどそっくりのスーツと同じくらい、その表情も全員そっくりだった。「そんな名前は聞いたこともありません」というのが典型的な返事だった。外科医たちには、独自の開発ストーリーがあった。それは、「脳深部刺激療法は一九八七年、フランスの神経外科医アリム＝ルイ・ベナビッドによって考案された。その業績によってベナビッドは数々の賞を受賞し、名声を得た」というものだった。幸運な偶然がベナビッドの成功につながったというこのストーリーは、神経外科医に広く知られていた。

ベナビッドはグルノーブルの手術室でパーキンソン病患者の治療の準備をしていた。彼は、患者の振戦を和らげるため、視床という脳領域に小さな損傷を与える手術をおこなおうとしていた。ベナビッドにとって、これは手慣れた手術だった。決められた箇所の組織を正確に焼灼するため、彼はいつものように患者の脳に電極をセットしていた。だがその日、彼は少し実験してみようと思い立ち、ふだんとは異なる周波数で患者の脳を刺激してみた。百ヘルツまで周波数を上げると、患者の振戦が突然止まった。その後、二百例近くの臨床実験がおこなわれた結果、高周波電極刺激療法はパーキンソン病や「本態性振戦」と呼ばれる運動障害の治療法として二〇〇〇年にアメリカ食品医薬品局（ＦＤＡ）によって認可された。現在、この治療は世界中で実施されている。

一方、この方法は精神障害の治療法としては認可されていない。精神科医は、一件一件個別に認可を申請しなければならないという不安定な状況にさらされている。障害によっては、強迫神経症のように多くの単発実験の結果が蓄積されているものもあるが、他の障害に関しては、被験者が五人とか三人という小規模な実験が行き当たりばったりにおこなわれてきたに過ぎない。被験者がたった一人という症例報告さえある。

その一例が、二〇一二年にフォルカー・シュトゥルムというドイツ人外科医によっておこなわれた実験である。彼は、自傷行為という深刻な問題行動を抱えていた十三歳の自閉症の少年に対して、扁桃体に二本の電極を埋め込む実験をおこなった。その結果、自傷行為は止まった、とシュトゥルムは主張している。その後、シュトゥルムはリタイアしてしまったし、この実験に言及している論文も見当たらない。誰かその研究を引き継いだ研究者がいるのか、その療法を広める試みがおこなわれたのか、さらにはその自閉症の少年について、効果の持続性に関する追跡調査が実施されたかどうかさえ、知るよしもない。

現代の脳深部刺激療法に理論的根拠はあるのか

会議場をあちこち歩き回りながら、私は、自分の肩の上に漂っている幽霊の気配を感じていた。今、私が耳にしている話はどれも、ヒースの物語を思い起こさせるものばかりだ。どの話も、何十年も前に彼が書いた研究論文や、とうの昔に故人となった、名前ではなく番号で呼ばれている患者たちを思い起こさせるものばかりだ。ヒースの時代と現在とを比較してみると、その類似は驚くほどだった。不気味でさえあった。たとえば、ヒースはいい加減な理論に基づいて患者の中隔野を電極で刺激しているとして批判されたが、現代の脳深部刺激療法にはどんな理論的根拠があるのだろう。現代の神経外科医たちは何を根拠として手術をおこなっているのだろう。

鬱病への応用例に関する発表を聞いて、私は、これはヒースのアプローチに非常に近いと思った。もっとも、発表者はヒースの名前には一度も言及しなかったが。発表者も、これを、「脳の報酬系を活性化させることによって失快感症（喜びを体験する能力の欠如）を治療する」と表現していた。脳深部刺激療法を鬱病に応用する神経外科医の多くは、側坐核をダイレクトに刺激していた。側坐核とは中隔野の一部であり、ヒースも多くの場合そこに刺激を与えていたものと思われる。

過去の精神外科手術を参考にして「ターゲット」（神経外科医たちは、刺激する脳領域のことをこう呼んでいた）が選択された例もある。たとえば、一九九九年の、強迫神経症患者とトゥレット症候群患者を対象とする例の二件の実験もそれに該当する。強迫神経症とトゥレット症候群の深刻な症例について、脳の特定の領域に損傷を与える手術が一九七〇年代におこなわれていた。患者の暴力的行動を軽減するために、視床内の構造体の一部を切除することがあったのである。一九九九年にオランダとベルギーの外科医たちが電極を埋め込んだのは、まさしくその脳領域だった。

アルコール依存症もヘロイン依存症も過食症も拒食症も治る

単なる偶然から脳深部刺激療法が応用された例もある。たとえば、強迫神経症の患者の観察が、アルコール依存症という、これとはまったく違うタイプの病気への応用につながった例がそれだ。きっかけは、すでに脳深部刺激療法を受けていた強迫神経症患者に、アルコール依存症が治るという「副作用」が見られたことだった。患者たちが、「酒を飲みたいと思わなくなった」とストレートに報告したのだ。研究者たちはただちに、実験への参加を希望するアルコール依存症患者を探した。この方法でアルコール依存症が治せるのなら、ヘロイン依存症も治せるのではと考えた研究者もいた。乱用する物質が違うだけで、依存症の脳のメカニズムは同じはずだ、と。

この学会が開催された二〇一五年の時点では、ドラッグ依存やアルコール依存はアメリカ精神医学会の「精神疾患診断マニュアル」に掲載されていたが、強迫的過食はその中に入っていなかった。

にもかかわらず、過食は依存症の一種だと主張する精神科医もいたし、多くの外科医が病的肥満者に対する脳深部刺激療法の応用許可を得ていた。その理由は、「食欲を制御している視床下部という領域は、機能がよく分かっているから」というものだった。カリフォルニア大学ロサンゼルス校のアレッサンドラ・ゴルグーリョとアントニオ・デ・サレスという外科医夫妻チームは、二〇一四年の論文の中で、「神経外科医は摂食を制御する脳領域に直接アクセスすることができるのだから、彼らが定位脳手術の専門知識を生かして摂食中枢に直接働きかけ、それを調整するのは自然なことである」と断定的に述べている。論文発表当時、彼らはサンパウロですでに六名の患者に手術をおこない、経過を観察中だった。

論文の中でゴルグーリョとデ・サレスは、「肥満について良好な結果が得られれば、拒食症が次の治療対象候補になるのは明らかである」と述べている。拒食症には有効な治療法がなく、心理療法もごく少数の患者にしか効果が見られない。拒食症患者の半数が慢性化する。拒食症患者の自殺率は驚くほど高い。夫妻の論文発表時すでに、中国やカナダなどさまざまな国の四つの研究チームが、脳深部刺激療法によって重度の拒食症患者のおよそ半数に摂食行動の改善と体重の増加が見られたと報告していた。

こうしたことはすべて、学会に出席している神経外科医たちには言うまでもないことのようだった。「過食症もヘロイン依存症も難治性拒食症も、脳の正しい位置に電極をセットすることで治療できます。当然です。なぜって、問題の根本はそこにあるんだから。そうでしょ?」といった感じだった。

たしかにそうだ。だがそれは、精神やメンタルヘルスに対する医師たちや社会一般の考え方が決定的に変化したからこそだ。

過去数十年の間に、「精神」という概念は、漠然としてつかみどころのないものから、脳の灰白質という実体を持った物質的なものへと変化した。以前は環境や生育条件やその他の外的要因のせいだと信じられていた精神疾患は脳内部の問題とされるようになり、それを治すには脳を治療することが必要だと考えられるようになった。この変化に加えて、科学自体の脳の捉え方も大きく変化した。「脳とは、化学物質のスープである」という考え方は捨て去られ、「脳とは、相互接続された電気回路のネットワークである」という考え方が主流となった。以前は、神経疾患や精神疾患はドーパミンやセロトニンといった脳内神経伝達物質のバランスの異常として捉えられていたが、現在では、こうした疾患は「回路の病気」として記述されることのほうが多くなっている。「こうした病気は、神経伝達物質によって引き起こされる電気ネットワーク活動が異常に高まったり、異常に弱まったり、あるいは不規則になったりした状態である」と認識されるようになったのだ。マーストリヒトの学会で聞いた次のような説明も、こうした新しい考え方に基づいている。「刺激のスイッチを入れたり切ったりすることで、患者の行動の変化を観察することができます。このようにして、どんな行動がどんな回路やシナプスと結びついているかを解明することができるのです」

電極にはこの他にも利点がある。電極は薬剤よりもはるかに正確に作用するのである。向精神薬は、脳細胞表面の特定の受容体——特定のホルモンやシグナル伝達分子を受け取ってシグナルを引き起こす受容体——に作用するように作られている。しかし、こうしたさまざまな受容体を持った細胞は脳全体に分布していることが多いし、薬剤は脳の領域を区別することができない。薬剤が効果を顕すためには、脳内のどこで受容体と結びつくかとは関係なく、大脳皮質にも、視床にも、あるいはその他の領域にも全体的に行き渡る必要がある。

電極が及ぼす影響は、薬剤のそれとは根本的に異なっている。電極の影響は、その周囲のごく限定された組織にしか及ばないからである。そのため、異常な活動を起こしている細胞のネットワークを狙い撃ちしてその働きを正常に戻すことができる。

神経外科のフロンティアでは、どの脳細胞も安全ではない

とにかく、それが神経外科医たちの理論だった。私はすぐに、脳組織内部で実際に何が起きているのかは、神経外科医だけでなく実は誰にもはっきりとは分かっていないのだと気づいた。これまでに数万件もの手術例があるパーキンソン病に関してさえ、脳深部刺激がどのようなメカニズムで効くのかは分かっていない。電気刺激が電極周囲の組織の活動を活発にすると言う人がいる一方で、いや抑制するのだ、と言う人もいるほど、専門家の意見は食い違いを見せている。高周波は活動を抑制し、低周波は活発にするようだ。つまり、周波数を上下させれば、同じ電極から異なる効果を得ることができるということである。電極を細胞体が詰まった領域（有名な灰白質）に刺すか、太い繊維束にくるまれた細胞軸索から成る、脳のメイン回線接続（白質）に刺すかによっても、得られる効果は異なってくる。

顕微鏡レベルで何が起きているのかに関して、会場の神経外科医たちはあまりよく知らないようだった。神経回路全体についてもよく分かっていないようだった。電極を刺す場所についても、彼らの意見は一致していなかった。同じ病気の患者を治療していても、研究者グループによって電極を刺す脳領域はまちまちだった。「脳のどの領域を刺激するかは、患者の病気によってではなく、患者の郵便番号によって決まる」というジョークが聞かれるほどだった。トロント大学の花形外科医アンドレス・ロザーノも言うように、「この研究分野は西部開拓時代のメンタリティにあふれている。どの脳細胞も安全ではない」のである。

長身で猫背のロザーノの顔には、心配そうな表情が終始浮かんでいた。脳深部刺激療法の「ターゲット」として用いられている脳領域の数(四十二カ所。発表日現在)に言及したとき、彼の表情はさらに暗くなった。鬱病治療に用いられる脳領域は十カ所、強迫性障害のそれは六カ所あります。さらに驚くべきことに、同一の脳領域がしばしばまったく異なる疾患の治療に用いられています。「研究者が協力し合い、最も効果的な治療法を見つけ出す必要があります」。ロザーノは、パワーポイントのスライドを映写しながら満員の会議場に向かって言った。そのスライドを見て、私はヒースの脳地図を思い出した。脳深部刺激療法のターゲットとして最もよく使われている領域が側坐核だということがそのスライドに示されていたからだ。鬱病治療でも、拒食症や病的肥満の治療でも、さらには強迫性障害やアルコール依存症やヘロイン依存症の治療でも、ターゲットとされているのはこの小さな脳領域だった。側坐核とは、ヒースが中隔野と呼んだ領域のちょうど真ん中に当たる部分である。

これは単なる偶然ではないと思われる。だが、結局のところ、精神疾患についてはまだ分からないことが多い。精神科医と少し話をしていると、彼らはたいてい、精神医学が他の医学分野よりもざっと百年遅れていることを認める。鬱病エピソードであれ幻覚であれ、精神医学にできることは実際にはせいぜい対症療法でしかない。精神疾患がどのように発症するのかという生物学的メカニズムは、精神科医にも分かっていないのだ。

脳を操作することは「私」を操作すること

病気、疾病、疾患。無味乾燥なコンクリートのビルの暗い会議場で次々と繰り広げられている発表のおもなテーマは、当然のことながら「病気の治療」だった。しかし、脳深部刺激療法に対する私の個人的興味を駆り立てているものは、それとはまったく違うことだった。私がより強く興味を惹かれていたのは、脳を操作することは自我そのもの――何千億という細胞のネットワークから成るピンク色の塊のどこかに存在する「私」――を操作することだ、という事実だった。脳深部刺激療法というこの注目すべきテクノロジーは、「私とは何者なのだろう」という、疑問の中の疑問を喚起しているのだ。

子どもの頃から、私はこの核心的疑問を繰り返し自問してきた。おそらく、物心ついたときからそうだったのだろうと思う。不仲だった両親はお互い、相手の行動が変わることを望んでいた。行動を改めることについて、両親は繰り返し話し合った。特に父は、人は別の誰かになれると信じていた。「それは、脳内のわずかな情報を並べ替えるだけのことなんだ」と父は主張した。だが、父が実際にはほとんど変わらなかったことは明らかだった。変わろうと父が望んでいたにせよ、さらに、家族全員が精根尽き果てるまで何度もそのことで話し合ったにもかかわらず、父は変われなかった。

私自身も、別の誰かになりたいとよく思った。別の誰か、もしくは少なくとも別の自分、ともかくも今よりはましな自分になりたいとよく思った。ジャーナリストになってからは、精神の可塑性に関する研究を追い続けてきた。だが、心理学者や行動遺伝学者から話を聞くうち、人格の輪郭を描いているのは遺伝子であり、人格はほとんど変えられないものなのだということを知った。「自分自身を受け入れろ」ということのようだった。

しかし、遺伝子は、外的刺激に対する脳の反応の癖を決めることによって人格を形作っている。だから、逆をついて脳を直接いじってやれば、人格もそれにつれて変化するに違いない。そしてこれこそまさに、脳深部刺激療法が証明してきたことなのだ。

脳深部刺激療法による人格のオン・オフ現象

たとえば、患者Bの物語。ずっと強迫神経症に苦しめられてきたこの五十九歳のオランダ人男性は、側坐核への脳深部刺激療法を受けた。治療は成功し、症状は消失した。それから半年後、奇妙な副作用が現れた。なぜか突然、ジョニー・キャッシュが大好きになったのだ。それまで患者Bは一貫して、オランダのロックンロールとローリング・ストーンズのファンだった。カントリー・アンド・ウェスタンにはまったく興味がなかった。それが今では「マン・イン・ブラック」が聞きたくてたまらないという。キャッシュの歌に本当に親近感を覚える、と彼は言った。

患者Bは音楽の趣味の激変を体験したが、その変化はオン・オフの切り替えが可能だった。電池が切れたり、コードを抜いたりすると、ジョニー・キャッシュへの彼の愛はただちに消滅するのだった。

このオン・オフ現象は、音楽の趣味だけでなく人格特性にも当てはまる。患者Bの手術をおこなったアムステルダムのアカデミック・メディカル・センターの研究チームが、他の強迫神経症患者二名の変化について記述している。電気刺激の強さが少しでも強くなりすぎると、患者は二人とも、自信の過剰な高まりとこれまでにない衝動性を感じるようになったという。

長身で痩せ型のリヒャルト・シュールマンは、二人の患者のチーフ執刀医だった。彼は、マーストリヒトの学会で唯一、人格について言及した研究者だった。発表の冒頭、彼はあるオランダ人女性患者について話した。患者Bと同じく、彼女は脳深部刺激療法によって深刻な強迫神経症から解放された。ところが、彼女はそのために払った代償を悔やんだ。障害と引き換えに、完璧主義をも失ったからだ。完璧主義は彼女の症状の一つではあったが、それがなくなった今、自分の性格があまりにもだらしなくなってしまったと彼女は感じていた。彼女は病気を懐かしんだ。

もう一人の女性患者の場合は、これとは逆だった。脳深部刺激によって、彼女は無口な内向的人間から陽気な外向的人間に変化した。その結果、彼女はアルコールで問題を起こすようになり、夫婦仲は悪化した。しかし、彼女は意に介していないようだった。自分の新しい人格が好きだ、と彼女は言った。

シュールマンは、発表の途中で聴衆に向かって「自分とは何でしょうか」と問いかけた。彼は答えを期待して問いかけたわけではなかった。こうした結果が提起する問題は従来の考え方に疑いを突きつけている、と言おうとしていたのだ。「自己」ないし「自我」というものは、従来、人間の内側にある核のようなものだと考えられてきた。育ち方とか文化とかいう諸々の層を剝がし、細心の注意を払って探せば、純粋なあるいは真の「自己」が見つかるはずだ、と。失敗したときには自分を見つめることが必要だ、などと言われたりもする。

脳の特定の箇所に電流を流すだけで、人は別人になる

「自己とは、内側にある安定した核だ」と昔から固く信じられてきたが、それは科学的事実からかけ離れた幻想である。「ここが人格や自己意識を生み出す源だ」と言える特定の脳内領域やニューロンは存在しない。実のところ、やつれ顔のシュールマンは、「自己とは、我が研究チームが自由に造り替えられるものです」と言うこともできたのだ。実験結果を見れば、どの患者にも不変の核など存在しないことは明らかだ。自己とは、そのときどきの脳の状態のことなのだ。脳の特定の箇所に電流を少々流すだけで、人は別の誰かになってしまう。

これが実現すればいろいろと重大な結果がもたらされることになるが、私が聞いた範囲内では、マーストリヒトの学会でそれが議論の対象となることはなかった。だが、将来、人格が流動的で可塑性のあるものだと認識され、テクノロジーの力で人格をどう変えるかが研究されるようになるのだとしたら、その限度について考えておかなければならないだろう。脳深部電気刺激による人格変化の応用範囲を無制限に広げることは可能だろうか。将来、制限が設けられるのだろうか。

たとえば、サイコパスへの応用は認められるだろうか。現在、サイコパスの脳の生理学的欠陥に関する研究が進められている。そして、徐々にではあるが、それは特定され始めている。脳に電極をセットすることによって、冷酷なサイコパスを他人の痛みの分かる人間に変えることができるとしたらどうだろう。それはモラルに反する行為だろうか。それとも、それはすばらしい治療だと言えるのだろうか。

二〇一二年、イタリアの神経科医アルベルト・プリオリは、道徳の解剖学（つまり、脳がどのように道徳的問題を処理し、道徳的評価をおこなうのかに関する研究）に基づいて「神経学的原因による非道徳的行動の治療法」を開発すべきだ、と主張した。脳深部刺激は攻撃性や「その他の、暴力的性犯罪や小児性愛など病的な反社会的行動」の治療に有効だ、と彼は指摘している。

プリオリのこの言葉は、治療対象となる「望ましくない行動」の定義が当時とは異なるものの、ヒースが一九七二年に同性愛者の若い男性（患者B－19）に対しておこなった治療を彷彿させる。現在使われている電極は当時のものよりも細いし、テクノロジーはより洗練されてはいるが、脳深部刺激をおこなう際の作業はヒースの時代からほとんど変わっていない。現代の神経外科医は、スキャナーによって（原則的に）正確にモニターしながら作業を進めることができる。そしてもちろん、脳の仕組みの解明も、一九五〇年代や六〇年代とは比較にならないほど進んでいる。しかし、そのテクニックや方法はほとんど同じである。

しかし、ヒースの時代とは対照的に、現在この研究には熱い関心が寄せられている。マーストリヒトの会議場全体に、我々は未来のテクノロジーを掌中にしているのだという熱気がみなぎってい た。彼らには、ヒースと同じようにリスクを冒す意欲もある。彼らは手探りで前に進んでいる。ときには、一回の実験に被験者が一人ということもある。名案を思いついたある外科医（精神科医だったかもしれない）は、それをこんな言葉で患者一名と協力者と関係学会の委員会に売り込んだという。脳のことここを電極で刺激するのは理に適っていると思いませんか？ それにどっちみち、この治療は元に戻せます。うまくいかなければ、電極を引き抜けばいいんです。

だが、現在も、脳の手術がリスクを伴うことに変わりはない。複数の論文が、最大三パーセントの患者が脳損傷につながりかねない深刻な大出血を経験すると述べている。五パーセント近くの患者に感染症が起きる。こうしたリスクがあるのだから、手術を選択するにはそれだけの十分な理由があることが必要になる。手術をおこなう理由の筆頭は、どんな場合でも常に同じである。「医師から見放された、手術以外に選択肢がない深刻な症例だから」、これに尽きる。マーストリヒトの会議場で言葉を交わした若い外科医もまったく同じことを言っていた。「ありとあらゆる治療法を試してもよくならない患者がいたら、効く可能性さえあればそれを試してみるのが医師の義務じゃないでしょうか」

たしかにそうだ。そして、その言葉はほとんどそっくりそのままの形で、一九五〇年代にヒースが書いた論文に登場する。若い外科医も、ヒースの論文を読んだことがあればそれに気づいたはずだ。

先駆者ではあるが非倫理的であったという批判

会議場の神経外科医の中でヒースのことを知っていたのはほんの二～三人だけだったが、そのなかにカナダの神経外科界のスーパースター、アンドレス・ロザーノがいた。私が意見を求めると、彼は躊躇なくヒースを「先駆者」と呼んだ。だが、その直後、ヒースの実験は「当時の標準から言っても非倫理的でした」と付け加えた。

「一九五〇年代～六〇年代当時、患者は十分な情報を与えられていなかったため、真の意味でのインフォームドコンセントは不可能でした」とロザーノは説明した。現在では、インフォームドコンセントは医学実験や治療の絶対的前提条件と見なされている。私は、「インフォームドコンセントという概念は、一九五〇年代と現在とではまったく違っていました。当時は権威に対する信頼が強く、倫理をめぐる論争はほとんど存在しませんでした」と反論しようとした。だが、それより先にロザーノは、「我々にしても、これまで彼とほとんど同罪でした」と言った。「私は患者たちに手術の手順とリスクを記載した十ページの説明書を渡していますが、大学の倫理委員会の難解な言い回しで埋め尽くされたその文面は、患者には事実上理解不能です。説明書は、私たちはちゃんと説明しましたよ、と責任逃れするためのものです。自分がどんなことに同意しようとしているのか、ふつうの患者に理解するすべはありません」

この人は自分が何を言っているのか分かっているのだろうか、と私は思った。彼の言うとおりだとすれば、そしてそれでも現代の研究者たちが自分の行為は正しいと信じているのだとすれば、なぜ彼はヒースを簡単に断罪するのだろう。現代の脳深部刺激療法のほうがましな結果を出しているからだとでも言うのだろうか。

もちろん、必ずましとは限らない。通常、何らかの効果が見られるのは患者の三分の一から半数に過ぎない。完璧な治療法とはとても言えないが、それでもかなりの効果ではある。何の効果も見られなかった実験もある。さらに、マーストリヒトの学会で多くの発表者が指摘したように、精神疾患患者については手術後の追跡調査がおこなわれていない。彼らのその後は、科学論文からは分からない。手術から間もない時点の状況の報告書は入手できるかもしれないが、長期間経過したのちに彼らがどうなったのかは知るよしもない。

こうしたことはすべて、ヒースが非難され、糾弾された点と同じである。ヒースと彼の後継者たちとの間に多くの類似点があることを知り、私はいったい何がヒースの没落の原因になったのだろうと不思議に思った。その答えは、私がこれまで苦労して調べてきた研究や論文の中にはない。それは明らかだった。それを理解するためには、彼の物語に分け入る別の道を見つける必要があった。それがどんなに困難かを思い知ることになるとは、そのときはまだ分からなかった。

テュレーン大学から門前払いされる

「ヒースの研究に関する資料は、同様のプロジェクトに従事している研究者以外、閲覧できません」

私がテュレーン大学医学部精神科長から受け取ったのは、バケツで冷水を浴びせるようなにべもない返答だった。私には理解できなかった。精神科長ダン・ウィンステッドは実は、ロバート・

G・ヒースの名を冠した講座を受け持っているのだが、先任者について語ることに何の興味も持っていないようだ。私は再度メールを送り、当方はちゃんとしたジャーナリストですが会っていただけないでしょうか、と頼んでみた。

「そういうご依頼はお受けしないことになっています」

簡単に考えていたのが間違いだった。テュレーン大学にメールを送れば、大学は私を歓迎して資料を見せてくれるだろうと私は思っていた。何と言っても、ヒースは三十年にわたってテュレーン大学の精神科と神経科の最高権威だったのだから。ヒースの名が不当に汚され、忘れ去られている今、テュレーン大学は彼を見直そうとしている人間に興味を示すはずだ、と。ところがそうではなかったのだ。

「この決定は本学法務部によって下されました。法務部は最近この方針を確認しています」

法務部？　いったい、テュレーン大学の資料室には何が隠されているのだろう。

大学図書館に直接問い合わせてみたが、やはり埒があかなかった。図書館員は最初、資料は見せられませんとは言わなかった。ところが、もう少し聞いてみると、故ヒース博士に関する記録は残っていませんと言った。

はあ？　大学はふつう、研究者の論文や私文書を保存しているものでしょう？　重ねて尋ねたところ、デジタル化された資料があることが分かった。二十ドル払えば、ＤＶＤを送ってくれるという。そのＤＶＤには、古いプレスリリースや新聞の切り抜きの他に、ヒースがリタイアしたのちに撮影されたインタビュー映像一編が入っていた。

それだけだった。

私の次の選択肢は、ヒースを直接知っている人たち、つまりヒースの研究室で働いていた人たち（ヒースの患者たちに接した経験だってあるかもしれない）を探し出すことだった。彼らなら、自分の体験を話してくれるだろうし、彼について詳しく教えてくれるだろう。

ロバート・G・ヒース協会という団体がかつての弟子たちによって設立されていた。彼らは時折、ヒースをしのぶ会をニューオーリンズで開いていた。協会のホームページに、最近の会合の様子を撮影した写真が掲載されていた。その中の一枚に、茶色っぽいマジパンで全体が覆われた、脳のような形をした大きなデコレーションケーキが写っていた。出席者の大半は、体型に合わなくなったスーツを着た白髪の男性だった。協会の会報が更新されてからすでに数年が経過していたが、私は数名の役員にメールを送ってみた。すると、その一人から返信があった。

返事をくれたロバート・ベグトラップは、メンフィスで児童精神科医をしていた。彼は、「テュレーン大学があなたに冷たい態度を取ったことを知って少し驚きましたが、それはきっと世間の怒りと関係があるのだと思います」と言った。その怒りはヒース協会に向けられることもある。協会委員長を務める彼は、「お前は怪物ヒースの仲間だ」と非難する匿名のメールを送りつけられたことがある。それでも、彼はジャーナリストを毛嫌いしてはいない。「お手伝いしましょう」と彼は言ってくれた。「問題は、ヒースの研究に実際に関わった人たちの多くがすでに亡くなっていることです」と言うと、彼は数人の名前を挙げた。

「私は直接会ったことはありませんが、初期の実験に関わっていたフランク・アーヴィンという人物がいます。彼はテュレーン大学からハーバード大学に移り、輝かしいキャリアを築きました。ヒース同様、彼の研究も物議を醸していますが。彼がまだ生きているかどうかは知りません」

ヒースの弟子、アーヴィンを訪ねる

フランク・アーヴィンは存命していると判明したが、（アーヴィン本人の言によれば）棺桶に片足を突っ込んでいる状態だった。彼はセントキッツ島というカリブ海の小島を終の棲家と決め、移り住んでいた。「まだ当分はこの世にいます。特に、今後二〜三カ月の間なら大丈夫です」という返事だった。

私はネット上のサイトを手当たり次第に探し、もうじき九十歳の誕生日を迎えるアーヴィンの居場所を突き止めた。彼に言及しているほとんどのサイトが、彼のことを「悪名高い実験者」として非難していた。その中の一つＰＥＴＡ（動物の権利擁護団体）のホームページは、彼がセントキッツ島に作ったサルのコロニーについて抗議していた。ＰＥＴＡは、彼が罪もないサルたちを世界中の実験室に実験用動物として輸出して儲けていると主張していた。「サルたちは動物実験に利用され、虐待され、殺されています」。その記事に添えられた写真には、入れ墨を入れられ、うつろな目をした小さな弱々しいサルたちの姿が写っていた。強制収容所の光景を思い出させる写真だった。この記事と、精神医学界での長く輝かしい経歴は私の頭の中でうまく結びつかなかった。ＰＥＴＡか私のどちらかが人違いをしているのだろうか。だが、ＰＥＴＡの記事には、「マギル大学のフランク・アーヴィン」と書かれていた。マギル大学教授一覧には、テュレーン大学出身の精神科名誉教授フランク・アーヴィンの名が記載されている。それは確実に、私が探しているアーヴィンのことだった。

最初にメールを交換してから数週間後、私は穴ぼこだらけの泥道を車で飛ばし、アーヴィンの住まいを訪ねた。彼は旧サトウキビ農園を改修し、そこで暮らしている。いい匂いのする暖かな風が母屋を吹き抜け、木製の鎧戸をカタカタと鳴らしている。天井の高いリビングに通されて待っていると、やがて、うめき声とともにゆっくりとした重々しい足音がドアに近づいてきた。

「どなたでしたっけ？　ようこそ」

アーヴィンは大柄な男性だった。もじゃもじゃの白髪とひげが旧約聖書の長老を彷彿させる。だが、笑った顔は少年のようだ。杖をついた、いたずら好きで抜け目のない少年。

細長いテーブルを挟んで私の向かい側にゆっくりと腰をおろしながら、彼は言った。「厳密に言うと、私は毎日大量に飲んでいる薬のおかげでどうにか生きているんですが、まだ諦めませんよ。やらなければならないことがまだあるのでね」

マギル大学の遺伝学教授である妻ロバータ・パーマーとともに、アーヴィンは研究プロジェクトを監督し、アフリカミドリザル（サバンナ・モンキー）のコロニーを見学しに来る研究者を迎え入れる毎日を送っている。「クロロセブス・サバエウスというのがミドリザルの新しい名前です」と彼は言い、ミドリザルは一七〇〇年代に奴隷船に紛れ込んでこの島にやってきて野生化したのだと説明する。気候が温暖で餌も豊富だったため個体数は急速に増え、ミドリザルは害獣になった。島民たちはミドリザルを狩り、食用にしてきた。現在も、多くの島民がミドリザルを食べている。

千頭のサルのコロニーでアルコール依存症を研究

アーヴィンの住まいから数キロ離れた場所にある研究コロニーで、オリーブグリーンの毛に覆われた、黒い顔をしたサルたちを見学させてもらった。研究コロニーは、ジャングルの中の古風な駅といったたたずまいだった。多肉植物が至るところに生い茂り、入り口の屋根の下にはバナナなどの果物が山積みにされ、熱帯の鳥たちが奇妙な音を立てて喉を鳴らしている。コロニーは、サルたちが風通しのいい大きな囲いの中を自由に歩き回れる構造になっている。欧米の大学でよく見られるような、一頭ずつのケージ飼いはおこなわれていない。サルたちは、自然な家族集団を作って生活している。

「行動や精神疾患に関する研究は、どんなものでも必ず社会的文脈の中でおこなわなければならないと考えています」とアーヴィンはテーブルをトントンと叩きながら言った。

彼が飼育しているサルたちは、アルコール摂取やアルコール依存といった研究分野で特に有名である。アーヴィンとパーマーは、飲酒の機会を与えられたサルたちが人間とまったく同じ飲酒パターンを見せることを発見した。サルたちは、まったく飲まないグループ、それより個体数の若干多い、適度に飲むグループ、酒に溺れ、必ず泥酔するまで飲む少数グループ、に分かれた。「アルコール依存症グループは、アルコールを取り上げられない限り、死に至るまで飲み続けるでしょう」とアーヴィンは言う。アーヴィンのサルたちは、薬物乱用の生物学的研究と長期乱用によるダメージの研究に大いに貢献している。

しかし、アーヴィンとパーマーによれば、ミドリザルは他のさまざまな研究にも活用できるという。現在彼らは、ミドリザルが認知症研究の実験動物として適切かどうかを調査している。認知症研究に使える実験動物はこれまで見つかっていない。コロニーには、二十五歳近い個体が何頭もいる。ミドリザルの二十五歳は人間で言えば九十歳に相当する。多くの高齢ミドリザルの脳に、アルツハイマー病患者と同様の変化が見られることが分かった。この変化、つまりアルツハイマー病患者の脳に特有のタンパク質が蓄積する現象は、ラットや犬の脳からはこれまで発見されていない。アーヴィンは、セントキッツ島の高齢サルたちのさまざまな精神状態を検査し、彼らが認知症の臨床的兆候を示しているかどうか調べようとしている。「ビジネスが始まるのはそれからです」とアーヴィンは言った。そのビジネスが軌道に乗るのを見届けることはできないかもしれないなどとは微塵も思っていないような、きっぱりした口ぶりだった。

千頭近いサルのコロニーが今やアーヴィンのライフワークであることは明らかだった。だが彼は、キャリアの大半をサルたちと一緒に過ごそうと最初から計画していたわけではない。そうなったのは「一九七〇年代」のせいだ、とアーヴィンは言う。当時、精神医学が非難の的にされたため、人間を使って研究をおこなうことが困難になった。「それ以来、その傾向は現在も続いています。今では、人間を被験者とする研究はきわめて困難です。結局のところ、それで苦しむのは患者です。精神医学は四十年前と比べて大して進歩していません。私は最近の論文にもちゃんと目を通していますが、我々が何十年も前にやっていた研究によく似たものをしょっちゅう見かけます。最近の学者は我々の論文を読んでいないのです」。それまで研究の中心だった患者たちを心ならずも見捨てることになった、と彼は感じている。

ヒースはカリスマ的・エレガント・貴族的だった

私はヒースのことを尋ねてみた。すると突然、アーヴィンは横を向き、家の前に設けられた囲いの中で一頭だけで草を食んでいる馬を窓越しにかなり長い間じっと見ていた。それから気を取り直すと、彼は私に視線を戻した。

「ボブ・ヒースの話を聞くのは久しぶりです。もちろん、数十年の間にすっかり忘れ去られた存在になってしまった人物はヒースだけでなく大勢いますが、彼は今でもよく知られていて然るべき人物です。彼は、生物学的精神科医の草分けの一人でした。一九四〇年代末にはすでに、誰よりも先んじて、統合失調症は遺伝的基盤を持つ脳疾患だと言っていたのです」

しかも、ヒースの業績は決してそれだけではありません、とアーヴィンは力説する。彼は、実験心理学者や若い精神分析医や文化人類学者を引き連れてテュレーン大学にやってきました。そんなことは当時、前代未聞でした。

「ボブは人間を理解しようとしていました。彼は心身両面から精神にアプローチしようとしていました。〈生物精神社会学的アプローチ〉とでも言ったらいいのかな。もちろんそんな用語はありませんが。私や他の研究者にとっては、このアプローチがとても魅力的だったのです」

ヒース自身も魅力的な人物だったようだ。ヒースについて語るアーヴィンの口からは、「カリスマ的」とか「エレガント」とか「貴族的」といった言葉が次々と矢継ぎ早に飛び出した。ヒースはすばらしい教育者だった。毎年のように最優秀教員賞を受賞し、わずか数年間でテュレーン大学精神科の志望割合をゼロから三十パーセントに増大させた。「精神科はテュレーン大学のまさに花形でした。当時、そんな大学はどこにもありませんでした」

しかし、ヒースの力で変わったのは大学だけではなかった。彼はルイジアナ州の旧態依然とした精神医療システムの改革にも乗り出した。まったく新しい試みとして、主要都市に新規に精神科クリニックを開き、地方の老朽化し放置されていた精神病院にインターンを送り込んだ。

「ボブはニューオーリンズ近郊マンデヴィルに新しい州立病院を建設するための資金集めに協力するとともに、精神疾患の治療に新しいやり方を導入するよう強く主張しました。イギリス式やオランダ式の治療法を採用し、会話療法やその他の治療法とともに、退院前の患者を訓練施設で一定期間過ごさせることによって段階的に社会復帰させる方法を積極的に試みました。向精神薬が開発される以前の、精神病院が精神障害者の収容施設だった時代の話です。当時の精神病院の惨状たるや、言語に絶するものでした」

日に一度、水で部屋も患者も一緒くたに洗い流す「不潔病棟」

言語に絶すると言いながら、アーヴィンは最悪の例を言葉で説明した。ジャクソンの悪名高い州立イースト・ルイジアナ病院の「収容スペース」はずば抜けてひどかった。そこには男女別に一つずつ、「不潔」病棟が設けられていた。どちらの不潔病棟も円形の部屋が一つあるきりで、その部屋にはゴムのシーツで覆われたベッドが環状に並んでいた。窓は非常に高い位置にあり、外を見ることはできなかった。そこに収容されるのは、病気が進行し、身体機能もコントロールできなくなったとかトイレの使い方も分からなくなったような患者たちだった。だから、大小便は垂れ流しだった。一日に一度、職員がやってきて、ホースの水で部屋も患者も一緒くたに洗い流した。

若い精神科医の間で、荒れ果てたイースト・ルイジアナ病院の地階にある「地下牢」の話が噂になっていた。そこには、特に手に負えない患者百二十名が収容されていた。彼らは手足を鎖につながれ、一人ずつ、小さな穴のような地下室に入れられていた。天井には格子がはまっていて、食べ物の入ったボウルをそこから下ろせるようになっていた。

「まるで中世のパロディーみたいですが、それが一九五二年のアメリカの現実だったのです」

ヒースは、長期入院患者数名を慈善病院の自分の病棟に転院させ、治療を試みた。彼らを社会復帰させることができるかもしれないと考え、ある種の社会的リハビリテーションを模索したのだ。

「我々の試みは大した効果を上げることはできませんでしたが、これはボブの人道的なアプローチを示す事実です」とアーヴィンはゆっくりとうなずきながら言った。「ボブは、古いくもの巣を払う新しい箒でした。臨床医としての業績だけに注目すれば、彼はヒーローだと言えます」

一九五四年から一九五八年にかけて、アーヴィンはテュレーン大学精神科のインターンだった。彼はすぐにヒースの研究チームの一員に選ばれ、その後、彼の弟子になった。「ボブの愛弟子です」とアーヴィンは言う。それはつまり、師匠のヒースが真夜中に研究室から電話してきて最新の観察結果や理論について意見を求めたりすることがあるということだった。当時アーヴィンはすでに四人の子持ちだったが、そんなときは、翌日早朝に研究室に駆けつけてその件に対応するのだった。

「彼は、それはもう間違いなく、すさまじく頭脳明晰でした。そして、膨大な知識の持ち主でした。ありとあらゆるものを読んで吸収し、解剖学だろうと生理学だろうと生化学だろうと最新の学説に通じていました。そして、それまで回復の見込みなしとして見捨てられていた大勢の重症患者を治療するための、不完全ながらも考え抜かれた試みを誰よりも早く始めた人物でした」

ここで私は、ヒースの実験は「場当たり的だった」「対照群が不十分だった」という批判を目にしたことがあるのですが、と水を向けてみた。アーヴィンは眉をひそめた。

「当時の研究事情が現在とはまったく異なることを理解しなければなりません。実は、彼は数々の優れた取り組みを実行しています。彼は低電流と高電流、さまざまなパルス値など、条件をシステマチックに変えて実験をおこなっています。つまり、彼は当時としては最大限の比較実験をおこなっているのです。比較実験しようのないものもありました。健康な人の脳に電極を差し込むわけにはいきませんでしたから。そうでしょう？」

アーヴィンはギシギシと音を立てて椅子の向きを変え、私をじっと見つめた。「一つ理解しておいてほしいのは、人間の患者で実験を始めたのは、何度も動物実験をおこなってからだったということです」と彼は言った。ついに自信を持って人間の患者で実験したときには、多くの興味深い効果が見られました。ヒースがターゲットとしていた中隔野は、感情を司る脳領域の多くが位置する扁桃体と密接につながっています。さらに、中隔野は視床下部と直接的なつながりがあります。「視床下部を刺激すると、感情を司る脳領域の多くが活性化し、それと同時にストレスホルモンなどあらゆる種類のホルモンが分泌されます。研究計画は決して場当たり的ではありませんでした。ボブは多くの効果が現れるのを見て、自分の考えは正しいと確信しました。自分の殻にすっかり閉じこもっていた統合失調症患者を怒らせたことさえありました。考えてみてください。彼らにとっては、どんな感情にせよ、とにかく感情を示すのが三十年ぶりだったかもしれないんですよ！　表《おもて》に現れたのが怒りだったとしても、それは少なくとも感情だったんです」

特効薬症候群に陥ったヒースの悲劇

当時の患者の一人を思い出し、アーヴィンは笑顔になった。妄想型統合失調症で長期入院していたその患者は電極治療を受け、着実によくなっていった。彼がだんだんと「幾分まともに」なってきたため、医師たちはときどき一時帰宅を認めるようになった。「彼が最初に望んだのは、髪をちゃんとカットしてもらうことでした。彼は浮き浮きしながら近所の理髪店に入り、頭からストッキング・キャップを取ると、電極の周囲をカットしてくれと理容師に言ったんです」

一瞬、そのおかしな光景が目の前に見えるような気がした。やがてアーヴィンは真顔に戻ると言った。

「ヒースの悲劇は、特効薬症候群に陥っていたことです。決定的な解決法を見つけようとするあまり、自分の研究に少し無批判的になりすぎたのです。でも、彼の研究がうまくいかなくなったときに何があったのか、詳しいことは私には分かりません。そのとき私はもうテュレーン大学にはいませんでした。もしかしたら、チャールズ・オブライアンに聞いてみれば分かるかもしれません。私のあとを継いでヒースのお気に入りの弟子になった彼は、雲行きが怪しくなり始めた時期にヒースの側にいましたから。チャックは立派な人物ですよ」

アーヴィンの言うとおりに違いない、と私は思った。少なくとも、オブライアンの名声と経歴は印象的だった。ペンシルヴァニア大学で精神科長を長年務めている彼は、依存症と薬物乱用研究の第一人者と見なされている。彼に会うため、私はセントキッツ島から飛行機に飛び乗ってフィラデルフィアへ向かった。彼はペンシルヴァニア大学内の、自分の名を冠した「チャールズ・オブライアン依存症治療センター」で私を出迎えてくれた。

「フランクの体調はどうですか」。固い握手を交わしたあと、開口一番オブライアンは尋ねた。私の返答を聞いて、彼は首を振った。彼自身、もうじき八十歳になろうとしている。黒々とした髪や引き締まった体型を見ると、とてもそんな年齢には見えない。だが、動くと、こわばった脚や少し丸くなった背中に年齢が現れる。「孫たちとヨーロッパに行ってきたところなんです。あんな長旅はこれが最後です」

オブライアンは、一九六〇年代初めにヒースの研究室でインターンをしていた。自分のキャリアがヒースの影響を受けていることを、彼は進んで認める。師匠のヒースと同様に、神経科医と精神科医の両方の資格を持っている彼は、神経科と精神科は必然的かつ不可分につながっていると信じている。「薬物依存とは、社会的要因や不幸な子ども時代に起因する個人的欠陥ではなく、生理的なメカニズムによって引き起こされる行動である」という現代の基本的な考え方はヒースに由来する、とも彼は信じている。

「ボブは本当にすばらしいアイディアの持ち主でした。彼は時代をうんと先取りしていました。でも、当時、主流派の考え方は信じられないくらい硬直していました。統合失調症の原因は脳にあるのだということをてんで理解できない人たちと、一九六〇年代によく激論を闘わせたものです。彼らときたら、いいや違う、統合失調症は環境中の何かが引き起こしているんだ、と言うんですから」

患者の映像を記録したセルロイド製の宝物

天井が高く、広々としたオブライアンのオフィスは、図書館の閲覧室のような雰囲気だった。私たちはそれまで書類棚と学術雑誌の山に囲まれたコーナーのソファーに座っていたのだが、突然オブライアンは立ち上がると、本棚がほとんど二階建てほどの高さにまでそびえているオフィスの奥へと歩いていった。螺旋階段を上って、本棚の中程の高さに設けられている通路に入り、私と話を続けながら、本棚の前をゆっくりとした足取りで移動していく。何かを探しているようだ。背表紙を確かめながら数メートル歩いたあと、こちらを見下ろし、映像はもう入手しましたかと尋ねた。

映像？

古い論文や当時のカルテを見せてもらえるかもしれないと思い、テュレーン大学にその旨を依頼するメールを送ったことはあった。だが、ヒースが実験中に撮影した十六ミリフィルム（のちに一六ミリフィルムからビデオテープになった。撮影時期は、一九五〇年代から一九八〇年代にまで及んでいる）がテュレーン大学に保管されていることは、それまでまったく知らなかった。それはまさに、セルロイド製の宝物だった。ヒースは几帳面に、患者一人一人について、インタビュー、手術、刺激への反応の様子を映像で記録していた。患者が脳に刺激を受けている間、彼は患者の脇に座って会話しながら、それと同時に、患者の脳の奥深くで起きている活動を撮影していたのだ。

「当時としては、非常に革新的な手法でした」とオブライアンは言った。

ヒースの研究室の実話小説を書き残した人物

「映像が入手できるまでの間、これを読んでおくといいでしょう」と彼は天井に近い高さから言った。そこでようやく探し物が見つかったのだ。彼はゆっくりと下りてくると、灰青色の装丁の本を私に手渡した。背表紙には、『行動における快感の役割』と書いてあった。それは、快感のさまざまな側面が人間の行動をどのように制御しているかを話し合うため、一九六二年に少数の研究者たち（当時の世界的に有名な学者も若干名含まれていた）を集めてテュレーン大学で開かれたシンポジウムの議事録のようなものだった。私は本のページをパラパラとめくってみた。研究者たちは、動物実験や臨床試験の結果を報告し合ったり、哲学者の見解を求めたりしていた。

「これを読めば、手術や多くの実験が治療を目的としたものだったことは分かります。ですが……」と、かすかに肩をすくめながらオブライアンは言った。「快感の役割に対するボブの興味は、一部の人にとっては扱いが難しいと感じる形を取ることがあったのです」

これほど大望を抱き、革新的な方法を発明しながら、なぜヒースがこれほど忘れ去られてしまったのかという疑問に対する答えは、残念ながらオブライアンから聞くことはできなかった。彼はフランク・アーヴィンのあとを継ぐ形でヒースの研究室に入ったが、まだ駆け出しの頃にイギリスに渡ったため、テュレーン大学の研究者グループとは長い間連絡が途絶えていた。ただ、とオブライアンは言った。ヒースと非常に親密な、ほとんど彼に心酔している学生がいたことを覚えています。アーノルド・マンデルという名前でした。マンデルは、ヒースの研究室で自分が見聞きしたことを実話小説の形で書き残しています。そこには、ヒースにとって何が間違いのもとだったのか、何が彼の屈辱的没落につながったかが書かれているものと思われます。

私は耳をそばだてた。マンデルが現在どこにいるかは知りませんが、彼を探してみる価値はあると思いますよ、とオブライアンは言った。

「その間に、彼の原稿を見つけ出せるかどうか確認してみます。見つかるかどうかは分かりませんが」

第三章　一躍、時代の寵児へ――〝ヒース王国〟の完成

有力メディアに取り上げられるようになったヒース。被験者と寄付が殺到し、超有能な女性秘書を得て、自らの王国を築き上げる。対象は、統合失調症にとどまらない。電極実験の目的も、治療だけではなくなっていった。

ロイは屋上の端に立っていた。そこから数歩離れた場所で、ロイの担当精神科医ロバート・ヒースが、戻ってきなさいと懇願していた。大学の建物の階段を駆け上ってきたヒースは、白衣をはためかせながら息を切らしていた。カナル・ストリートを見下ろす屋上の縁でふらふらしている若い患者に向かって彼は手を差し伸べ、穏やかな声で辛抱強く話しかけた。患者は差し伸べられた腕からゆっくりと目をそらし、眼下の道路をこれ見よがしに見下ろした。危なっかしい様子で身を乗り出すと、患者は肩越しにヒースをちらっと振り返った。

患者B－10（ロイ）が騒ぎを起こしたのはそれが初めてではなかった。このむっつりとした不機嫌な患者は、巧みに医者たちを操っているとして若いインターンの間で噂になっていた。前回は自殺未遂事件を起こし、警察から病棟に電話がかかってきた。浅いポンチャートレイン湖にかかる橋

の上で、飛び込み自殺すると言っているところを拘束されたのだ。

ヒースの信頼厚い脳波のスペシャリスト、チャーリー・フォンタナがすぐに車で迎えに行った。フォンタナは長年ロイの治療に関わってきた。自宅に迎え入れたことも何度かあり、ロイのことをよく知っていた。帰り道の車中で、フォンタナは後部座席のロイを振り返り、本気で湖に飛び込もうとしていたのかと尋ねた。

「いや、そうでもない」とロイは瞬き一つせずに答えた。「そんなことしたら、電極が錆びてしまう」

彼にとって、脳内に埋め込まれた電極はとても大事なものだった。その頃、患者B-10が自分をモルモットとして売り込もうとしているという話が噂になっていた。ある朝、彼はニューオーリンズを出て、シカゴ大学医学部の有名な精神科医ダニエル・フリードマンに会いにいった。患者B-10は自己紹介してから白いキャップを取って前屈みになり、面食らっているフリードマンに頭の電極を見せた。先生、この電極にご興味はありませんか、と患者B-10は尋ねた。五千ドルで先生のモルモットになってあげますよ。

二十五歳の患者B-10は、新世代の電極治療患者の一人だった。第一世代の多くが典型的な統合失調症患者だったのに対して、彼はてんかん患者だった。彼は長年、側頭葉てんかんを患っていた。側頭葉てんかんは、側頭葉で発生してその周囲に広がっていくいくつかの症状――通常の発作だけでなく、反復性の「衝動的行動の短いエピソード」をも含む――を伴い、発作時に精神病的行動が見られることもある。当時（一九五〇年代後半）、この発作を抑える薬は存在しなかった。そのため、ロイの治療に当たっていた神経科医がロバート・ヒースの非正統的な治療法に希望を託し、彼をヒースのもとに送ってきたのだった。

一九五二年の悪名高い統合失調症シンポジウム以来、テュレーン大学の研究者グループの注目度は大いに上がっていた。それは、シンポジウムが成功したからではなかった。ロバート・ヒース本人だけでなくグループの全員が、自分たちの考え方や実験に対する既存の権威の激しい抵抗に愕然とした。だが、プロジェクトを進めていこうというヒースの熱意は少しも揺るがなかった。それどころか、酷評されてかえって彼は奮起した。自分の着眼点は正しい、と彼は思った。とにかく、メッセージを伝えなければ。

有力メディアへの露出で殺到した被験者と寄付

最初、テュレーン大学に記者を送り、「テュレーン大学で精神医学革命が起きている」として大々的に取り上げたのは地元紙「タイムズ・ピカユーン」だけだった。だがまもなく、有力全米メディアもやってくるようになった。一九五三年には「タイム」誌が取材に訪れ、ヒースの特集記事を組んだ。「タイム」誌はヒースを「精神医学界のグレゴリー・ペック」と呼び、精神疾患患者に治療の希望をもたらすパイオニアと評した。その記事が掲載された「タイム」誌を、ヒースは長い間オフィスに飾っていた。

その二年後の一九五五年、最先端の研究を厳選して紹介するCBSの人気シリーズ「ザ・サーチャーズ」のクルーがはるばるニューヨークからやってきた。二回シリーズで放映されたヒースの特集番組は、「ザ・サーチャーズ」のシーズン最終回を飾った。脳に直接電極を埋め込まれた患者たちの映像はたちまちセンセーションを巻き起こした。それは、誰もそれまで見たことのない光景だった。「生物学的精神医学は今まさに、精神疾患の原因とメカニズムの謎を解き明かそうとしています」と情熱的に主張するヒースの姿も映し出された。番組内で彼は、「精神疾患はいまだに汚名と罪の意識に覆われています。このような反応は、常に無知によって生まれるのです」とカメラのレンズをじっと見つめながら語っている。

メディアに露出し、ニューオーリンズで注目されたおかげで、被験者を探し回る必要がなくなった。本人の意志によって、あるいは家族や医師に促されて、患者のほうからヒースのもとへやってくるようになった。ヒースのオフィスの書類入れは、脳に電気を流せば病気が治ると信じる精神病患者や家族からの手紙で一杯だった。ルイジアナ州の至るところから医師の紹介状が届いた。ときには、熱心な志願者たちの中から被験者を選択しなければならないこともあった。

精神科と神経科の運営は順調だった。潤沢な研究費のおかげで、設備も他の病院とは比べものにならないほど調っていた。公的資金もあったが、大半は、ニューオーリンズの民間機関や富豪からの寄付だった。ロバート・ヒースのカリスマ性と手腕のおかげで、寄付はどんどん集まった。彼は財団法人だけでなく地元の有力者からも資金を引き出した。ニューオーリンズの重要人物やその家族がヒースの個人診療所をこぞって訪れるようになったのは偶然ではなかった。セラピストとして、彼は患者に親身に寄り添うと同時に厳しく接した。こうした態度は、躁病の大実業家だけでなく、適応障害を起こしたその娘たちや鬱病の妻たちにも功を奏した。やがて、アメリカ史に名を残す有名人までもが彼の診療所にやってくるようになった。たとえば、ニューオーリンズの地方検事ジム・ギャリソンは躁鬱病の治療のために彼のもとを訪れている。ギャリソンは、ジョン・F・ケネディ大統領暗殺事件の犯人だとしてテキサス州の実業家クレイ・ショーを逮捕したことで悪評を買った人物である（数十年後、オリバー・ストーン監督は彼をモデルにして映画「JFK」を制作した）。何かと問題のあったルイジアナ州知事アール・ロングが一九五〇年代にマンデヴィルの州立病院に入院させられたとき、精神鑑定を依頼されたのもヒースだった。ヒースはロングを躁病と診断し、おそらくアンフェタミンの影響によるものだとの判断を下した。ロングは病院の理事全員を解雇してこれに対抗したが、その後、ストリッパーのブレイズ・スターとともにニューオーリンズから失踪した。

毎年のように大学のベスト・ティーチャーに選ばれる

ヒースはテュレーン大学ですばらしいパートナーを得た。数十年後にヒースが引退するまで、終始一貫してずっと彼に寄り添うことになる秘書のアイリーン・デンプシーである。彼女は元々はキャビンアテンダントだったが、テュレーン大学では管理業務の中心的存在としてあらゆることに油断なく目を配っていた。彼女はすべての点で驚くべき女性だった。綺麗に調えられた黒髪、長い足、当時理想とされた、砂時計のようにくびれた細いウエスト。美しくエレガントであると同時に信じられないほど有能で、あらゆる内情に通じていた。

「アイリーンはボブの視床だ」とヒースのスタッフは囁き合った。視床が脳内で処理されるあらゆる情報の中継地点であるところから、情報通の彼女を視床にたとえたのだ。誰も口には出さなかったが、彼女は時折、ヒースのために、冷静で思慮深い超自我の座である前頭葉の役割を果たすこともあった。ボブがかんしゃくを起こして学生を「何の取り柄もないこの大馬鹿者」と怒鳴りつけたり、怒りにまかせて「クビにしてやる」とスタッフを脅したりしたとき、唖然としている学生やスタッフとの間を丸く収めるのはアイリーンだった。

「彼に悪気はないのよ。ボブには、実は反論してくれる人が必要なの。落ち着いて考えれば彼も分かるはずよ」

ボブとアイリーンは切っても切れないコンビになった。彼らは毎日何時間も一緒に過ごした。彼らが並んでホールを歩いていると、それはまるで、巡行中の国王夫妻のようだった。

優れた教授陣と革新的な研究、豊富な資金に惹かれ、野心と才能にあふれる若い人材が集まってきた。テュレーン大学の精神科は創立わずか十年にして、アメリカのどの大学よりも多くの医学生を集めるようになった。テュレーン大学医学部に在籍する学生の四分の一近くが精神科を志望し、ヒースは毎年のように断トツでテュレーン大学のベスト・ティーチャーに選ばれた。一度だけ、その栄誉を同じ精神科のルース・パターソンに奪われたことがあったが、ヒースはそれに憤慨してさらに努力した。

ヒースは精神分析の用語に精通していたし、その難解な概念や解釈を学生に説明することもできた。ただし、説明を終えると黒板から学生のほうに向き直り、こうした解釈は非常に面白いが「治療には役に立たない」と主張するのだった。

精神科は他大学ではほとんどオカルト扱いで、勉強熱心な医学生が目指すような学科ではなかった。しかし、テュレーン大学精神科は、他大学のそれよりもはるかに現実的な学科だった。それは、脳や神経系そのものを扱う学科だった。それは解剖学であり、生理学であり、つまり、古典的医学の枠内に完全に収まる学科だった。

世界初の抗精神病薬が発売される

同じ頃、純粋に医学的なアプローチに勝利をもたらす元になった出来事、つまり、精神医学を精神分析家の手から最終的に取り戻すきっかけとなった出来事が起きていた。世界初の抗精神病薬が市場に出たのである。抗精神病薬のおかげで、その後十年の間に欧米の精神病院では入院患者が激減した。一九五〇年（つまり、ロバート・ヒースが統合失調症患者に電極治療を始めたのと同じ頃）、フランスの製薬会社ローヌ・プーラン社によってＲＰ４５６０（クロルプロマジン）が作り出された。カナダの州立病院で小規模な予備実験がおこなわれた結果、妄想や幻覚のある重症の精神病患者の急性症状にもクロルプロマジンが優れた効果を発揮することが判明した。一九五五年、この薬剤はソラジンという名称で発売された。

ヒースとそのスタッフは、アメリカで初めてこの奇跡の新薬のシステマチックな臨床試験を実施したグループの一つである。米国国立精神衛生研究所がこの臨床試験のために惜しみなく資金を提供したため、テュレーン大学の一室がたちまちソラジンの箱でいっぱいになった。

ソラジンの臨床試験のおもな舞台となったのが、ジャクソンの老朽化したイースト・ルイジアナ州立病院だった。当時、医師免許を取ったばかりでこの臨床試験を主導していた精神科医ドナルド・ギャラントによれば、そこは「純粋に収容目的の、恐ろしい場所」だった。荒れ果てた刑務所のような建物に、五千人以上の患者が収容されていた。彼らの入院期間は平均二十年だった。患者の多くがそこで一生を終えた。ここに入院させられる患者は、もはや手の施しようがない慢性的精神病患者で、そのほとんどが統合失調症患者だった。彼らの多くは家族からも忘れ去られていた。家族に精神病患者がいることは、触れてはならない話題であり、暗い秘密だったのだ。

この地獄のような「精神病院」の真ん中にロバート・ヒースは百三十床の特別病棟を設け、ソラジンの臨床試験をおこなった。すると、ベッドに縛りつけられた状態で長期間放置されていた寝たきり患者たちが起き上がり、歩けるようになった。その数は月を追うごとに増えていった。ギャラントは、この新薬は精神病の特効薬だと考えるようになった。二〜三年後には、患者の三分の二が退院できるまでに回復していた。

ソラジンの登場とその顕著な効果は、「統合失調症は実際には生物学的な疾病であり、その原因は脳内にある」というロバート・ヒースの信念の正しさを裏づけていた。だがそれは同時に、電極刺激療法の必要性が疑問視されることにつながる恐れのある事態でもあった。

薬で精神病が治せるなら、患者に開頭手術を施して電極を埋め込む理由はなかった。ヒースは、統合失調症患者三十七名に電極治療をおこなった結果、電極刺激は彼らにはあまり向いていないと認めざるを得なかった。特に、自分の殻に閉じこもっている患者たちの治療はもどかしい結果に終わった。ヒースやスタッフの目には、電極刺激をおこなうと患者の状態はよくなるように見えた。彼らは起き上がり、概して正常な状態に近づいた。ところが、患者自身に聞いてみると、彼らは変化があったとは決して言わなかった。「それはまるで、彼らが快感を表現する言葉を知らないかのようだった」とヒースは繰り返し述べている。

しかし、だからといって、「統合失調症患者の中隔野には何らかの異常がある」という理論が間違っていたわけではなかった。事実はその逆だった。統合失調症患者の中隔野に実際に異常が起きていることが分かったのだ。脳深部に電極を差し込んで脳波を計測した結果、急性症状を起こした統合失調症患者が幻覚を見ている際に中隔野が異常な活動を示す現象が何度も見られた。ガン患者や関節炎患者、パーキンソン病患者といった対照群には中隔野のこのような活動が見られないことから、それは統合失調症特有の現象だと思われた。統合失調症には中隔野が中心的役割を果たしているに違いない、とヒースは確信した。そして、ソラジンのような薬剤によって精神病の症状が長期的に改善されるのを見て、彼は生化学的なアプローチを模索し始めた。

電極を使って人間の感情を突き止める実験

ヒースは生化学者を一人雇い入れ、患者から採取した血液をサルに注射する実験を始めた。患者の血液を注射されると、サルたちは統合失調症様の症状を示すように思われた。ヒースはこれを決定的な発見と見なした。これがのちに自分の科学的・学術的生命を絶つ原因となることを、彼は知らなかった。

　彼は電極刺激の実験も続けたが、このプロジェクトは途中で方向転換した。というより、拡大したと言ったほうがいいかもしれない。彼は別のタイプの患者たちを選ぶようになった。従来の治療法が効かない患者であることに変わりはなかったが、彼らは統合失調症患者ではなく、深刻な行動障害と重い抑鬱症状を伴うてんかん患者だった。「我々がテュレーン大学に来た第一の目的と理由は、治療だ」とヒースは常々言っていた。たしかに、それは治療を目的とする行為だった。しかし、ヒースの研究チームが次々に発表した論文を見ると、患者たちは壮大なプロジェクトの被験者でもあったように思われる。

　ヒースの野心は決して小さくはなかった。彼は人類の最も基本的な謎の一つを解こうとしていた。つまり、精神と脳の関係を理解しようとしていたのである。これは実際には、脳のさまざまな領域の機能と、それらの機能の相互作用を解明しなければならないということを意味していた。

　電極はそのためのうってつけの道具だった。被験者の脳に電極を埋め込んでおけば、何か感じたり考えたり行動したりすることが被験者の脳の活動にどのような影響を与えているかを、脳波を通じて知ることができる。脳のある領域を刺激し、それが他の領域の活動にどのような影響を与えるかを見ることもできる。さらに、どんな感じがするかという主観的な体験を被験者自身から聞いて知ることもできる。

　ロバート・ヒースにとってそれは、感情というものを突き止めることだった。彼は思考にはほとんど無関心だった。思考は、そのエレガントな合理性と厳格な論理ともども、高度に発達した大脳皮質から生み出されるものだった。だが、原始的な感情は未知の領域だった。感情はときとして、きわめて理性的な人物をも圧倒する。「熟練の科学者でも、性的に興奮していたり怒りに駆られていたりパニックになっているときに複雑な科学的方程式を考えることはできない。つまり、きわめて理性的な人物でさえ、原始的で自己中心的で往々にして理不尽な感情的思考の影響を受ける場合があるし、それをひたむきな努力によって昇華できるとは限らないということだ」と彼は述べている。

それは、脳深部を探査して脳地図を作成し、各領域の働きを解明する研究だった。ほんの数年前には、そんなことはおよそ夢物語だったことだろう。脳内にそれぞれの感覚の座があるなどとは、ほとんどの人が想像さえしていなかった。まして、それを実験によって発見できるとは誰も考えていなかった。たしかに、ラットの脳に電極を差し込む実験をおこない、運動技能を司る脳領域やその他の感覚野を発見した人はいた。しかし、人間の感情はそれとは別物だった。それははるかに複雑で漠然としたものだった。それは、研究対象として扱いにくい、曖昧な現象だった。

しかし、ドナルド・ギャラントは、患者から大昔のことなのに鮮明に覚えている感情体験を有能な心理療法士のように聞き出しながら、それを話しているときの患者の脳波を測定するという研究を数年前からおこなっていた。ギャラントはアメリカ空軍で精神科医として勤務したあとテュレーン大学に戻り、ヒースの研究チームに加わった。各患者が語る思い出話はそれぞれまったく異なっているにもかかわらず、そのとき活動している脳領域は全員同じであることを、彼はその目で見ることができた。

電気刺激によって引き起こされる激しい怒りと殺意

患者B－10（ロイ）は、脳波測定実験の前日に少年非行に関するテレビ番組を見ていたため、少年時代の悲惨な体験を思い出し、暴力事件を起こしてはひどい罰を受けてきた過去についてギャラントに話した。彼がこうした体験を思い出している間、海馬と扁桃体が活性化していることを示す脳波が現れ、それは、ギャラントが彼に算数問題を解かせるまで続いた。算数問題に気を取られて彼はすぐに冷静になったが、少年時代の思い出について再び水を向けられると、脳波はたちまち元の形に戻った。

どんな記憶を想起しても、つまり記憶の内容や、それがポジティブな記憶かネガティブな記憶かも問わず、同じパターンが繰り返された。しかし、ギャラントとヒースを本当に驚かせたのは、その記憶が必ず遠い過去のものであることだった。患者の現在の状況に関するエピソードを想起しても、海馬や扁桃体は活性化しなかった。そして、シチュエーションを逆にしても同じことが起きた。何も知らせないままB－10の海馬を電極で刺激すると、彼は突然さまざまなことを思い出したが、それは必ず、何年も前の記憶だった。

ドン・ギャラントは、自分は恵まれていると感じていた。若く経験も浅い研究者である自分が、これまで誰も開けたことのないドアを開け、秘密の小部屋に自由に入ることができるのだ。大学の二階にある小さなインタビュールームでメディアの質問に答えるたびに、彼は自分の経験を「実に面白い」と表現した。

ヒースのもう一人の信頼厚いスタッフだった精神科医フランク・アーヴィンにとっても、それは実に面白い経験だった。生涯忘れることのないひらめきの瞬間を、彼はテュレーン大学の手術室で体験した。ある日、手術台に横たわっていた患者が突然腕を振り上げ、消毒済みの手術器具をひっくり返した。アーヴィンが被蓋という脳領域を刺激したところ、患者がそれに反応して突然激怒したのだ。

「どうしました?」とアーヴィンは尋ねたが、患者自身も驚くばかりで自分の行動を説明できなかった。彼は謝ったが、なぜか自分を制することができなかった。アーヴィンは同じ箇所をもう一度刺激してみた。すると、患者はやはり激しい怒りを感じ、はけ口を見つけずにはいられなくなった。

これはまったく新しい発見だった。アーヴィンとヒースは、他の研究者たちが動物実験で発見したことを人間の患者で実験しようとしただけだった。有名な神経学者ホレース・マグーンは、脳のいわゆる網様体が意識レベル(つまり、緊張や注意深さの度合い)に関わっていることを明らかにした。アーヴィンは、軽い刺激によって患者の緊張度を上げる(つまり、しゃんとさせる)ことができるかもしれないと考え、実験をおこなった。しかし、スイッチ一つで制御不能な攻撃性が引き起こされるというこの結果は想定外だった。突然、アーヴィンは気づいた。攻撃性の脳内回路が明らかになれば、攻撃性を抑制する方法も見つけられるかもしれない。

アーヴィンらは、A-10という別の患者(ジョー)に「考えるとひどく腹が立つ、不愉快だった出来事を思い出してください」と指示し、彼の脳内に差し込まれた十四本の電極から脳波を測定した。A-10が過去の不愉快な状況を思い浮かべると、彼の海馬に差し込まれた電極から特徴的な信号——スピンドルと呼ばれる、素早い活動を表す激しい振動——が現れた。実験の次のステップは、その同じ電極に電流を流して海馬に刺激を与えることだった。すると、驚くべきことが起きた。いつもは穏やかで愛想のいいジョーの顔が突然ゆがみ、グロテスクなしかめ面に変わったのだ。彼は片目だけ白目を剝き、激痛を感じたかのように体をよじった。

「我慢できない……引き裂いてやりたい……殺してやる……先生、あんたを殺してやる」と彼は言った。そして、それは終わった。背後でチャーリー・フォンタナが電源を切ると、それは始まったときと同じように唐突に終わった。その激しい怒りと殺意は、海馬の側面に加えられた二・五ミリアンペアの刺激の直接的な結果だった。「なぜ叫んだんですか。どんな感じがしていたんですか。どうしてこの人に怒っていたんですか」。ショックを受けた精神科医たちは口々に尋ね始めた。だが、患者自身にもそれは分からなかった。

「どうしてあんなことを言ったのか分かりません。先生に恨みはありません。ただ、そこに先生がいたからです」

人間の感情や行動は思いのままにコントロールできる

ロバート・ヒースは講演などで、快感と苦痛が紙一重であること、そのどちらもスイッチ一つで生み出せることを話そうとする場合に、必ずA－10のエピソードに言及した。彼の話を聞いて、多くの人が不安を覚えた。それどころか、研究者の中には、テュレーン大学の研究は倫理的に問題なのではないかと考える人もいた。ヒースの研究チームは何も知らない患者たちに苦痛を与えているだけでなく、この奇妙なプロジェクト全体が根本的な問題に抵触している。ヒースらは文字どおり、人間の感情や行動は思いのままにコントロールしたり形作ったりすることが可能だということを実演しているのだ、と。

この発見は、フランク・アーヴィンのその後の長いキャリアを方向づけることになった。ロバート・ヒースの愛弟子としてテュレーン大学で数年間実験に参加したのち、この背の高い皮肉屋のテキサス人は、電極治療の専門知識を買われてハーバード大学に招かれた。アーヴィンはヴァーノン・マークという神経外科医と共同で、非常に特殊な患者グループを対象とする研究をボストンの数カ所の病院で始めた。彼らが研究対象としたのは、暴力的な発作を頻繁に起こす人たちだった。

アーヴィンがテュレーン大学を去ったあと、ヒースは研究テーマとして快感をさらに重要視するようになった。快感こそ根源的な内的原動力である、という考えがヒースの頭から離れなかった。快感の本質に迫りたい、その生理学的メカニズムを解明し、それがどのように人間の精神と行動に影響を与えるかを理解したい、と彼は思った。しかし、その研究には別の一面もあった。快感の力を利用することができれば、望ましくない行動を矯正するためにそれを使うことができるだろう、とも考えたのである。

ヒースを知る人は誰も、彼自身が人生の快楽を愛する人であることを疑わなかった。ヒースは、あらゆる快楽に貪欲な、極端にエネルギッシュな男だった。

「彼は、憂鬱がどんな気分かを知らない、軽躁病ぎみの人物でした」とフランク・アーヴィンは言う。ボスが研究中毒であることを知らないスタッフはいなかった。ヒースは誰よりも早く研究室に現れていそいそと仕事を始め、夜帰宅するまで次々と湧き出すようにアイディアを思いつくのだった。

「機械で人間の魂をコントロールするだなんて」

「よく働き、よく遊べ」という標語はヒースのためにあるようなものだった。彼はテニスとゴルフが大好きだった。ニューオーリンズの最高級レストランに足繁く通い、高級車を乗り回し、パーティーを愛した。彼は、自分の夏の別荘（ミシシッピ州ピカユーン近郊の農園）にまで「ヘドニア《快楽》荘」という名前をつけ、週末は家族全員（その頃にはすでに五人の子持ちだった）をそこへ連れていった。ヒースはそこで狩りをしたり牛を飼ったり、麦わらを口にくわえて牛糞をぼんやり眺めたりして過ごした。年に一～二度、スタッフ全員を家族ぐるみで無礼講の「ヘドニア荘の集い」に招待してバーベキューや飲み物を振る舞い、草地でバレーボールに興じた。

快楽主義的ライフスタイルは温和で社交的なルイジアナ州ではポジティブに捉えられていたが、快感そのものの科学的研究となると話はまた別だった。それに、ヒースが（自分のメンターである精神分析医サンドル・ラドに倣って）「セックスは患者の治療に役立つ」と考えていたことから、外部との衝突は必至だった。慈善病院は当時もまだカトリックの尼僧たちによって運営されていたが、無神論者ヒースは尼僧たちの清教徒的潔癖主義を軽蔑していた。尼僧たちのほうも、彼の治療法に不満を抱いていた。彼女たちは彼の電極療法を神への冒瀆すれすれの行為だと考え、「機械で人間の魂をコントロールするだなんて」と嫌っていた。

しかし、テュレーン大学と慈善病院の間で結ばれた契約によって、治療法を決定する権利はヒースが独占していた。そのため、患者の頭から電極を取り外すことは尼僧たちにはできなかった。せめてもの抵抗として彼女らがさかんに実行したのは、患者をパートナーの抱擁から引き離すことだった。患者たちが個室でパートナーとベッドをともにできるようにすべきだとヒースは主張したが、そんなことは尼僧たちには我慢できなかった。そんな罪深いことはここでは許されません、それにそんなことは規則違反です！

尼僧たちや彼女らのスパイに規則違反の現場を押さえられて患者がヒステリーを起こしたりパニックになったとき、ヒースは、自分に忠実な看護師や若い医師たちから何度か応援要請を受けたことがあった。統合失調症の女性患者を落ち着かせるため、日曜の深夜にはるばるヘドニア荘から車で慈善病院に向かったこともあった。女性患者は自分の殻に閉じこもった状態からようやく脱し始めていたのに、尼僧たちの介入によってすべてが振り出しに戻ってしまった。頭の固い老院長に何と言ってやろうかと考えるうち、彼はビュイックを運転しながら次第にいらいらしてきた。

慈善病院に到着すると、彼は女性患者のもとに直行した。彼女は病室の隅でシーツにくるまってうずくまっていた。黙り込んだまま震えている彼女に、ヒースは、「あなたは何も悪いことはしていません」と繰り返し話しかけた。「愛を求めることは、それが肉体的な愛であっても自然なことです」と彼は穏やかな声で根気よく説明した。快感は善であり、癒やしの力です。

驚異と神秘に満ちている快感のメカニズム

研究すればするほど、快感のメカニズムが驚異と神秘に満ちていることが分かってきた。一九六二年、ヒースはこの問題に関心を持っている数少ない精神科医を集めて「行動における快感の役割」と題するシンポジウムを開催し、重要な研究結果を自ら発表した。彼はこのときも、誰よりも一歩先んじていることを示した。脳の活動が電気信号だけでなく化学物質のやりとりによってもおこなわれていることに気づいた彼は、薬剤を患者の脳組織に直接投与する実験を始めた。他の研究者たちが経口や注射による薬剤投与で満足していたのに対して、ヒースは脳細胞間で信号伝達がおこなわれているその場所へダイレクトに薬剤を届けようとしたのである。

脳細胞間で伝達される化学物質やその伝達方法についてはほんのわずかしか知られていなかったが、医療行為や動物実験を通じて、ある種の薬剤は脳に影響を及ぼすことが知られていた。テュレーン大学の研究者たちは、睡眠薬、モルヒネ、ヒスタミン、アドレナリン、それに神経伝達物質として特定されていた数種類の薬剤など、全部で十五種類の化合物を試してみることにした。彼らは、髪の毛のように細いガラス管を電極と同じように被験者の脳内に差し込み、それを通して、正確に計量された薬剤を中隔野や海馬や視床に注入した。被験者は、痙攣だけでなく精神疾患様の症状をも伴う深刻な側頭葉てんかん患者十名だった。シンポジウムで発表したように、ヒースは以前、中隔野を電極で刺激することによっててんかん発作を軽減ないし消失させられる場合があることを発見していた。しかし、その効果は、数週間ないし数カ月間という一時的なものに過ぎなかった。そこで、彼は、脳の病変部分で神経伝達物質に異常が起きているのではないかと考え、それを検証するために化学物質をそこに直接投与して反応を見てみようと思いついたのだった。

果たして、さまざまなことがアセチルコリンによって起きることが分かった。これは脳内神経伝達物質の一種で、実験に使用された化学物質の中で明確な快感体験（もっとはっきり言えば、性的快感）を生み出したのはこのアセチルコリンだけだった。

てんかんの治療とオーガズムの関係とは？

ヒースは、シンポジウムの出席者に向かって「ある患者はオーガズムに達しました」と言うと、患者B－5の脳波図と映像記録を見せた。B－5は三十四歳の女性患者で、重いてんかんの発作に十二年間苦しめられていた。彼女は痙攣及び意識消失を伴う大発作と精神運動発作の両方を経験していた。精神運動発作が起きると、彼女は叫び声を上げながら壁に頭を打ちつけ、方向感覚を失ってしまうのだった。あらゆるてんかん薬を最大量投与しても、週に八〜十回も発作が起きていた。彼女は効果のある治療法を切望していた。

ヒースらは極細ガラス管を使ってサルやネコの脳内に薬剤を直接投与する実験をしばらく続けていたが、今回同じことをB－5に試してみることにした。脳深部の脳波を測定するための通常の電極とともに、極細ガラス管が脳組織に差し込まれ、正確に計量されたアセチルコリンがB－5の中隔野に注入された。一度に投与する量は、五マイクログラムちょうど。このわずかな量で、毎回ほとんど同じ経過をたどる、一連の驚くべき精神反応が引き起こされた。この実験は十二回おこなわれたが、そのうちの十回に同じ反応が起きた。アセチルコリンを注射されると、その数分後にB－

5はまず気分の高まりを感じた。彼女は周囲に対して明らかに高い関心を示すようになり、手術室内の誰彼かまわずおしゃべりを始めた。十五分後、「穏やかな多幸感」を感じるようになり、与えられた算数の問題をふだんよりも簡単に解くことができるようになった。同時に、彼女の会話には性的なモチーフが登場するようになった。さらに十分から十五分後、B－5は繰り返しオーガズムに達した。この状態は最大で十分間続いた。

「この治療を週に一回、十二週にわたっておこないましたが、その期間中、B－5は一度もてんかん発作を起こしませんでした」とヒースは述べた。十二週どころか、半年間、発作のない期間が続いた。その後突然、連続して何度か発作が起きたが、それと同時にもう一つ変化が見られた。アセチルコリンの投与を受ける以前にはまったく効果がなかった薬で、発作をコントロールできるようになったのである。「ちなみに」とヒースは発表の最後に言った。「この患者は三回結婚していますが、アセチルコリンの脳内投与を受ける以前は一度もオーガズムに達したことがありませんでした。ところが、それ以来、彼女は性交中に常に絶頂に達するようになりました」

出席者たちは呆気にとられて聞いていた。ヒースは、「なぜこのような結果になるかを論理的に説明することはできません」と率直に認めた。脳に直接薬剤を注入すれば即効性があるのは理解できますが、だからといってその効果が数カ月間持続することにはなりません。ガラス針による直接注入が標準治療として実用的でないことも、よく分かっています。もちろん、これはごく限られた深刻な症例にのみ許される実験的なアプローチです。しかし、と彼は主張した。快感という現象を研究すること自体が実を結ぶかもしれません。現在普及している薬剤には依存性という副作用が付きものですが、そのような研究によって、副作用なしに快感を覚えさせたり注意力のレベルを上げたりする薬剤の開発が促進されるかもしれません。

一般的に言って、適切なときに快感を覚えるようにさせることこそが異常心理を治療する鍵なのです。反社会的行動や神経症的行動はすべて、善悪や快不快という感覚が幼児期に誤ってプログラミングされた結果なのです。心理療法はこの誤ったプログラミングの原因をあれこれと――たとえば、子ども時代の環境などに――探っていますが、これは治療法としてはあまり役に立ちません。必要なのは、プログラミングをやり直すことです。理論的には、患者が理由もなく不安や怒りを感じている瞬間に快感や喜びを感じさせることができれば、そうした望ましくない感情を消去することができるはずです。

一九五三年のシンポジウムのときと同じように今回も、シンポジウムで発表された内容をまとめた本が出版された（80ページ参照）。しかし、前回とは違い、その本は肯定的な評価を受けた。特に、「心身医学」誌の書評はヒースらの大胆なアプローチを次のように賞賛した。「十年に及ぶこの研究の、疾患から人間の基本的な体験へと迫ろうとする姿勢は、通常の傾向とは逆である。応用研究が基礎研究を締め出そうとしている現在の傾向に、この研究は歓迎すべき一石を投じた」

ヒースが感じていたどす黒いフラストレーション

とはいえ、快感に関してヒースには悩ましい問題があった。それは、脳の快楽中枢を発見・特定した人物として世界的に知られているのは自分ではないという事実だった。その栄誉は、ラットを使って快感に関する画期的な実験をおこない、その結果を一九五四年に発表した、モントリオールのマギル大学のジェームズ・オールズとピーター・ミルナーに与えられていた。

オールズとミルナーは、十六匹のラットの脳のさまざまな領域に電極を差し込み、報酬を与える脳領域を突き止めようとしていた。いわゆるスキナー箱に入れられたラットたち自身が小さなペダルを踏むと、電極に電流が流れるようになっていた。そのうちの六匹の行動を見て、オールズとミルナーはこれは大発見だと感じた。この六匹は、全体の八十パーセントものあいだペダルを踏み続けていた。一匹に至っては、その割合は九十二パーセントにも及んだ。そのラットの脳を解剖したところ、電極の先端が視床前部に達していたことが分かった。

やった、見つけたぞ！　この快楽中枢の発見は、学界全体に大きな反響を呼んだ。

ある意味では、一着はロバート・ヒースと彼が電極治療をおこなった統合失調症患者だったと言えるのだが、一九五二年の発表の時点では、彼はまだ快感というものに焦点を合わせてはいなかった。まず第一に、その発表は統合失調症の治療に関するものだったし、それに、電気刺激に対する人間の患者の反応はラットの反応ほど明確ではなかった。統合失調症患者は刺激に対する反応がきわめて薄いのに対して、その他の患者グループははるかに明確な快感反応を示すことが分かったのは、オールズとミルナーの発見よりもあとのことだった。

先にゴールに着いていたのは自分だったのに、それを広く世間に公表しなかったばかりに栄誉をさらわれた、というどす黒いフラストレーションが彼の心によどんでいた。外見上、彼は淡々と仕事をこなしていた。いずれにせよ、彼には他の研究者にはない強みがあった。それは、彼の実験動物が言葉を話せる人間だったということである。おかげで彼は、主観的な感情体験というきわめて重要なものにアクセスすることができた。特定の脳領域がどんな感情とつながっているかを知りたいと思った場合、それを知る方法は一つしかなかった。それは、どんなふうに感じるかを生身の人間に聞く、という方法だった。そして、カナダの研究者コンビとそのラットたちがインスピレーションを与えてくれた。ヒースは技術者たちに、患者自身が自分で自分の脳に好きなだけ電気刺激を与えることのできる小型トランジスタ装置を組み立ててくれと頼んだ。こうして完成した装置には、ボタンが三つついていた。三つのボタンはそれぞれ異なる脳領域につながっていて、患者が一回ボタンを押すと〇・五秒間電流が流れる仕掛けになっていた。

患者が自分自身の脳を刺激する実験

この装置を最初に試す機会を与えられた患者たちの一人がB‐10（ロイ＝82ページ参照）だった。彼はその申し出に飛びついた。彼の脳内にはすでに、大脳皮質の数カ所と辺縁系に、電極が点々と埋め込まれていた。電極の数は十七本で、電流が流れる接点が各電極に複数ついていたから、彼の脳内には刺激可能な領域が全部で五十一カ所あった。一度に一カ所を刺激することも、複数のボタンを押して同時に三カ所を刺激することもできた。ロバート・ヒースとチャーリー・フォンタナの立ち会いのもと、ロイが実験室で自ら電極に通電する実験がおこなわれ、六時間かけて五十一カ所すべてがテストされた。被験者であるロイ自身が刺激の強さをコントロールし、それぞれの電極が自分に及ぼす影響を精一杯説明した。本当に不快に感じる場所は右脳の海馬だけだったが、そこを刺激すると彼は「体中が気持ち悪く」なった。二度試してみたが、それでもう十分だった。中隔野の右側の電極はこれとは大違いだった。そこを刺激すると「悪い考え」が消え、同時に、「素敵な感じ」（そこには明らかに性的な含みがあった）がした。

しかし、彼が最も頻繁に（一時間に五百回近く）刺激した箇所は左の視床内側中心核だった。そこを刺激するとひどくいらいらするにもかかわらず、彼はそこを刺激し続けた。ボタンを押して視床に刺激を受けるたび、彼は、重要なことだという気がするのにどうしても思い出せない何かを思い出そうとしているときのように感じた。何度も何度もボタンを押していらいらしたあげく、彼はついにある解決策を見つけた。報酬に関連する二つの脳領域――中隔野と中脳被蓋――を刺激しながら、視床につながるボタンをそれと同時に押すと、いらいらを抑えながら蜃気楼のような記憶に意識を集中できることが分かったのだ。

実験が終了すると、ロイはご褒美の太い葉巻に火をつけ、ヒースににやりと笑いかけた。

「ヒース先生、この小さな箱を買い取ってうちに持って帰りたいな」

第四章　幸福感に上限を設けるべきか

脳の報酬系への刺激による幸福感を、際限なく追い求めてよいものか。鬱病を治す目的のみならず、人体をアップデートしたい欲望のもと、神経外科が市場経済に巻き込まれつつある現在。だが、七〇年代の再来を警戒している研究者も。

「幸福感に上限を設けるべきか」。それはたしかにいい質問だった。だが、医学専門雑誌に掲載された論文のタイトルとしてこの問いを見たとき、私は少し驚いた。

しかし、それはたしかに二〇一二年に発表された論文のタイトルだった。ドイツ人二人とアメリカ人一人によって共同執筆されたその論文は、脳深部刺激によって気分や幸福感を操作できるようになった場合に発生する倫理的問題を論じていた。脳の報酬系に直接働きかけて幸福感を加減することができるとしたら、その加減を誰が決めるのだろうか。医師だろうか、それとも刺激を受ける本人だろうか。

論文執筆者たちがそう問いかけた理由は、それを自分で決めたいと訴えた患者がいたからだった。その患者は三十三歳のドイツ人男性で、重い強迫性障害と全般性不安障害に長年苦しめられていた。

彼は数年前に、側坐核（つまり、報酬系の中心部）に電極を埋め込む手術を受けていた。脳深部刺激によって彼の症状はかなりよくなったが、そろそろ刺激装置の電池を交換する時期が来ていた。刺激装置は鎖骨下の皮下に埋め込まれているため、電池交換には、蓋を外した小さなジッポーライターのような形の膨らみを切開する簡単な外科手術をおこなう必要があった。そこで、患者はテュービンゲンにある病院の救急処置室に、刺激装置の調整と電池交換をしてもらいに行った。マティス・シノフツィクという名の神経科医が刺激装置の設定値の調整を担当した。シノフツィクは患者に感想を聞きながら、一ボルトから五ボルトまで段階的に設定値を上げていった。設定値を変更するたび、シノフツィクは患者に幸福感と不安感と緊張感の度合いを尋ねた。患者は1から10までの数字でそれらを表現した。

シノフツィクは設定値の調整を一ボルトから始めた。患者の気分に大した変化は起きなかった。患者の幸福度は「2」程度と低く、対照的に不安度は「8」と高かった。一ボルト上げると、幸福度は「3」に上がり、不安度は「6」に下がった。上がったとはいえ、それは取り立てて言うほどの変化ではなかった。ところが、四ボルトまで上げると状況は一変した。幸福度が最大値の「10」に上がり、不安感がまったくなくなったのだ。

「ドラッグでハイになっているみたいな感じ」。それまで打ちひしがれた表情だった患者が突然満面の笑みを浮かべ、シノフツィクに言った。シノフツィクが実験のために電圧をもう一ボルト上げて五ボルトにしたところ、患者は「すばらしい気分だけど、ちょっとやりすぎな感じ」と言った。患者は自分ではどうしようもないほどのエクスタシーを感じ、そのために不安度が「7」にまで上昇してしまった。

刺激装置の設定値を「三ボルト」とすることで両者は合意した。この設定値は、幸福度でも不安度でも患者がほぼ「ノーマル」なレベルになる妥協点だと思われた。それに、このボルト数なら、五千ドルもする電池がすぐに消耗してしまうこともなかった。そこで、これでいいことにしようということになった。

もう少し幸福度を上げたい気もするんです

ところが翌日、退院する段になって、ボルト数をもう少し上げてもらえないかと患者が言い出した。今のままでも調子はいいです、でも「もう少し幸福度を上げたい」気もするんです、と。

シノフツィクはこの依頼を断った。彼は患者に、常時この上なく幸福な状態でいることが健康的とは言えない理由を話して聞かせた。高揚したり落ち込んだりといった自然な気分変動のための余地を残しておく必要があるのです。そうでなければ、ポジティブな出来事があってもそうだと感じることができないでしょう？　最終的に患者が折れ、定期的に検査を受けることに同意して帰宅した。

「患者が望んだからといって、確立された治療レベルを超える値を設定する義務が医師にないことは明らかである」とシノフツィクと二人の共同執筆者は書いている。結局のところ、「心臓ペースメーカーの目盛りを決めるのも」患者ではない、と。

たしかにそれはそうだが、一つ違いがある。心拍の調節の仕方を知っている素人はほとんどいないが、自分の気持ちは誰でも自分がいちばんよく知っている。患者自身が自分の環境や好みに合わせて気分を調節できるようにしたらどうだろう。ロバート・ヒースが患者に、自分で自分の脳を刺激できる刺激装置を与えたように。

将来、単に精神状態の改善のために脳深部刺激が求められる日が来るかもしれない、とシノフツィクらは述べている。このような方法で幸福度を上げるのは必ずしも非倫理的なことではない、と彼らは力説する。問題は、それが個人にとって有益だというエビデンスがないことだ。特に、この治療にはかなりのコストがかかるため、それに見合う利益があるかどうかが問題になる。三年から五年ごとの刺激装置の電池交換や定期的調整の費用に加えて、装置そのものの値段が二万ドル、さらに手術代その他の医療費が五万ドルから十万ドルかかる。

「治療によって目指すべき幸福度」とはどの程度の幸福度のことなのか、それを超える幸福度を求めることにリスクやデメリットはあるのかを考えてみるべきときが来ている。

シノフツィクらの論文に登場する匿名の若い男性患者は、シノフツィクの説明に納得しなかったようだ。彼は定期検査に来なくなり、消息を絶ってしまった。幸福度を上げることに同意してくれる医師を見つけたのかもしれない。

この話を読んで、私は個人的な体験を二つ思い出した。一つは私自身の、もう一つは父の体験である。父は年配になってから躁鬱病（双極性障害）と診断された。躁鬱病の薬をいろいろと試した結果、父は躁状態をコントロールできるようになった。しかし、父の態度は、自分が周囲（つまり、躁状態の父のハイテンションと口数の多さに辟易している妻や子どもたち）のために我慢しているのだということをありありと物語っていた。コントロールを失って精神病に近い状態に陥る直前の状態を、父自身は絶好調だと確信していた。

私には躁病的傾向はない、残念ながら（この話をするとき、私はたいていこう付け加える）。私が父から受け継いだのは躁鬱病のダークサイド、つまり鬱だけだし、これに関していい話はほとんどない。しかし、高揚した幸福感に最も近いものを私が味わったのは、鬱病の治療を受けていたときのことだった。これは、ベテランの精神科医なら何例も見たことのある、よく知られた現象である。抗鬱剤が効いて鬱状態から初めて解放されたとき、自分がふだん体験したことのない高度にまで打ち上げられたような感覚を味わう場合がある。私がそれを体験したのは、セロトニンを増やす作用のある白い小さな錠剤を一年以上にわたって飲んでいたときのことだった。最初の一カ月半で、すでにめざましい効果を感じた。慢性的に倦怠感を覚え、毎日のように涙を流すほど落ち込んでいた気分が急上昇した。あのはじけるような感覚は、幸福感としか言いようがない。

この感覚は半年近く続いた。当時、私はこの元気で力強い気質こそ、新たな自分のノーマルな状態なのだと信じていた。それくらい、それは自然な状態に思えた。正直言って、あの時期（十五年以上も前のことだが）は今なお、私が五十年間生きてきた中で最高と言える時代だ。私の境遇は明らかにあの頃よりもよくなった。生活はあの頃よりもうまくいっている。数冊の本を書き、高い評価と賞を獲得した。現在、私は孤独ではないし、（客観的に言って）あの頃よりもはるかに恵まれた生活を送っている。だが、あんな幸福感と気分の明るさを味わったことはあれ以来一度もない。

もし可能なら、私はもう一度あのときの状態を選択するだろうか。間違いなく、もちろんそうするだろう。問題は、副作用という代償をどれくらいなら払う気になれるか、ということだ。

ハッピーピルで、スリムなセクシーボディを手に入れる

現在、私はセルトラリン百ミリグラムの錠剤を毎朝一錠飲んでいる。セルトラリンは最も有名なSSRI薬（選択的セロトニン再取り込み阻害薬。「ハッピーピル」などという、誤解を招くあだ名で呼ばれてきた）の一つである。セルトラリン百ミリグラムは、私のかかりつけの精神科医も言うように、すべての問題を解決するわけではないが鬱状態に陥らないようにするには十分な用量である。二年前、私は抗鬱剤をそろそろ段階的に減らしていってもいい頃だと思ったのだが、そのとき、私の決心を鈍らせることが起きた。抗鬱剤の思わぬ効能が女性誌に相次いで取り上げられたのだ。たとえば、「ハーパーズバザー」誌の二〇一四年二月十九日号に、「ハッピーピルで、スリムなセクシーボディを手に入れる」という記事が掲載された。この記事は、新しい社会的トレンドをずばり指摘していた。そこには、抗鬱剤ウェルブトリンについて、鬱病を抑制するだけでなく女性のシェイプアップと性欲増進に効果があると思われるため、「誰もが関心を持っている」と書かれていた。ジャーナリストのサリ・ボットンが、ウェルブトリンのおかげで、食生活を変えずにシェイプアップに成功し、「更年期障害気味のアラフィフがまるでポルノ女優みたいに」なったとレポートしていた。

もちろん、私は心のどこかで、ボットンの記事はバカバカしいと思った。年を取ることを何より恐れる中年女の典型だ、若返り法と聞けば何にでも飛びつくのだ、と。そう思いながらも、私はウ

エルブトリンがデンマークでも販売されているかどうか、販売されているならどんな名前で売られているのかを調べてみた。それはデンマークではザイバンという名称で販売され、おもに、禁煙治療のために処方されていた。私はザイバンの副作用についても調べ、セルトラリンのそれと比較してみた。副作用の程度も頻度も、ザイバンとセルトラリンはほぼ同じだった。

それなら、主治医に頼んでザイバンを処方してもらったらどうだろう。試してもみないなら、自分を欺すことになる。私は、楽しむということがなかなかできない。それは私の人生に繰り返し現れるテーマであり、ずっと考えてきたし今でも考え続けていることだ。なぜ私は、楽しみや喜びを簡単に感じられないのだろう。

幸せとは何だろう。幸せな人生とは何だろう

「いったいいつも何がそんなに気に入らないの?」と私は子どもの頃、誕生日やクリスマス、あるいは何かうまくいかないことが起きた日などにしょっちゅう聞かれたものだった。実は、私は何かに不満を持っていたというよりは、満足感を覚えることができなかったのだった。自分で「これがほしい」と思って頼んでいたものをもらっても、必ずそれは私が想像していたものとは違っていた。まるで、アンデルセンの童話『雪の女王』に出てくる、悪魔の鏡のかけらが目に刺さったために何もかもが不完全で醜い姿に見えるようになってしまった少年カイのように、私は、何を見てもそこに粗《あら》を見つけてしまうのだった。

私がロバート・ヒースの物語に心惹かれる真の理由は、彼の研究の中心が快感や欲望だったからなのだろうか。彼の研究は人間の核心的部分に直結している。特定の脳領域を目的に応じてピンポイントで刺激できるとすれば、我々は根本的な問いに直面することになる。

幸せとは何だろう。幸せな人生とは何だろう。

快楽《ヘドニア》。この言葉には不思議な力がある。レッドカーペットを歩くときの感触にも似たこの言葉の響きは、心地よい余韻をあとに残す。エデンの園は、邪悪なヘビが知恵の木の実を差し出す以前にはヘドニアという名前だったのかもしれない。そして何より、快楽主義《ヘドニズム》は我々現代人の生き方のモットーになった。人生で大切なのは、善良で役に立つ人間になることではない。何か特別な貢献をしたり何かを成し遂げたりすることでもない。人生で大切なのは、できるだけ楽しく暮らすことだ。もしもエピクロスが現代社会にタイムスリップしたら、自分の哲学が世界中で実践されていることに満足するのではないだろうか。

我々先進国の人間は、有名なマズローの「五段階欲求」（生理的欲求、安全の欲求、社会的所属の欲求、承認の欲求、自己実現の欲求）のうち、下部の何段階かはとうの昔に達成し、今や最上の段階の実現を目指している。「自己実現」、つまり自分の可能性のすべてを実現することが究極の関心事及び目標となった今、我々は幸福を絶対不可欠な付属品と見なし、パック詰めされたこぎれいな日用品のようにそれを要求するようになった。そして、幸福は、目前の欲望の充足とほとんどイコールになった。人生を最後の一滴まで楽しむことが理想とされ、楽しめていない状態、つまりポジティブでない状態はほとんど恥ずかしいことになった。我々はお互いに、笑顔とはじけるようなユーモアを期待している。ネガティブな人間は、社会に適応させなければならない反社会的存在なのだ。物質的な日常生活だけではポジティブになれないときには、我々は罪悪感を覚え、瞑想やマインドフルネスやヨガなど、気分を上げてくれそうなことなら何にでも手を出す。

同時に、喜びや快感を感じられない状態、つまり失快感症《アンヘドニア》のほうも鬱病の増加に伴ってポピュラーな問題になった。さまざまな研究が、「一生のうちに鬱病を経験する人は人口の約四分の一に上る」と指摘している。そして、先進国ではその割合は増え続けている。鬱病治療は今や、脳深部刺激のショーウインドウであり、主戦場でもある。

「人々を幸せにすることは、神経科医である私の仕事ではない」

精神医学界における脳深部刺激療法大躍進のきっかけをつくったのは、アメリカの神経科医ヘレン・メイバーグとカナダの外科医アンドレス・ロザーノだった。この二人が重篤な慢性的鬱病患者の治療に脳深部刺激を初めて応用したとする論文を二〇〇五年に発表すると、メディアはそのニュースを大々的に取り上げた。被験者は、どんな治療も効かない（投薬も、投薬と心理療法の併用も、電気ショックも）タイプの鬱病患者だった。ところが、そんな、誰もがさじを投げた患者六名の症状が突然改善したというのである。

ヘレン・メイバーグはたちまちスターになり、「精神外科をよみがえらせた女性研究者」として学会で紹介された。その後、他の研究者たちもこの流れに乗り、現在は、鬱病治療には脳のどの箇所を刺激すべきかという問題をめぐって論争が続いている。これは研究者同士の単なる功名争いではなく、鬱病の本質をめぐる論争でもある。鬱病の本質とは心の痛みなのだろうか。それとも、喜びを感じる能力の欠如なのだろうか。

「人々を幸せにすることは、神経科医である私の仕事ではありません」

ヘレン・メイバーグはそこで言葉を切り、しばらく沈黙してから再び話し始めた。

「私は患者たちを苦痛から解放し、病気の進行を阻止します。落ち込んでいる穴から患者を引っ張り上げ、マイナス十の状態からゼロに戻します。でも、そこからは患者自身の責任なのです。治療によって患者は自分自身の人生に目覚め、そのとき、自分は何者なのかという問題に目覚めるのです」

二月の末だった。その年の冬、アメリカ東海岸は例年にない寒さだった。その日のアトランタも快晴だったが寒かった。エモリー大学はアトランタの名門私立大学である。落ち着いたクラシカルな建物が緑の中に点在し、その間を曲がりくねったアスファルトの小道がつないでいる。エモリー大学の有名教授であるヘレン・メイバーグは、研究棟のガラス張りの妻壁側にオフィスを構えている。彼女の風貌にはどこか妖精のような雰囲気がある。大きな眼鏡に茶色のボブヘアが印象的な、小柄な女性だ。だが、ひとたび話し始めるとその存在感で聞く者を圧倒する。声は低くて力強く、その言葉は、変幻自在に方向を変える穏やかな流れのようだ。

「私たちは仮説を立て、実験をおこない、データを集めた結果、非常に多くの患者に有効な治療法を開発することに成功しました」。彼女はそこで一息つくと、少し声を低めた。「でも、私にとってそれは常に、鬱病を理解するための研究でした」

「鬱病中枢」の発見

鬱病のメカニズムを探るメイバーグの旅は一九八〇年代に始まった。当時は、あらゆることが生化学と伝達物資で説明できると考えられていた。脳は化学物質のスープであり、精神疾患の原因は「脳内伝達物質の不均衡」だった。統合失調症の原因はドーパミン・システムの不均衡だと説明され、鬱病については、セロトニン・レベルの低下が原因だとするセロトニン仮説が有力視されていた。この仮説には、特定の抗鬱剤によって脳内のセロトニン・レベルが上昇するという裏づけはあったものの、その他にはこれといって有力な証拠はなかった。

その後、技術革新とともに研究の潮流が変わった。スキャン技術の画期的な進歩によって、脳内の活動が観察できるようになり、精神疾患患者の脳内活動を健常者のそれと比較することができるようになった。一九九〇年代にメイバーグは、鬱病に関わっている脳内神経回路と脳内ネットワークを探し始めた。他の研究者たちも同様の研究を始め、辺縁系と前頭前皮質の何らかの異常が鬱病に関わっていることが複数の研究チームによって突き止められた。これはつまり、鬱病には感情を司る領域と認知を司る領域の両方が関わっているということである。MRI検査の結果、鬱病患者の脳には、対照群の健常者の脳と比較して活発すぎる領域と不活発すぎる領域があることが分かった。

まもなくメイバーグは、大脳皮質の、膝下野あるいはブロードマン25野と呼ばれる小さな領域に研究の焦点を絞った。これは、眼窩のほとんど真後ろの脳底部付近に位置する、人差し指の先ほどの大きさを持つ領域である。ここは大脳皮質の他の領域とつながっているだけでなく脳全体の領域、具体的に言えば報酬系及び辺縁系のさまざまな領域とつながっている。報酬系とは、視床を取り巻く、扁桃体や海馬を含むさまざまな領域の集合体であり、「感情脳」と呼ばれることもある。それらは一般的に、やる気、恐怖、学習能力、記憶、性欲、睡眠の調節や食欲といった、鬱病によって影響を受ける営みを司っている脳領域である。

「鬱病患者のブロードマン25野は健常者よりも小さいことが分かりました」とメイバーグは言った。鬱病患者のブロードマン25野は過活動状態のようにも見えるという。「いずれにせよ、鬱病を治療すると25野の過活動も沈静化することが分かりました」

一方、悲しいことを考えると誰でもブロードマン25野が活性化するという。研究が進むにつれて、ブロードマン25野が一種の「鬱病中枢」であるという印象が強まってきた。これこそ鬱病を理解するための鍵だ、それどころか、難治性鬱病患者を治療するための鍵にもなるだろう、とメイバーグは確信している。難治性鬱病患者とは、深く暗い穴に落ち込んだきりそこからどうしても抜け出せない、最も深刻なタイプの鬱病患者のことだ。どんな治療も効果がないため慢性的な経過をたどり、自ら命を絶つケースも多い。五十年前、アメリカの州立病院に収容されていたのはこうしたタイプの鬱病患者たちだった。

彼らのブロードマン25野に手を突っ込むことさえできれば治療できるのに、とメイバーグは考えた。

そして、彼女はある外科医の助けを借りてそれに成功した。二〇〇〇年代初めに彼女はトロント大学に移り、そこで同大のスター、アンドレス・ロザーノに出会った。彼は脳深部刺激をパーキンソン病患者数百名に施した実績の持ち主だっただけでなく、リスクを恐れず脳深部刺激の新たな応用分野を積極的に開拓しようとしている研究者としても知られていた。鬱病への応用はたしかにラジカルな試みだったから、ロザーノは大いに興味を示した。そこで問題は、被験者を集められるかどうかだけになった。数カ月にわたって繰り返し講演をおこない、懐疑的な精神科医らに自説を紹介した結果、メイバーグとロザーノはようやく患者を紹介してもらえるようになった。その中の一人が、このプロジェクトの被験者第一号となった。鬱病になる以前、看護師をしていたこの女性は、それまでにあらゆる治療法を試していたため、電極治療にも期待してはいなかったのだが、試してみてもいいと言ったのだった。

鬱病の電極治療で「春が来た」感じに

手術は二〇〇三年五月十三日と決まり、メイバーグの仮説と科学的ナルシシズムの正当性が問われる大事な試験のために、万全を期して準備が進められた。

「自分自身の好奇心と患者との間で引き裂かれる思いでした」と彼女は両手を広げながら言った。「もしうまくいかなかったら、それは、私が自説を立証するために外科医に働きかけたせいなのですから」

だがロザーノはメイバーグの背中を軽く叩いて、「ヘレン、あなたほど鬱病についてよく知っている人はいない」と励ました。ロザーノ自身も、手術の安全性に外科医として確固たる自信を持っていた。

「自問してみてください」と彼はメイバーグに言った。「患者があなたの妹さんだったら、あなたは同じことをしますか？」

　メイバーグは「します」と答え、手術は実行された。手術自体は型どおりにおこなわれた。彼らは患者に、どんな変化が起きるか具体的には分かっていません、と言った。

「何が起きるかは、誰にも分かりませんでした。そこで患者には、感じたことを何もかも私に話してくださいと言いました。重要とは感じられないこともすべて話してください、と」

　彼らはまず、最深部に位置している接点に九ボルトで電流を流してみた。何の変化も起きなかった。電圧を上げてみたが、それでも何も起きなかった。そこで、〇・五ミリ浅い位置にある接点に電流を流してみた。すると、わずか六ボルトで、患者が突然話し始めた。「今、何かしましたか？」と患者は尋ねた。

「なぜそう思うのですか？　感じたことを話してください」

「突然、とても、とても穏やかな感じがしました」

「穏やかな、というのはどういう意味ですか？」

「表現しづらいです。〈微笑む〉と〈笑う〉の違いを表現するような感じです。突然、気分が上向いたような感じがしました。軽くなったような。冬の間ずっと寒い日が続いていて、もう寒いのはたくさんだと思いながら外に出てみたら、新芽が出てきていた。それを見て、ああやっと春が来るんだと感じたときみたいな、そんな感じです」

　そのとき、電極のスイッチが切られた。電流を切られたとたん、患者は、春が来た感じは消えてしまったと言った。

彼らに何かを与えたのではなく、彼らを苦しめていた何かを取り除いた

「もう何年も前のことなんですけど」と言うと、メイバーグはニットの袖をまくって前腕を私に見せた。「あのときのことを話すと、今でも鳥肌が立つんです」。「そのとき手術室でどんな気持ちでしたか」と尋ねると、「涙が出そうでした」と彼女は躊躇なく答えた。

「あのときは、純粋にそういう気持ちでした」

その後、その反応はその女性患者だけのものではないことが明らかになった。他の患者たちも彼女と同じように「気分が上向く」のを感じた。ある患者は、自分のまわりの雲が消えたようだと言い、別の患者は周囲が突然カラフルになり明るくなったように感じると言った。一度この即効を体験すると、鬱症状は手術後数カ月で軽くなっていく可能性が高かった。しかし、徐々に現れるこの持続的な効果は、多幸感や幸福感とは別物だった。

「患者たちは、私が彼らに何かを与えたのではなく、彼らを苦しめていた何かを取り除いたのだということを知っています」とメイバーグは言う。彼女はこんな比喩を使って説明した。「片足でアクセルを、もう片方の足でブレーキを同時に踏んでいるようなものです。ブレーキを踏んでいるほうの足を離したら、ほら、前に進むことができますよね」

これこそ、メイバーグらの鬱病像の核心部分だった。彼らは鬱病を、快感とか喜びといったポジティブな要素が欠如した状態だとは見なさず、ネガティブなプロセスが活性化している状態だと考

えている。したがって、鬱病の治療には、「ポジティブさを注入する」ことではなく、常に心を苛んでいるネガティブな活動を取り除くことが必要なのだ、と考えるのである。

この説明は自明のことのように聞こえるが、脳深部刺激療法は誰にでも効くわけではない。私がインタビューした時点で、ヘレン・メイバーグと精神科医から成る研究チームは、千人以上もの被験者候補から二十七名の患者を選んで手術をおこなっていたが、いつも大成功だったわけではない。メイバーグと外科医ロバート・グロスが手がけた中では、十名中七名について手術から二年以上効果が持続した。これは、彼らの鬱症状が少なくとも半減したという意味である。さらに最近では、十一名中八名に効果があったというデータがある。そのうちの多くが症状の緩和だけでなく、正常化と言っていい状態を体験している。彼らは鬱病になる以前と同等の状態に戻り、職場復帰できるようになった。

現在、メイバーグらは自分たちの実験結果を分析し、効果にばらつきが出る原因を探っている。その結果、その原因の一部が電極を埋め込む場所の顕微鏡レベルのずれにあることが分かった。「25野を刺激すればいいというものではないのです」とメイバーグは言う。彼らはトラクトグラフィー（神経繊維の走行・接続様式を視覚化する特殊なスキャン方法）によって、効果が見られた患者と変化を感じなかった患者を詳しく比較・分析し、その結果を二〇一四年に「バイオロジカル・サイカイアトリー」誌に発表した。論文の中で彼らは、電極を25野に埋め込むだけでは不十分なのだと主張している。決定的な要素は、三本の神経束が交差する特別な場所に正しく電極を埋め込むことだという。おそらくその理由は、その神経束が三本同時に前頭葉を活性化させなければならないためだと思われる。

「これを理解した上で、最初の手術で効果が見られなかった患者六名に再手術をおこなったところ、彼らにも効果が現れました」とメイバーグは言った。

そのとき突然思い出したように、彼女は一冊の小型本を書棚から引き抜いた。それを見て、私は少しどぎまぎした。その褐色の表紙には白い文字で、『心と脳の関係性を探求して　ロバート・ヒース著』と書かれていた。私はその論文の存在を知ってはいたが、入手できていなかった。それは、彼が亡くなる三年前の一九九六年に、自分の研究とその成果を説明したいという願いを込めて自費出版した本だった。その本は発売されることはなかったし、出版元はすでに廃業している。

「読むたびに、違う印象を受ける本です」とメイバーグは人差し指で表紙をトントンと叩きながら言った。「彼の研究のことは学生の頃から多少は知っていましたが、今これを読むと、その評価にはさらに慎重になります。それは先見の明のある研究だったのか、それとも狂気の沙汰だったのか。どんなふうに見るか、どんなプリズムを通して見るかによって、どちらとも言えると思います」

人間が弄んではならない領域というものが存在する

ヒースは、倫理的に許されない研究をおこなったとして名声を失った。だが、メイバーグによれば、それは、脳研究に対する二つの相容れない見解の対立と関係があったかもしれないという。「脳はあらゆる人間的なるものの源であり、あらゆる人間的なるものを理解するための鍵だ」と考える人たちがいるその一方で、「人間が弄んではならない領域というものが存在する」と考える人たちもいる。

ヘレン・メイバーグ自身、後者と論争になったことがある。彼女の画期的な論文が二〇〇五年に「ニューロン」誌上に発表され、彼女へのインタビュー記事が主要紙に掲載されると、ネット上には怒りの書き込みがあふれた。医者が最後の一線を踏み越えた！　ロボトミーの再来だ！「科学が新しい段階に到達するたび、こうした論争が起きます。それに、脳に関する研究と聞くと、それが能力増進のために利用されるのでは、とすぐに目くじらを立てる人たちがいるのです」

その言葉が、私に質問のきっかけをくれた。喜びとか快感、つまりヘドニアについて、メイバーグの考えを聞いておきたかった。脳深部刺激をおこなっている研究チームの中には、報酬系に電気刺激を与え、（メイバーグのいくぶんバカにしたような言い方を借りれば）「ポジティブさを注入する」ことによって鬱病を治療している人々も存在する。その代表格は、ボン大学の精神科医トーマス・シュレプファーと外科医フォルカー・ケーネンのコンビである。彼らは次々と論文を発表し、すばらしい結果を報告している。

ある種の緊張感が部屋に漂った。メイバーグは、シュレプファーは「研究を通じた友人」だと明言しつつも、「彼は私と奇妙な競争をしているように思います」とも言った。「まるで、私に先を越されたという事実と折り合いをつけることができていないような感じです」

「失快感症に悩んでいる人、報酬系に電極を埋め込むことで効果を得られる人は大勢いるかもしれません。でも、その人が精神的な痛みを感じていないのであれば、それは鬱病とは言えないと思います。人生が楽しくないというだけの人には、25野を沈静化させても何の変化も起こらないでしょう」

　メイバーグはある患者の例を挙げた。アルコール依存症だったことのあるその女性患者は、電極を埋め込む手術を受けて帰宅し、陶酔状態もしくは多幸感を味わえるものと期待して待っていた。患者が期待感に完全に酔っているので、メイバーグは、待っていても無駄ですよと説明しなければならなかった。手術は単に、あなたを人生の現実に目覚めさせただけなのです。鬱病の症状は消えても、あなた自身がそのあとを何かで満たさなければ、あなたの人生は満ち足りたものにはなりません。

「人間の神経系は、さらに多くを望み、限界を超えてさらに進もうとするようにできているのです。靴は一足だけで充分、とは思わないものでしょう？　私は基本的に、脳深部刺激の目的は脳の故障した部分を修理することだと考えていますが、脳の報酬系を刺激するというアイディアには奇妙なほど単純なところがあると思います。依存症の専門家に聞いてみてごらんなさい。もっと強い電流を流してくれ、もっと、もっと、と要求する人たちの話が聞けますから」

　メイバーグの意見はロバート・ヒースとは正反対だ、と私は思った。ヒースにとっては快感はそれ自体が治療、もしくは治療への鍵だったが、メイバーグは快感をほとんど容疑者扱いしている。突然、彼女は立ち上がると私を置いて部屋を出ていき、小さな絵を手にして戻ってきた。白いキャンバスの上に、「25野」という文字が黒々とした絵の具で、いくつも重なりあうように描かれている。それは、メイバーグの研究にインスパイアされたアメリカの画家の作品だった。同じ理由から、「25野」というグループ名で活動しているバンドも存在するという。

「私からそうしてくれと頼んだわけではありませんが、こんなことになったからには、この事態を受け入れてこの分野全体の代表者として頑張らなければと思っています」

ヘレン・メイバーグは絵の表面を何度か撫でた。私はふと彼女の手に目をとめた。何も塗られていない短い爪。それは、働く人の手だった。

「肝に銘じておかなければならないのは、いつヒーローの座から転落しないとも限らないということです。ロバート・ヒースのようにね。過去の過ちを繰り返さないためには、歴史から学ばなければなりません」

一日中刺激装置のボタンを押し続けて廃人同然に

報酬系と依存症に関するメイバーグの話を聞いて、好奇心はいやが上にも高まった。私は文献を読みあさり、脳深部刺激依存の症例に関する論文を見つけた。一九八六年刊行の学術誌「ペイン」に、中年のアメリカ人女性の症例が記述されていた。耐えがたい慢性痛を緩和するため、彼女は右側の視床のある部分に電極を一本埋め込む手術を受け、痛みに耐えられなくなったときに使用するための自己刺激装置も与えられた。電流の強さの調節も患者自身でおこなえるようになっていた。彼女はすぐに、脳を刺激すると性的快感が得られることに気づいた。そして、電流の強さをほぼマックスにしてボタンを何度も押し続けると最高だということが分かった。

実際、その快感はその他のあらゆる不快感を無視できるほど強かった。過度の刺激のせいで彼女は何度か心房細動を起こし、その後二年にわたって廃人同然の生活を送った。彼女は夫にも子どもたちにもまったく関心を示さず、身だしなみや衛生状態も無視して一日中刺激装置のボタンを押し続けた。とうとう家族が彼女を強制的に地元の病院へ連れていった。診察の結果、ボタンを押していた指に潰瘍ができていることが分かった。

実にクレージーで奇怪な話だった。以前深刻なアルコール依存症だったというこの女性は、まるで、すべてを無視してペダルを踏み続けたオールズとミルナーのラットのようだ。あるいは、ヘロインやコカインを手に入れるためなら何でもやるドラッグ中毒者のようだ。だがもちろん、それは薬物依存と同じようなものなのだろう。脳に影響を及ぼすドラッグがエクスタシーと依存症を引き起こすのなら、脳に直接電気刺激を与えることにも当然、同じ作用があるはずだ。

シュレプファーとケーネンに会って話を聞かなければ、と私は思った。彼らが刺激しているのは「新しい」脳領域だ。彼らが鬱病との関連で研究してきた、脳深部に位置するその領域（内側前脳束）は、ラットの報酬系に中心的な役割を果たしていることが以前から知られていた。ケーネンは世界で初めて、人間の内側前脳束の正確な脳地図を作成した。彼は、内側前脳束が、感情を司る辺縁系の諸領域を脳の中心部で結合し、前頭前皮質へも投射していることを発見した。さらに、最近の研究によって、失快感症患者の内側前脳束の神経繊維は健常者のそれよりも細いことが分かった。

シュレプファーとケーネンは、内側前脳束への電気刺激は他のどんな治療法よりも鬱病の症状に速やかに効くと主張している。

中世の拷問を思わせる脳手術の現場

「おはようございます、フラウB。時間です。迎えに来ました。手術の準備をします」

　クリスティーナ・スヴィタラは病室のベッドの上にかがみ込むと、フラウBの手を取って彼女の目を覗き込んだ。「やっと手術が受けられますね。分からないことがあったら、途中で何でも聞いてください」。心理学者のスヴィタラは、ボン大学で電極治療を受ける患者全員を担当している。手術前と手術中と手術後の三回、患者にカウンセリングを実施し、長期間の治療データの収集をおこなっている。黒髪で陶器のような肌をした彼女は、驚くほど若い。三十代前半だろうか。だが、その物腰には自信がにじみ出ている。フラウBは、ベッドに横たわったまま弱々しく頷いた。

　六十二歳のこの患者は成人してからほぼずっと鬱病を繰り返してきたが、ここ三年近く、特に深刻で慢性的な、治療効果の見られない鬱状態が続いていた。ベッドに仰向けに横たわったまま病院の広い廊下を運ばれていく間、彼女は放心状態に見えた。手術室に到着し、そこに並べられたステンレス製の器具や、頭蓋骨に装着される定位フレームに気づいたとき初めて、彼女は現実感を取り戻した。彼女は神経過敏になり、大声で泣き出した。

「どうしました？　泣いてるの？」突然ドアから入ってきた若い男性が尋ねた。「泣く必要はありません。それに、今日はそんな暇はありません。さあ、これを取りつけるだけなんですから」

　幅広のもみあげを蓄え、髪をポニーテールにしたその男性の白衣の胸ポケットには、「Dr.V・ケーネン」と刺繍が入っている。最初、私は目を疑った。フォルカー・ケーネンのことを、いかにも有名な神経外科医にふさわしい、年配のドイツ人教授としてイメージしていたからだ。実際の彼は四十そこそこで、驚くほどラフな印象だった。ベッドですすり泣いている患者の髪を剃りながら、彼はさかんにおしゃべりしていた。頭の前半分を剃り落とされると、患者は悲鳴を上げ始めた。それからすぐ、ケーネンが患者の額に局所麻酔を注射すると、悲鳴は遠吠えのような叫び声に変わった。

「痛い、痛い、痛い！　あんまりよ！　こんなことになると分かってたら、手術に同意なんか絶対にしなかったわよ！」フラウBは泣きながら言った。

「こんなことになると分かってたら、全身麻酔にしておくんだった」。ベッドの頭側に立っているケーネンがつぶやいた。彼は私のほうを向くと、英語で、こんなことはめったにないんです、患者はふつう、とても協力的なんですが、と囁いた。彼はとうとう我慢できなくなって言った。

「フラウB。協力してくれなければ困ります。泣いたり、手を握っていてほしがる患者さんにこの手術はできません。手術を成功させたければしっかりしてください。分かりましたか？」

フラウBはまだしばらくすすり泣いていたが、それからようやく何とか涙を抑えた。数分後、定位フレームがフラウBの額と首の骨にネジで固定された。二本のバーの間に、呆然としたフラウBの顔が固定される。その光景はまるで、中世の拷問の進化版だ。フォルカー・ケーネンはこの結果に満足し、ベッドをCTスキャン装置へと移動させる。

「準備完了です」

ケーネンとシュレプファーから招待を受けて以来、私は脳手術を実際にこの目で見られるのを子どものようにワクワクしながら待っていた。私はホルマリン漬けの脳を見たことがあったし、それを手で持ったこともあった。それはたしかに印象的な体験だった。だが、生きている人間の器官の内部を見て、それに実際に触れられるというのは、ほとんど信じられないほど特別なことだった。

手術室自体は、くつろげる雰囲気と言ってもいいほどだった。四角い部屋の後ろの壁一面が大きな窓になっていて、そこから、ブナの森を通して心地よい光が入ってくる。手術室には全部で十人ほどしかいなかった。全員が、おそろいの不格好な水色の手術着を着て外科帽をかぶり、マスクをつけている。一種の医療用ブルカだ。

ドリルの端から飛び散る黄色っぽい頭蓋骨の塵

手術室の真ん中で、フラウBが窓を背にしてベッドに座っている。手足はベッドに固定されている。大きな透明のビニールシートが彼女の頭を囲むように張り渡されている。ビニールシートの内側がフォルカー・ケーネンの作業空間だ。そこには、器具やワイヤーや脱脂綿やその他の手術道具が何らかの巧妙なシステムに従ってトレイの上に並べられている。どんな小さな器具も滅菌済みで、ゴム手袋を嵌めた手を忙しく動かしている、背の高い男性看護師に厳重に管理されている。

「血を見ることに耐えられない人は向こうを向いていてください。気を失って怪我をしたら大変ですから」とケーネンは私に向かって言った。十五秒後、彼はドリルで頭蓋骨に穴を開け始めた。完全に意識がある状態で頭蓋骨に五セント大の穴を開けられるのがどんな気分か私には分からないが、客観的に考えてあまり気持ちのいいものではないだろう。ドリルはふつうの作業用ドリルと同じように見えた。ケーネンは、ドリルに体重をかけて作業していた。ドリルでコンクリートに穴を開けるときのような音がしていた。少し血が混じった、黄色っぽい塵がドリルの端から散っている。頭蓋骨の塵だ、と私は思った。

「フラウBは、これまで私が診た中で最も難治療性の患者です」。私の後ろで、誰かがぽつりと言った。それは、フォルカー・ケーネンの不可分のパートナーにしてこのプロジェクトを支える精神科医トーマス・シュレプファーの声だった。患者の様子を見るため、手術室にこっそりやってきていたのだ。ほとんどの人よりもずっと背が高く、堂々たる肥満体の彼は、青い手術着を着て黒縁眼鏡をかけた大きなテディベアのようだった。

その間にも、手術は進行していた。最初の作業は、二本の細く硬い管を脳組織に挿入することだった。それが済んだら今度は、その管を通してテスト用の電極を送り込まなければならない。テスト用電極は、刺激する箇所を精密に決めるためのものだ。CTスキャンによってその場所の座標はあらかじめほぼ分かっているが、ドンピシャリの箇所に確実に電極を挿入するためにはテスト用電極で確かめてみる必要がある。ケーネンはビニールシートの中から出てくるとコンピュータのスイッチを入れ、ディスプレイの前に腰をおろした。しばらくディスプレイを見守っていたがやがて満足げに頷くと、電流のスイッチを入れるよう指示を出した。電気パルスが患者に流れ込み始めると、ケーネンはベッドの足もとに吊された血圧モニターに目をやり、血圧がわずかに上昇するのを待った。それが、正しい場所に電極が挿入されたサインなのだ。血圧モニターがピッと鳴った。

「そこだ。やったぞ」

シュレプファーが私に、患者の目に注目してくださいと言った。現に、何かが起きていた。突然、彼女の目が少し見開かれた。そして、それまでぼんやりと虚空を見つめるのみだった彼女が、部屋を見回した。それは微妙なサインだった。その後、さらなるサインが徐々に現れてきた。数分後、一時間に及ぶ手術の間ずっと無言だったフラウBが初めて周囲の会話に参加し始めた。彼女は二つ三つ質問を発し、一度、ちょっとジョークめいたことを言った。

「聞こえましたか？」とフォルカー・ケーネンが私に注意を促した。「この治療が効くことを希望します、と彼女は言ったんです。〈希望〉という言葉を彼女が口にするのはこれが初めてです」

鬱病の症状は一つしかない。それは快感に関連するものだ

フラウBの頭蓋骨の穴が塞がれ、頭皮が縫い合わされている間に、シュレプファーと一緒に廊下に出た私は、鬱病の本質について尋ねた。「鬱病治療とは心の痛みを消すこと」というヘレン・メイバーグの考え方についてどう思われますか？　失快感症に対処しようとしている、あなたやケーネン博士の考え方はそれとは対極的ですよね？

シュレプファーはため息をつき、しばらく間を置いてから、ジョンズ・ホプキンス大で学んでいたときのエピソードを語るという形で質問に答えてくれた。ある日の回診の際、年配の精神科長が彼に、鬱病の症状を挙げなさいと言った。スイスからやって来た真面目な学生シュレプファーは背筋を伸ばし、教科書どおりに九つの症状を挙げ始めた。すると、老教授はそれを遮って言った。

「違う違う、シュレプファー君。鬱病の症状は一つしかない。それは、快感に関連するものだ。患者に、何に快感を感じるかと聞いてごらん。患者は、そんなものは存在しない、と答えるだろう」

シュレプファー青年は恩師の言葉について考え、実際に患者にそう尋ねることにした。今でも、彼は同じ質問をすることにしている。今では、彼は失快感症が鬱病の中心的症状だと信じている。その他の症状は、心の痛みも含めて、それに付随するものだ、と。鬱病患者がよくなるのは、失快感症が緩和されたときだけだ。それは別段不思議なことではない。欲望と快感は人間の認知プロセスの多くにとって原動力であり、鍵となるものだからだ。欲望は、いわば他のすべてのシステムの推進役である。それどころか、意欲的に行動したり目標に向かって努力することも、欲望があるからこそ可能になるのだ。

鬱病患者が脳に刺激を受けて躁病になった例はない

「ヘレンが報酬系についてどう考えているかは承知しています」とシュレプファーは独特のゆっくりした口調で言った。「でも、内側前脳束への刺激を受けた患者が軽躁病になった例は一つもない、と声を大にして言いたいですね。電圧を上げすぎて過剰な刺激を与えてしまった場合でも、せいぜい、コーヒーを飲み過ぎたときのような軽い頭痛が起きるくらいのものです」

それくらいなら無害だと思える。だが、側坐核など、別の脳領域を刺激した場合には、多幸感やそれに類似する状態が引き起こされることもあり得る（側坐核への刺激は、鬱病治療だけでなく、強迫性障害や拒食症や過食症の治療にも用いられる場合がある）。それに、シュレプファー自身が言及している若い男性患者のように、患者が多幸感を得たいと要求した場合はどうなのだろう。

脳深部刺激が臨床試験段階から昇格し、標準治療として承認された暁には、誰でも、刺激装置を自分の望みどおりの強さに設定してくれる医師にかかることができるようになる。軽躁病くらいどうってことはない。それに、自分の脳をどう調整するか、患者に任せてもいいのでは？　マイナス五をゼロにすることと、ゼロを五にすることの間には、原則的に違いはないはずだ。

シュレプファーは、「それはフェアな主張だと思います。何にしろ、患者の望みどおりに改善することが必ずしも非倫理的だとは思いません」と言った。将来、特定の精神的能力を高めるために脳深部刺激を選択できる日が来るかもしれません。

「脳を電気的に刺激することによってさまざまな能力を高められるようになることは間違いないでしょう」と彼は言った。「しかし、それにはおそらく何らかの代償が伴うでしょう」

シュレプファー自身、電極治療を受けた患者の認知機能が向上したのを実際に見たことがある。脳深部刺激をおこなっている研究チームはすべて、手術の前後で患者がどう変化したかを調べるために徹底的な神経心理学的テストを実施しているが、シュレプファーとケーネンの研究結果は、すべての被験者の認知機能が手術後に向上したことを示している。それは、鬱病の影響で低下していた知的能力が鬱病の改善に伴って回復したためではなかった。鬱病が改善したか否かにかかわらず、すべての被験者に認知機能の向上が見られたし、しかも、それは言語能力から複雑な問題解決能力に至るまでさまざまな認知領域にわたるものだった。これは、鬱病改善とは明らかに無関係な、説明のつかない効果だった。

記憶力の向上を指摘する研究者もいる。トロント大学のアンドレス・ロザーノが、食欲を制御している視床に電極を埋め込む手術を受けた超肥満体の男性患者について報告している。手術が完了し、電極に電気が流れたとき、男性患者の心の中に思い出の数々が押し寄せてきた。とうの昔に忘れていた人生の出来事が、力強い生き生きとした映像になってあふれ出してきた。後日、医師たちが検査をおこなったところ、彼の記憶力は電極のスイッチがオンのときのほうがオフのときに比べてはるかに高いことが分かった。

神経外科は美容整形外科と同じ道をたどるのか

「この結果に触発され、ロザーノはアルツハイマー病患者に対して脳深部刺激実験をおこないました」とシュレプファーは言った。だが私は、その結果に触発されて思いつくことはそれだけだろうかと思った。神経外科はそのうち、形成外科と同じような発達を遂げるのではないだろうか。

第一次大戦で手足や顔の一部を損傷した帰還兵のために開発された形成外科は、異常や変形を治療するための医療分野だった。長い間、それがこの分野の唯一の目的だった。だが周知のとおり、状況は変わった。現在、美容整形外科は世界的な巨大市場だ。高度に専門化したプロたちが、時代の流行や消費者のさまざまな要望に従って、鼻の高さや乳房の大きさ、果ては女性器の形までをも造り替えている。

問題は、脳深部刺激が神経外科にこれと同じような結果をもたらすことになるかどうか、である。我々現代人は、人体をバイオ・マシンと見なす時代に生きている。こうしたレンズを通して見ると、自分の持って生まれたハードウェアをグレードアップしようとすることが間違っているとはなかなか思えない。なぜなら、それはただのハードウェアなのだから。

「そうでしょう？　私たちは市場経済の中で生きています。需要があれば、必ず供給者が現れます。個人的には、私はそういう人たちを医者とは呼びたくありませんが……」とシュレプファーは精神改造をおこなう神経外科医を想定して言う。だが、目下のところ、シュレプファーはまだ具体化していないこうした問題より、それとはまったく違うことを心配している。彼を悩ませているのは、脳深部刺激療法のプラセボ対照臨床試験が不本意な結果に終わったことだった。刺激装置の大手製造業者であるメドトロニック社がアメリカで実施した、鬱病を対象とする側坐核刺激療法の治験は、統計的に有意な結果を出すことができなかった。カナダでセント・ジュード・メディカル社がおこなった、鬱病を対象とする25野刺激療法の治験（いわゆるＢＲＯＡＤＥＮ治験。訳注：ＢＲＯＡＤＥＮは、BROdmann Area 25 DEep brain Neurostimulationの大文字部分をつないだ略語）は、中間結果を分析したところ、治療を受けたグループに何ら改善が見られないことが判明したため、中断された。

「こうした失敗は脳深部刺激療法そのもののせいではなく、商業主義的な性急さのせいなのです」とシュレプファーは言う。刺激装置の製造企業は、治療法の承認・普及までの時間をできるだけ短くしようと躍起になっている。技術がまだ確立していないうちから治験に邁進しているのはそのためだ。ある研究チームが開発した技術が有効だからといって、それは彼らがおこなえばの話であって、別の神経外科医がその技術を使って手術をしても同じ結果が出るかどうかはまったく分からない。従事者全員ができるだけ科学的にことを進めようとしたとしても、そこにはやはり一種のコツのようなものが存在するのだ。これはヘレン・メイバーグから聞いた話だが、彼女は経験を積むうち、患者に直に会って話をすることでその患者に脳深部刺激療法が効くかどうかが分かるようになったという。それは経験による知識であって、言葉で説明できるものではないし他人に教えられるものでもない。

「危険なのは」と膝に置いた手を見ながらシュレプファーは言う。「精神医学の主流派が興味を失うことです。脳深部刺激療法を信用しなくなり、見限ることです。そうなれば、脳深部刺激療法はおしまいです」

突進してくる猛牛をスイッチ一つで止めた神経生理学者

ヘレン・メイバーグは別れ際に、過去の過ちを繰り返してはならないと言った。しかし、過去の過ちとは何だったのだろう。過去の電極刺激技術を葬り去ったものとは何だったのだろう。当時、このような実験をおこなっていたのはロバート・ヒースだけではなかった。特に一九六〇年代には、アメリカとヨーロッパの研究チーム（それから、ロシア人科学者一名）がその可能性を探っていた。たとえばイェール大学では、スペイン生まれの神経生理学者ホセ・デルガドがさまざまな行動を決定している脳領域を特定しようとして動物実験をおこなっていた。デルガドは、電波でスイッチを入れられるコードレス電極を埋め込む方法を開発し、牡牛を使った派手な実験によって、コードレス電極の効果のほどを示した。一九六四年、デルガドはコルドバの農場で、無線送信機だけを手にして闘牛と対峙した。牡牛は頭を下げ、デルガドめがけて突進してきたが、彼は牡牛があと数メートルのところまで迫るのを待って、ようやくそこで無線送信機のスイッチを入れた。すると牡牛は即座に走るのをやめ、立ち止まった。運動制御に関わっている尾状核という脳領域を活性化させることによって、牡牛を前へと突き動かしていた運動プログラムを遮断したのだ。

一九六〇年代後半、デルガドは少数の人間に対してもこれと同じコードレス電極技術を試用している。当時ハーバード大学にいたフランク・アーヴィンとともに、これを使って暴力的な側頭葉てんかん患者の脳を刺激する実験をおこなっている。

ノルウェー人精神科医カール・ヴィルヘルム・セム＝ヤコブセンは、ニューオーリンズのヒースを訪ね、脳刺激技術をオスロへ持ち帰った。彼は精神疾患患者にこれを応用し、彼らの症状を著しく改善したと報告している。しかし、セム＝ヤコブセンの電極の利用法はヒースとは異なっていた。彼は異常な活動を示す脳領域を特定するためにこれを用い、特定された箇所を焼灼してしまった。つまり、彼の治療法は、古き良き精神外科手術に他ならなかった。

ロシアとフランスの研究チームも、これと同じ目的でパーキンソン病患者やてんかん患者に対して電極を使用した。彼らは振戦やてんかん発作を引き起こしている脳領域を特定し、その部分を切除してしまった。

一九六六年、マドリードで開かれた世界精神医学会のシンポジウムで、電子機器の精神科への応用に関する発表がおこなわれた。このシンポジウムは本来、当時開発が始まったばかりでその将来が大いに期待されていたコンピュータに関するものだったが、それに加えて電極埋め込み手術に関する講演も開催された。テュレーン大学の研究チームと他のいくつかの研究チームが研究成果を発表し、後日、その講演内容は一冊の本にまとめられた。編集を担当したのは、アメリカの著名な精神科医、ニューヨーク大学のネイサン・クラインとユージン・ラスカだった。彼らの寄せた序文には、精神科の新しい潮流について彼らがどう考えていたかがはっきりと表れている。「編集者並びに、本書にその研究成果が掲載されている研究者全員は、電子機器が今後数年のうちに精神科の診断、治療、研究に大きな変化をもたらすであろうと確信している」と彼らは書いている。そして、「サイコ・エレクトロニクスは、必ずや我々の将来の重要な一部分となるだろう」という楽観的な言葉で序文を締めくくっている。

ところが、一九七〇年代には、まるで精神医学という分野全体が消滅したかのような状態になってしまったのである。一九七〇年代は、社会の振り子が大きく左に振れた十年間だった。若者文化が花開き、権威は攻撃の対象となった。精神医学は多くの人の目に、映画「カッコーの巣の上で」そのままの世界と映った。当時の論文から、アメリカとヨーロッパの数カ所で脳刺激が慢性痛の患者に対しておこなわれていたことが分かる。中でも有名な施術者は、若い頃ヒースと共同研究をおこない、脳刺激によって末期ガン患者が痛みから完全に解放されることなどを確認した神経外科医ドナルド・リチャードソンだった。

しかし、精神疾患患者への応用に関しては、一九七〇年代にはまったく報告例がない。それはなぜなのだろう。

第五章　「狂っているのは患者じゃない。医者のほうだ」

「人体実験をしている医師を告発してやる」。〝人権派〟の怒れる若者たちが押し寄せてきた。〝髪の長い無学の輩〟に、ヒースは激怒する。公聴会も開かれ、槍玉にあげられる。「ヒースは、百二十五本の電極を患者に刺した。人間針山です」。

マインドコントロールをやめろ！
クレージーな実験をやめろ！
ヒース博士、手を出すな！

一九七二年、五月のある暑い日のことだった。怒れる若者たちがニューオーリンズのフレンチクオーターのはずれに集まり、学会が開かれている高級ホテルの前に陣取っていた。デモ隊は手書きした抗議のプラカードを振りかざし、ロバート・ヒースと彼の「クレージーな実験」を糾弾するスローガンを叫んでいた。ホテルのひんやりした部屋の中には、アメリカを代表する脳波の専門家らの一団が座っていた。年次会議のために集まっていた彼らは、何が起きているのか理解しきれないでいた。
デモ参加者の大半は、「人権のための医療委員会」に所属するニューオーリンズの医療関係者だった。看護師や救急医療隊員、患者や医療器具の移動担当の病院職員などで、若い医師まで数人混じっていた。デモを呼びかけたのは、慈善病院の救急車の運転手をしていたトッド・オックスだった。彼はニューオーリンズの貧困層のために設けられた無料診療所の手伝いもしていた。彼自身は医学部進学を目指しており、小児科医になろうと思っていた。しかし、彼は医療システムの一部、特に精神科に対して深い疑念を抱いていた。精神科の硬直した権威者たちは、無力な患者に何をしてもいいと考えている。ロバート・ヒースを見るがいい。彼はニューオーリンズで神と見なされている。ヒースに面と向かって会ったことはないが、これまでに聞いた話から判断すれば、彼は明らかに白衣の悪魔そのものだ。

こんなことを思いつくやつが〈科学者〉だなんて言えるのか？

これはもう絶対許すわけにはいかない、とオックスが思ったきっかけは、その少し前に「行動療法・実験精神医学ジャーナル」誌に掲載された記事だった。電極と売春婦を使って同性愛者（患者B－19）の性的指向の治療に成功したとする記述に、オックスの倫理観は衝撃を受けた。医学研究は病人を助けるためのものであって、行動を「矯正する」ためのものじゃない、と彼は思った。徹底的に臨床的なその記述を読んで、彼は気分が悪くなった。ポルノ映画を見ながらマスターベーションしている男性患者の脳波を測定したこととか、あらかじめお膳立てされた奇怪なセックスシーンの一部始終が、何でもない日の午前中におこなわれた虫垂炎手術のような調子で記述されている。異常だ。

「こんなことを思いつくやつが〈科学者〉だなんて言えるのか?」

オックスは、患者B−19と呼ばれているその若い男性が元々は、ドラッグを所持していたとして近隣の町レイク・チャールズで警察に逮捕されていたという事実も知った。男性は起訴を免れるため、慈善病院に入院して監視を受けることに同意したのだ。さらに、慈善病院の職員によれば、ヒースの「手下」が「獲物を探してうろついている」ときには看護師たちが彼らから女性患者を隠すことがあるという。

トッド・オックスは激怒し、何か行動を起こさなければと感じた。彼は地域一帯にビラをまき、それに応えて大勢が集まった。いつもは自信満々の教授たちの一人が時折心配そうにロビーのカーテンからこっちをうかがっているのを見ると、それだけで勝ったように感じられた。だが、実際には、抗議の声は教授たちに向けて発せられたものではなかった。抗議したところで、彼らが改心するはずがない。目的は、大衆にアピールすることだった。何かしようと思えば、大衆に訴えてメディアの注意を引き、政治的影響力を持つ人たちを動かす必要があった。

ロバート・ヒースの姿はちらりとも見えなかった。彼は新しいデータを発表することになっていたのだが、デモの噂を嗅ぎつけて学会を欠席したのだ。人権派の若者たちと開くことになっていた集会も、彼はキャンセルした。ヒースは激怒していた。これではまるで、私が人権に対する罪を犯しているかのようではないか! 私は自分の研究をきちんと説明するつもりだったが、彼らが暴徒のように振るまい、プロとして当たり前のルールに従って行動することを拒否するなら、彼らのことなど知ったことではない。彼らが自分の名前を叫びながらデモ行進すると思うと、ヒースは煮えくりかえった。彼は彼らを髪の長い無学の輩と見なしていたし、スタッフらも同意見だった。

時代精神の変化に戸惑うヒース

しかし、問題はこれだけではなかった。彼らがB－19の治療にどうしてそこまで激高するのか、彼にはよく分からなかった。それは、きちんと査読を受けて発表された公開科学論文だった。行動の条件づけの典型例であり、患者自身が大きな悩みを抱えている神経症的行動を変える試みだった。統合失調症と人格障害を併発しているB－19は簡単な症例ではなかったが、彼らは苦労を惜しまず彼を治療した。B－19の治療は数カ月にわたっておこなわれた。ヒースらは何時間もかけてカウンセリングを実施し、電極治療計画を立てた。そして当面、治療は実際に効果を上げた。退院後、B－19はある女性と長期的な関係を築いた。

たしかに、ヒースは問題が起きる可能性を感じていたのかもしれない。だが、だからこそ、最初から最後まで注意深く同意と承認を取ってきたのだ。彼ははるばる地方検事ジム・ギャリソンのもとへ出向き、実験のために売春婦を雇うことについて承認を得た。まったく問題はなかった。地方検事は興味を示し、適当な女を探す手助けまでしてくれた。ヒースはポルノ映画についてもギャリソンと交渉し、警察の押収物倉庫から提供してもらった。ポルノ映画の中には、トリプルセックスとかありとあらゆる変態的行為を扱ったものもあった。B－19がどういうものを見ると興奮するのかを確かめ、治療が彼の性的指向に影響を与えているかどうかを見るためには脳波測定が必要だったが、その際ポルノは重要なポイントだった。

実際それは、いろいろな意味で今後の方向性を示す、進歩的できわめて興味深い実験だった。彼はその実験についてそれまで何度もメディアに語ってきた。脳の快楽中枢を直接刺激することによって神経症的行動に影響を与えることができる、と彼は説明していた。たとえば二年前、「メディカル・ワールド」誌の中で次のように述べていた。

神経症患者は、間違った恐怖を抱いているために不適応を起こしている。この治療法によって、恐怖症患者が恐怖の対象に直面しているまさにそのときに快感を体験させてやれば、不適切なパターンを矯正することができるだろう。

そのときは、誰もその発言を問題視しなかった。それどころかわずか一年前に彼が「ニューズウィーク」誌の特集記事の中でB－19の実験について語ったときでさえ、何の抗議も起きなかったのだ。

それが今、怒れる若者の一団がデモ行進している。彼らは何を問題にしているのだろう。ヒースは、同性愛者に対して個人的には何の反感も持っていなかった。ニューオーリンズは同性愛者が多いことで有名だった。フレンチクオーターの住人は三分の一がゲイだと言われていたし、同性愛者は彼自身の学生の中にもいた。彼らは何も言わなかったが、彼には分かっていた。たとえば、長年の付き合いの研修医ジム・イートンもそうだった。イートンとは長年師弟として親しい関係にあったし、友人でもあったが、ヒースはミシシッピ州出身のこの若い医師が同性愛者であることを最初から知っていた。さらに、慈善病院の緊急治療室の内科医は全員が同性愛者だと言われていた。だが当時、同性愛が神経症として「精神疾患診断マニュアル」に掲載されていることは厳然たる事実だった。それに、多くの同性愛者が自分の性的指向と縁を切りたいと切に願っていた。

ヒースは、オフィスの外にいるときや秘書のアイリーンが同席しているときには自分の感情をいっさい漏らさず、ふだんどおりに行動し続けた。ときどき、その「エキセントリックな行動」（ベテランのスタッフの言）で研究室の実験助手やうぶな事務職員たちを戸惑わせるところも相変わらずだった。たとえば彼は、誰かの机の横を通る際にレースのパンティーを落とし、「車の後ろの座席にこんなのがあったんだけど」などと言ったりするのだった。交通ルールや車線のことなどお構いなしにどこにでも駐車することもやめなかった。警察は彼の車を知っていたし、彼には違反切符を切らないことになっていた。

このように、外面的には何の変化もなかったのだが、近しい研究仲間の中には、彼の自信がかすかに揺らぎ始めるのを感じた人もいた。それは、急に世界が理解できなくなってしまった、という不快感だったのだろうか。彼が予想もしていなかったこと、どう反応したらいいか分からないことが起こったのだ。何かがひっくり返った。そして、時代精神という新しい雰囲気が、べとつく膠《にかわ》のように彼の周囲に広がり始めていた。

公聴会での証言を求める召喚状が議会上院から届く

ニューオーリンズのデモの翌年、ヒースは首都ワシントンに呼び出され、弁明を求められた。一年前よりもはるかに大きな動きが起きていた。精神医学そのものが全米で厳しい調査の対象となり、ロバート・ヒースが関わっている分野は特に非難の矢面に立たされた。一九七三年、彼のもとに議会上院から召喚状が届いた。労働及び公共福祉委員会の分科会が、治験に関する公聴会での証言を求めていた。

ヒステリーを煽り立てた張本人自身も精神科医だった。ワシントンDCの開業医ピーター・ブレギンは、精神外科を目の敵にしていた。彼は、「精神疾患は実際には病気ではなく、社会や環境の圧力に対する自然な反応なのだ。したがって、精神疾患患者の治療は脳への介入的医療行為によっておこなうべきではない」と主張する反精神医学派に属していた。

ブレギンは、ロボトミー手術を施行した旧世代の精神科医を軽蔑していた。一九四〇年代から一九五〇年代にかけて、彼らは何千例ものロボトミー手術をおこない、多くの人々の人生を台無しにした。最近、こうした残虐なロボトミー屋やその弟子たちが再び勢いを盛り返している。彼らはあの卑劣な手術を大々的に復活させようとしている。精神外科手術の第二波を起こそうと目論んでいるのだ。それを食い止める防波堤となるべく、彼は「ロボトミー及び精神外科の再来」と題する論文で直接攻撃を開始した。メディアは最初、無名の著者の書いたこの長い論文に見向きもしなかったが、ブレギンが政治家へのコネを使ってその内容を連邦議会議事録に盛り込んでもらったところ、反響があった。AP通信が記事を配信し、これによってブレギンの成功は決定的になった。

この問題は公聴会にかけられることになり、ブレギンは精神外科手術を直ちに法律で禁止すべきだと主張した。少なくとも、それが適切に承認された治療ではなく純粋な実験目的の手術の場合には禁止すべきだ、と。彼がやり玉に挙げた中には、ヒースのかつての弟子フランク・アーヴィンとその新しい共同研究者ヴァーノン・マークも含まれていた。この二人は名門ハーバード大学に所属し、その関連病院であるマサチューセッツ総合病院の勤務医だったが、彼らの行為にブレギンらは激怒していた。アーヴィンは暴力の生物学的解明に取り組んでいた。彼はマークと共同で、暴力的な側頭葉てんかん患者に対して扁桃体の一部を切除するという治療をおこなっていた。彼らには公的資金から研究費が支給されていたし、ブレギンによれば、彼らばかりか彼らに気前よく資金提供をしている米国国立精神衛生研究所までもが、治療結果を実際よりもはるかにばら色に見せかけて公表していた。

「ヒースは一度に百二十五本の電極を患者に刺し、人間針山にした」

ブレギンにとっては、脳から組織を永久に切除してしまうのも脳に電極を挿入するのも同じことだった。どんなにエレクトロニクスが進歩したとしても、それはやはり人間に用いるべき方法ではないし、治療などと呼べるはずがないのです。それは実験以外の何物でもないし、危険です。彼はその分野のリーダーとしてヒースの名を挙げ、「メディカル・ワールド」誌に掲載された、患者が脳刺激を受けている様子を写した「心かき乱される写真」について証言した。

「ヒースは、一度に百二十五本の電極を刺した記録の持ち主です。これでは人間針山です」

公聴会を取り仕切ったのは、マサチューセッツ州選出の上院議員で委員会議長のエドワード・ケネディだった。ブレギンの長々しい告発が終わると、ケネディはロバート・ヒースに歓迎の言葉を述べた。

完璧な装いに身を包んだヒースはケネディに謝意を表すと直ちに本題に入り、新治療法開発のためには実験が必要だとしてその根拠を述べ始めた。ブレギン氏らが奇怪と感じる私の実験は治療を助けるためのものです。電極とガラス針を用いるこうした実験は、脳について知るためには不可欠のものなのです。さらに、電極やガラス針の使用は侵襲的ではありますが、患者に苦痛を与えるものではありません。

「こうした器具を用いることによって、私たちはこれまで、行動を司る臓器である脳の中で精神的活動と肉体的活動がどのようにつながっているかを解明することに成功してきたのです」

その後、ヒースは話を倫理問題へと巧みに進め、倫理面に十分に配慮していることを強調した。テュレーン大学には医師、弁護士、さらには聖職者までもが加わった委員会があり、すべての実験は委員会の承認を受けた上でおこなわれています。さらに、被験者とその家族にはインフォームドコンセントが求められます。彼らは、実験に参加していない医師に意見を求めることまでできます。

「あなたはそれが非常に重要なことだと思っているのですね？」とケネディが証人席のヒースを見下ろしながら尋ねた。

「非常に重要なことです」とヒースは答えた。それから、彼は倫理的問題について逆にケネディに質問した。医者が、患者の人生を改善する見込みのある治療法をリスクがあるからといって採用せず、患者を一生施設に閉じこめておいた場合、それは正当と認められるのですか？

「たとえば、ある患者は、私たちが電極を埋め込む治療を開始したとき、何の効果もない精神科治療をすでに数年にわたって受けていました。彼女とその家族は今日、証言をしてもいいと申し出ました。彼女はそれほどよくなっているのです」

「それはすばらしい」とケネディはつぶやいた。「映像を見られますか？」

もちろんです。ヒースはさまざまな映像を用意していた。彼は、ジョーという患者が数ボルトの刺激を脳に受けたとたんに凶暴になる様子を収めた映像を見せ、一同を仰天させた。ジョーは、誰かに向かって「殺してやる」と叫んでいた。ヒースが、「画面のすぐ外側にいる外科医ルウェリンに向かって言っています」と説明した。スイッチを切ると、ジョーはすぐに穏やかになり、医師たちの質問に答えて、ずっと昔のことを思い出してかっとなってしまいましたと言った。「苦痛の回路を特定することによって、苦痛を和らげる治療が可能になります」とヒースは説明すると、次の映像に移った。そこには、発作を起こしている拘束服姿の男性精神病患者が脳内の快楽中枢を刺激され、穏やかになる様子が映っていた。

不特定多数のふつうの人間に精神外科手術がおこなわれる心配はないのか

委員会のメンバーは互いに囁き合った。ケネディはマイクに身を乗り出し、「このような実験を続けた場合、五年ないし十年先にはどういうことになると思いますか」と尋ねた。

「行動障害患者をどのように治療するにせよ、私たち医師は、快感・不快感という感情の役割を認識する必要があります。健常な被験者の場合には、快感が学習プロセス全体において重要な役割を果たしています。

神経症患者や精神病患者には、感情と行動との間に異常な関連性が見られます。行動障害を理解し治療するためには、感覚や感情という基本的な行動現象がどのような脳内メカニズムに基づいているのかを知る必要があります」

「それはつまり、行動をコントロールするということですか？」

この質問に対してヒースは、「医師として、私は行動をコントロールすることに興味はありませんが、もちろんどんな道具にも正しい使い方と間違った使い方があります」と答えた。

「その治療法を病気の人以外にも、つまりふつうの人にも応用することは可能なのではありませんか？」とケネディは尋ねた。「不特定多数の人間にそれが用いられる心配はないのですか？」

ヒースは、議員たちがいわゆるマインドコントロールの噂にここまで過敏になっていることに驚いた。議論はまったく嚙み合わなかった。彼は明快な言葉で説明しようとした。大衆が面白半分に電極を埋め込む手術を受けるなどという事態はあり得ません。費用も手間もかかりすぎます。それに、現実問題として、快楽中枢を操作するには他にもっとずっと簡単な方法があります。人間の意志をコントロールし、行動を操作するものがあるとすれば、それは、若者の間で乱用が始まっている麻薬です。特に、マリファナの乱用は問題です。最近、サルを使って実験をおこないましたが、マリファナが脳に損傷を与えることが確かめられました。誰もがマリファナを無害な娯楽だと考えているようですが、証言の最後に、ドラッグ一般に対して警告を発しておきたいと思います。

「使用を取り締まることができなければ、ドラッグは問題を起こし続けるでしょう」

終日に及んだ証言と聴聞を終え、証人たちはそれぞれの大学に戻り、この問題を審査して提言をおこなうための委員会が設置された。その後四年間、「生物医学・行動研究の被験者保護のための国家委員会」がこの問題を取り扱うことになった。

狂っているのは患者なのか、それとも医者なのか

ヒースのホームグラウンドのニューオーリンズでは、ジャーナリストのビル・ラシュトンがすでにかなり以前からこの問題を取り上げていた。他人の行動をコントロールしようとしている医師たちに抗議の声を上げる必要がある、と彼は確信していた。

一九七四年秋、彼は反体制左翼系雑誌「クーリエ」に「ヒース博士のミステリアスな実験――狂っているのは誰なのか」と題する長い暴露記事を寄稿し、「精神外科の非道に対する国民の戦いは、時とともに激しさを増している」と書いてこの戦いを煽った。

ニューオーリンズの同性愛者のコミュニティで活動していたラシュトンは、トッド・オックスの親しい友人だった。二年前のデモ以来、二人は互いを扇動し合ってきた。ラシュトンは、ヒースの非道な脳手術をやめさせるために自分も何かしなければと思った。テュレーン大学という世間の批判から隔絶された場所で何がおこなわれているかを白日のもとにさらし、有名教授の正体を暴露してやらなければ。

ラシュトンはヒースを「メディア嫌い」と評し、「この謎めいたヒース博士とは何者なのだろう」

と問いかけた。「彼はどこの出身だろう。これまで何をしてきたのだろう」

　オックス同様、ラシュトンもヒースとは会ったことも話したこともなかったし、テュレーン大学の関係者にインタビューしたこともなかった。しかし、彼はヒースの論文をくまなく調べ上げ、そこから大量に引用することによって、テュレーン大学を恐怖の館として、ロバート・ヒースを人体実験で悪名高いナチスの医師ヨーゼフ・メンゲレのような人物として描き出すことに成功した。

　患者とその家族がサインしていた同意書の一通をオックスから入手したラシュトンは、それは実際には患者へのどのような行為をも可能にするための白紙委任状だと主張した。ラシュトンの記事にも、人間の行動をコントロールすることに対する憤りが表れている。特に彼の怒りを掻き立てたのが、患者B－7とB－10が自己刺激装置をベルトにぶら下げていたという記述だった。彼らは「トランジスタ付きのゾンビ」だ。さらに、化学物質を女性患者の脳に直接注射し、彼女らがオーガズムに達するところをヒースやその助手たちが観察したという実験にいたっては、何と言ったらいいか分からない。

　「クーリエ」はほぼアングラ新聞だったが、それでもその記事はヒースやその同僚や助手たちの知るところとなった。彼らはボスに関するひどい記事にショックを受けた。それは、テュレーン大学広報部が付き合い慣れている「タイムズ・ピカユーン」の友好的な記者たちが書く記事とはまるで違うものだった。両者の間には、大学側は興味深い研究結果を記者たちに提供し、記者側はそれを常にありがたく受け取るという関係ができていた。大学広報部の言葉を借りれば、彼らとは「一緒に仕事ができる仲」だった。

精神科医ドン・ギャラントは質問されるたびに、「クーリエ」の記事がいかにナンセンスなことだらけかを説明し、記事中の、ヒースが特別病棟の患者百三十三名を思うがままに実験に使っていると主張しているくだりを指摘して、「その人たちは私の患者です。彼らはボブ・ヒースに会ったこともありませんよ！」と言ったものだった。特別病棟で実施されているのは通常の対照臨床試験です。担当者は私です。もちろん、インフォームドコンセントに関する新ガイドラインに完全に従っていますよ。

ラシュトンは、ヒースの研究は「テュレーン大学で四半世紀の間秘密にされてきた」と主張したが、それはいったいどういうわけだったのだろう。そこでどんな研究がおこなわれているかが秘密にされたことなど一度もなかった。特にヒースは、ほとんどどんなメディア関係者の接触にも応じていた。少し度が過ぎるのでは、と同僚や助手たちが思うほどだった。

もちろん、ヒースの家族も「クーリエ」の記事を読んだし、心穏やかではいられなかった。ヒースの息子ロバート・ジュニアは当時テュレーン大学の学生だったが、キャンパスに顔を出すのが嫌になった。彼がヒースの息子だということはみんなに知られていたし、突然、大勢から自分の父親についての意見を聞かされるようになったからだ。ジュニアは自分は父親の実験とは何の関係もないし、その話はしたくないと思った。一方、彼の姉は黙っているわけにはいかなくなった。やはり医師だった彼女の夫が、ヒースの研究をいかれた企てだと言って馬鹿にしたのだ。きみには分からないのかい？　お父さんは神のように振る舞いたいタイプなんだ。他人の意見なんか気にしないってことを大げさに言いたがる人なんだよ。

人間の行動は操作されるべきなのか？　そうだとすれば誰によって？

もちろん、問題の核心はロバート・ヒースでもなければ患者B－19でもなかった。患者B－19と電極治療の物語には、もっと一般的な、「人間とは何か」に関する二つの異なる意見の衝突が完璧に具体化した形で表れていた。深く掘り下げればそれは、人間の行動は操作されるべきなのか、そうだとすれば誰によって操作されるべきなのか、という問題だった。一九六〇年代の、若者の反乱の時代を通じてくすぶっていたこの問題が、一九七〇年代半ばに一気に燃え広がったのだ。

この問題について、きわめて明確に、しかもほとんど前提条件をつけずに意見を表明したのがイェール大学教授ホセ・デルガドだった。派手なパフォーマンスで知られるこのスペイン生まれの神経学者は、ロバート・ヒースと同じような脳刺激実験をおこなっていた。しかし、ヒースとは異なり、デルガドは患者の治療にはあまり興味がなく、脳の基本的なメカニズムを理解することにより重点を置いていた。彼の実験は、闘牛場での有名なパフォーマンスも含めて、その大半がネコやサルなどを使った動物実験だった。しかし、その真の目標については疑いの余地がなかった。脳に関する知識は究極的には人間に応用されるべきものだったし、しかもそれは社会そのものを変えるために使われるべきものだった。

デルガドのヴィジョンは、一九六九年に出版された『精神の物理的コントロール――精神文明社会に向けて』という著書に表れている。その中で彼は、人間の原始的で本能的な性質がテクノロジーとメンタル・トレーニングによってコントロールされる社会のアウトラインを描き出している。デルガドにとって決定的な大問題は、「現在、そしてこれからの数十年間で、我々はどのように人間の行動を変えていくべきなのだろうか」ということだった。

自然のままでは人間は原始的すぎて、自らが作り上げた現代社会にとても対応できないだろう。「人間によって発見された巨大な力を管理するには、知性を自然の支配のためだけでなく人間精神の文明化のために用いることのできる精神的特質の開発が必要である」と彼は書いている。

マイケル・クライトンの小説のモデルとなった症例

ホセ・デルガドは一種のニューロ・ユートピア待望論を熱く語った。しかし、大多数の人々は、そんな社会は恐ろしいと思った。一九七四年の映画「電子頭脳人間」(原作はマイケル・クライトンの小説『ターミナル・マン』)に、その恐怖感を見ることができる。このヒット映画の中では、脳内に埋め込まれた電極は危険なマインドコントロールと事実上同一視されている。若いコンピュータ専門家ハリー・ベンソンは、自動車事故による外傷がもとで側頭葉てんかんを発症する。発作が起きると他人に暴力を振るってしまうが、自分では何も覚えていない。思い悩む彼に、実験段階の治療法が提案される。二人の外科医が、超小型コンピュータで発作をコントロールすべく、彼の脳内に四十本の電極を埋め込む手術をおこなう。ところが、ベンソンは発作が強い快感をもたらすことを発見し、発作を抑制するどころか故意に引き起こすようになってしまう。彼は快楽殺人鬼と化し、自分を担当する女性精神科医に襲いかかるが、最後は警察に発見され、狙撃手に射殺される。

原作者クライトンは、何もないところから自分の想像力だけでこのストーリーを思いついたわけではなかった。彼は一九六〇年代末にボストン市立病院のインターンとしてフランク・アーヴィンの指導を受けていたことがあり、その時代の経験からこの作品のインスピレーションを得たのである。彼は当時、アーヴィンや外科医ヴァーノン・マークが暴力的なてんかん患者におこなっていた治療について詳しく話を聞いていた。こうした症例は、一九七〇年に出版されるやたちまち論争の的となったアーヴィンとマークの著書『暴力と脳』にも数多く記述されている。これは、暴力の源が脳内にあること、暴力とはいわば脳の特定領域の活動なのだということを世界で初めて明らかにした本だった。

アーヴィンとマークはこの本の中で、ある症例をトマス・Rという仮名で紹介している。三十四歳のトマス・Rは、重要な特許権を保有する実績あるエンジニアだったが、かっとなると何をするか分からないという深刻な問題を抱えていた。十四年前、当時陸軍に所属していたトマスは、出血性潰瘍によってショック状態に陥った。血圧が低下し、意識不明の昏睡状態が長時間続いた結果、脳に損傷が残った。そのため、それ以来、一定の間隔で意識を失ったり、ほとんど精神病的な暴力発作を起こしたりするようになってしまったのだ。

暴力の矛先は友人たちに向けられることもあったが、最大の被害者は妻子だった。発作が始まると、彼はまず顔に痛みを感じた。よだれを垂らしたり、舌なめずりをしたりすることもあった。発作が次の段階に進むと、みんなが自分を尾行している、妻が隣人と浮気している、などという妄想に取りつかれた。妻が否定しても無駄だった。しまいに彼は妻を追い回し、たいていは捕まえて壁に叩きつけた。たまたま子どもたちがそこにいようものなら、彼らにも同じことをしかねなかった。

発作が収まると、彼は必ず惨めな気持ちになり、「どうしてあんなことをしたのだろう」と嘆き、途方に暮れた。精神科医による会話療法が七年間続けられたが、何の効果もなかった。

事実上の壊滅状態に陥った精神外科

アーヴィンはトマスの側頭葉に測定用電極をいくつか挿入し、十週にわたってさまざまな周波数で彼の脳を刺激し、脳波を測定した。その結果、トマスから自制心を奪っていたのは扁桃体の特定の箇所であることが分かった。そこを刺激されると、彼は激怒した。ところが、そこから四ミリ離れたところを刺激すると、正反対の効果が見られた。彼はリラックスし、デメロール（訳注：合成麻薬。鎮痛剤として使われる）をやったときのような感じだと言った。「雲に乗って漂っている気分です。テレビ画面を通して世界を見ているような感じがします」

アーヴィンとマークはトマスの外側扁桃体の特定箇所を毎日刺激し、その結果、発作のない状態が三カ月間続いた。ヒースの患者たちと同じように、快感によって苦痛が排除されたのである。アーヴィンは、「電極の先端で脳組織のほんの一部を焼き切っててんかん病巣を除去しましょう。単純で簡単な手術です」と提案した。患者は最初、「はい、お願いします」と言ったが、それから急に怒り出し、どんなに小さな部分であっても脳を破壊するなんてとんでもないと叫んだ。アーヴィンとマークは数週間かけて粘り強く患者を説得し、ついに同意を得た。「手術から四年経つが、その間に散発的な発作は何度かあったものの、暴力発作は一度も起きていない」。この症例の説明の最後に、彼らはそう述べている。

クライトンは医学生だった頃からすでに、将来は医師以外のコースを歩むことになるだろうと感じていた。その彼がこんな面白いストーリーを見逃すはずはなかった。しかし、それがフランク・アーヴィンを打ちのめすことになった。

『電子頭脳人間』が公開されると、年配の夫婦が訴訟を起こした。アーヴィンとマークの著書に登場するトマス・Rとクライトンの小説の主人公ハリー・ベンソンは実はどちらも我々の息子レナード・A・キルだ、と彼らは主張した。アーヴィンとマークもクライトンも、無許可で息子のことを本に書いた、と。

アーヴィンとマークは、カリフォルニア大学ロサンゼルス校から招かれ、同大に「人間行動研究センター」を設立していた。ところが、センターの前に突如としてデモ隊が押し寄せた。デモ隊は本気だった。建物内に入ろうとする研究者らを威嚇し、暴力行為にさえ及んだ。その日、何発か殴られた研究者の中に、ヘレン・メイバーグという若い野心的な学生がいた。

騒動が頂点に達したとき、司法省からすでに交付されていた研究助成金が取り消された。センターは解散し、フランク・アーヴィンは臨床試験を断念した。彼はカナダに渡り、モントリオールのマギル大学の教授になった。彼は次善の被験者、つまりサルを使って実験をおこなうことにした。「患者を治療したいのはもちろんですが、実際の患者がいなくても研究はできます。今後は、マウスの統合失調症を治療します」と当時彼は語っている。

一九七八年、いわゆる「精神外科に関するベルモント・レポート」が予定どおり四年間の調査を経て発表された。同レポートは、収集した証拠に基づいて、「精神外科は精神病患者の治療に実際に貢献した」と結論づけた。ピーター・ブレギンら反対派は、期待していた禁止法を手に入れることはできなかったが、それは大した問題ではなかった。その間ひどい中傷を受け続けた精神外科は、どのみちすでに事実上壊滅していたからである。神経外科医らは、問題を起こすのを恐れて精神科の患者から手を引いてしまった。ロバート・ヒースのもとには当時もトラブルが舞い込み続けていたが、今回のトラブルはこれまでとは少し違う方面からやってきた。一九七八年春、十八歳の法学部生が彼に電話をかけてきた。学生は大昔のことを聞きたがっていた。

CIAの行動コントロール計画に協力した大学という悪名

「私はダグラス・ナジャリという者です。学生新聞〈テュレーン・ハラバルー〉の記者です。ヒース先生、先生が以前CIAに協力なさっていたことについて少し質問させていただきたいのですが」

そのとき彼に突きつけられていたのは、二十年も前の出来事だった。しかも彼にとってそれは、それまで手がけてきた包括的なプロジェクトに比べればまったく取るに足らないエピソードだった。それなのに、騒動もやっと一段落したかと思った矢先、誰かがまたスズメバチの巣をつつくような真似をしたのだ。

それが蒸し返されるきっかけとなったのは、一九七七年の「ニューヨーク・タイムズ」紙の記事だった。「CIAの行動コントロール計画に私立大学が協力」と題するこの記事には、アメリカのさまざまな大学の科学者たちが一九五〇年代初めから二十年にわたってCIAから依頼を受け、洗脳や行動操作について研究していたことが暴露されていた。このいわゆるMKウルトラ計画は、一九七五年に世間一般に知られるようになって以来、熱い関心の的だった。

上院で何度か聴聞会が開かれた結果、その計画が一九五三年に認可されて発足したこと、四十四大学を含む少なくとも八十の機関がそれに関与していたことがすでに判明していた。CIAは、一見CIAと関係があるとは思えない基金を通じて研究費を流し、アメリカ人とカナダ人を被験者とする実験を被験者本人に知らせることなくおこなっていた。数名の死者が出た。一九七三年に計画がついに廃止された際、当時のCIA長官リチャード・ヘルムズはすべての記録を破棄するよう命じた。しかし、一九七七年、「ニューヨーク・タイムズ」が二万点の未知の記録を入手したと報じたのである。

「ニューヨーク・タイムズ」は、最も疑わしい実験に関与したとされる数名の教授の名前を公表した。その筆頭は、催眠術をかける、繰り返し電気ショックを与える、薬物によって長期間昏睡状態にするといった、ありとあらゆる人体実験をおこなったマギル大学の故イーウェン・キャメロン教授だった。しかし、「ニューヨーク・タイムズ」はロバート・ヒースにも問い合わせの電話をかけてきた。入手した記録の中に、よく知られた彼の名があったからである。ニコラス・ホロック記者は、ヒースとテュレーン大学がCIAのプロジェクトに関わっていたことを示す文書を「ニューヨーク・タイムズ」が押さえているという事実を彼に突きつけた。

ヒースは、当時CIAの医学部門のトップだったガン博士と会ったときのことを包み隠さず話した。ガン博士がテュレーン大学に接触してきたのは、快感をテーマとする一九六二年のシンポジゥムのあとでした。脳内の苦痛システムを研究してみる気はないかと私に打診してきたのです。「冗談じゃないと思いましたよ。スパイになりたければ、そんなことを言われなくてもとっくにスパイになっています。私は医者になりたかったんです」とヒースはホロックの質問に答えて言った。

これで、その話は一年前に終わったはずだった。ところが今になって、学生たちが同じ話をつつき回し始めたのだ。彼らは、CIAとテュレーン大学の関係を細大もらさず白日のもとに晒そうとしていた。最初、シェルドン・ハックニー学長は「ニューヨーク・タイムズ」が入手した文書については コメントしようとせず、公式声明を発表しただけだった。だが、「テュレーン・ハラバルー」とナジャリ記者がその文書を入手して調べたところ、おかしな点があることが分かった。

ロバート・ヒースは「ニューヨーク・タイムズ」の取材に対して、「一九五七年にCIAから依頼を受け、ある薬剤(いわゆるブルボカプニン)の実験をおこなったことがあります。その実験には、三頭のアカゲザルを使いました」と述べていた。しかし、文書を見ると(黒塗りになっていて判読できない箇所はあるが)、人間の被験者一名を使った実験もおこなわれていたことが分かった。そんなわけで、と学生記者ナジャリは強い口調で言った。「ヒース先生、この食い違いを説明していただきたいのですが」

まるで、ヒースに、誰の質問にでも答えなければならない義務があるかのような口ぶりだった。そもそも、彼は正当化する必要のある研究に手を出したことなどはなかったのだが。それでも、ヒースは深呼吸すると、友好的な口調でダグラス・ナジャリに事情を説明した。「ニューヨーク・タイムズ」のホロック記者に聞かれたときには、実験に自発的に参加してくれた人が一人いたことを忘れていたのです。

「その後、ＣＩＡから送られてきた古いメモを見て、それを初めて思い出したのです」

同時にヒースは、ナジャリに対して、自分はＣＩＡと秘密保持契約を結んでいるため、一九四八年のスパイ活動法により、ＣＩＡの許可がなければ何も話すことはできないのだと言った。

受話器の向こうでは、ナジャリが、「テュレーン・ハラバルー」の数ページを占めることになる記事のネタにすべく、ほとんど無言でせっせとヒースの言葉を書き留めていた。


冷戦時代、洗脳は米ソ両国の一大関心事だった

ヒースは、ブルボカプニンの実験を引き受けた理由も自分から進んで説明した。

彼は、一九五〇年代末は冷戦たけなわの時代だったこと、洗脳は当時の一大関心事だったことを強調した。口を割らせ、情報を提供させる（できれば、それを当人に自覚させずに）ことを可能にする薬剤もしくはメソッドの開発が求められていた。ＣＩＡは、ソ連がブルボカプニンを研究しているという情報をつかんでいた（ブルボカプニンに洗脳効果があるかもしれないとＣＩＡが考えたのはそのためだった）。ヒースがネコを使ってブルボカプニンの実験をおこなっていることをすでに知っていたＣＩＡは、それが人間のより高度な知的能力にどんな影響を及ぼすか（具体的に言えば、言語能力や記憶や痛覚や行動意欲を低下させるかどうか）を調べてほしいと依頼した。ＣＩＡは、「神経系が脆弱な」人間に使用した場合にこの薬剤の効果がさらに高まるかどうかも知りたがっていた。

そもそも、ヒースはそのプロジェクトに乗り気ではなかった。自分がブルボカプニンの効果を信じていないことを、彼ははっきりとCIAに伝えた。しかも、それは秘密の薬でもなんでもなかった。ブルボカプニンは文字どおり既知の薬剤だった。

「ブルボカプニンで洗脳することはできません」と彼は最初から言ったが、CIAはとにかく試してみてくれと言い張った。そこで彼は、「サルを使って何度か実験し、安全性が確認されたら被験者を募ってみましょう。でも、私自身の研究助成金から資金は出せません」と答えた。すると、CIAは、一九五七年一月までにどうしても結果が知りたい、助成金を出そうと言った。当時、アカゲザル一頭の値段は五十ドル、それに飼育施設や餌代も必要だった。ヒースが提示した金額は五百ドルだった。それは別段大した金額でもなかったのだが、驚いたことにそのために大量の書類が必要になった。次から次へと書類のやりとりがおこなわれた。

一九五〇年代当時、刑務所から被験者を募ることは問題視されていなかった

アイリーンが記録を引っかき回して当時の書類を見つけ出してきた。そのおかげで、最初に二頭のサルにブルボカプニンを注射し、次に志願者一名に注射したことが分かった。志願者はアンゴラ刑務所の受刑者だった。死刑囚監房と強制労働と「南部のアルカトラズ」というあだ名で知られるこのルイジアナ州立刑務所は、一時、テュレーン大学精神科の実験をはじめとするさまざまな医療実験にボランティア被験者を提供していた。ヒースは、受刑者たちが実験台に志願することを不思議に思ったことは一度もなかった。州道六十六号線の突き当たりにあるこの刑務所の待遇は全米で

一、二を争う劣悪さだったから、受刑者たちは、ニューオーリンズに出かけて何度かまともな食事にありつけるだけで充分満足しているようだった。あるとき、テュレーン大学は受刑者に逃走されてしまったことがあった。受刑者二人を迎えに行った若い精神科医がニューオーリンズに向かう途中、用を足したいと言われて無邪気にも、車から降りることを彼らに許してしまったのだ。当然のことながら、彼らはたちまち姿を消した。

囚人一名がブルボカプニン投与実験への参加を申し出ていたし、ヒースはこの実験から何か得るものがあるはずだと確信していた。一九五〇年代当時、刑務所から被験者を募るのは何らおかしなことではなかった。だが、今ではそれが問題視されるようになったのだ。

被験者が囚人だったという点以外は、ヒースが予想していたとおり、CIAのドラッグとして有名になったこのブルボカプニンには取り立てて言うほどの効果はなかった。入手した書類を読んだナジャリにも、実験の第一段階で使われたサルたちが眠気を催しただけだったことは分かっていた。二頭は投与から二十分後に椅子にうずくまり、そのまま数時間うとうとしていただけだった。さらに、二頭の脳波も、完璧に正常な睡眠時のパターンを示していた。

その次におこなわれたのが、志願してきた囚人（「ニューヨーク・タイムズ」から質問されたときには忘れていた、とヒースがナジャリに説明した志願者）にブルボカプニンを投与する実験だった。この二十一歳の、細身で愛想のいい男は非常に協力的だった。ヒース自身が彼にインタビューし、アイリーンがメモを取った。もちろん、記録に残すため、実験の全過程が映像に収められた。脈拍をモニターしながら、研究者たちは数分間かけて被験者の静脈にブルボカプニンを注入した。

脈拍はその間ずっと正常だった。数分後、被験者は「いい気持ちだ……酔っ払ってるみたいな……モルヒネをやったときみたいな」と言った。

ブルボカプニン百五十ミリグラムの注入が完了したとき、彼は「めまいがする」と言った。「吐き気がする……ちょっとめまいがするみたいな感じ……気分が悪くなった」

ヒースはＣＩＡの連絡員に詳細な報告書と実験の様子を収めたフィルムを提出し、連絡員はそれに基づいて内部報告書を作成し、上層部に提出した。その内部報告書は、その他の多数のメモや書類とともにヒースにも送られてきた。

「映像から判断すると、我々のような門外漢には、ブルボカプニンは経口摂取された発酵麦汁の劣等な代替品に過ぎないと思われます」とある諜報部員は上官に報告していた。つまり、口を割らせるにはウィスキーを飲ませたほうがいい、ということだった。この報告書を読んで、ヒースは大笑いした。この諜報部員はユーモアのセンスがあるぞ。

法学部生ナジャリは精神医学の専門家ではなかったし、その方面に特段興味も持っていなかった。彼は、秘密情報機関が大学と関係を持つことや大学内で活動することを心配していた。しかし電話インタビューの結果、彼は、ヒースの行動は愛国的な理由から出たものだと感じた。彼は国から依頼されたことをしたまでだ、と。書き上げた記事の中で彼が強調したように、一連の実験が「最大限のプロ意識と配慮をもっておこなわれた」ことは記録から明らかだった。

ＣＩＡからＬＳＤの研究も依頼されていた？

それでも、まだ疑惑は残っていた。それは、ＬＳＤに関する噂だった。一九五〇年代初めにＣＩＡからＬＳＤの研究を依頼された五つの研究機関の中にテュレーン大学が含まれていることが明るみに出た。ＣＩＡは、中国がＬＳＤを使って捕虜を洗脳し、アメリカ人の愛国者を転向させているのではないかと疑っていた。ヒースが若い頃、サルや自分の患者を使ってＬＳＤに関する実験をおこなっていたことはよく知られていたから、健康な実験参加志願者を使ってＬＳＤの効果を試す研究がなされていたという噂には（テュレーン大生からその実験の被験者を募ることは別段難しいことではなかっただけに）真実味があった。問題は、その実験にＣＩＡが資金を提供していたかどうかだったが、それをはっきりさせる文書は見つかっていなかった。確実に分かっていることは、一九五五年にヒースの共同研究者ラッセル・モンローが「特定薬剤投与時の神経学的・精神医学的変化の臨床研究」という名称の研究をＣＩＡから委託されていたことだけだった。そして、モンローとヒースは、ＬＳＤとメスカリンを投与された統合失調症患者の観察記録を一九五七年に発表していた。

それで、テュレーン大学の科学者たちの研究にＣＩＡはどこまで関係していたのだろう。噂は噂を呼び、広まり続けた。

第六章　その実験は倫理的か

精神病院の抑圧を告発する映画「カッコーの巣の上で」が大ヒット。反権力・反体制の空気に染まる一九七〇年代。同性愛者の若い男性を異性愛者へと転換させる実験をヒースがおこなったのが七二年。これがのちに糾弾の的となる。

一九七〇年代は奇妙な時代だった。当時、まだ子どもだった私自身には、無邪気な思い出しかない。裾の広がったコーデュロイのズボンを穿いた子ども、長髪にあごひげを蓄えた男、絞り染めのテントドレスを着た女、というおぼろげな印象しか残っていない。今振り返ってみるとほとんど滑稽にも思えるのだが、それは大勢の人を傷つけた時代だった。それはヒッピーの十年であり、「大人」に対する戦いや、さまざまな集団の認知度と権利がすさまじい勢いで浮上した時代だった。時代の雰囲気は好戦的なまでに反戦・反体制であり、どんな形の権威も激しい攻撃にさらされた。抑圧されたすべての人々を直ちに解放することが時代のスローガンだった。

アメリカでは、一九六〇年代は公民権運動の時代だった。しかし、一九七〇年代に入ると、運動は黒人の権利に関するものから、女性や同性愛者など他の集団にまで広がっていった。そしてその中にはもちろん、精神疾患患者も含まれていた。一九七五年の映画「カッコーの巣の上で」（原作はケン・キージーの同名の小説）は、精神病院や精神科に対する世間の疑念や敵意の高まりを象徴している。主人公マクマーフィーと高圧的な看護師ラチェッドの姿を通して、体制と反体制の対立が描き出されている。

マクマーフィーは精神疾患患者ではない。彼は作品のなかで、精神病院が実は入院患者を治療するどころかいかに抑圧し、悪化させているかを明らかにする役割を果たしている。ゾンビのようにうつろな目をしていた入院患者たちは、マクマーフィーが彼らを病院から連れ出したり飲酒やセックスの機会を与えてやると、たちまち生気を取り戻す。しかし、患者に日常生活を取り戻させようとするこの試みは弾圧の対象となる。ラチェッドと病院は、懲罰として電気ショックを使うことで反撃に出る。結局、マクマーフィーはロボトミー手術によって廃人にされてしまう。「カッコーの巣の上で」は大ヒットし、主要五部門で前代未聞の数のオスカーを獲得した。この大ヒット映画は、電気ショックと精神外科に対する世論の形成に大きな役割を果たした。

一九七〇年代、精神医学界に起きた薬物療法革命

だが、興味深いことに、学科としての精神医学のいわゆる医学回帰が起きたのも一九七〇年代のことだった。一九三〇年代以来ずっと精神分析的パラダイムに支配されてきた精神医学は、原点に立ち戻って医学・生物学の一部門としてやり直す道を模索していた。この変化の源は、一九五〇年代半ばに次々と開発され、精神病や躁病や鬱病に初めて改善の可能性をもたらした新薬による薬物

療法革命だった。新薬はとにかくよく効いたため、そこから自然に、こうした精神疾患の根底にある生物学的なメカニズムを探ろうという動きが生まれた。薬物がある症状に明確な効果を示すのであれば、その薬物が生体内でどのように働いているのかを明らかにし、さらにはそれによって病気の原因を解明する必要があった。

「精神状態を決定するものは子ども時代の環境ではなく、神経伝達物質なのだ」という証拠は次第に強固になり、無視できなくなった。こうして、精神分析に対抗する動きが広がっていった。その急先鋒は、ワシントン大学の精神科医グループだった。彼らは、一八〇〇年代に現代の科学的精神医学の礎を築いたドイツのエミール・クレペリンを彷彿させるところから、新クレペリン主義者と呼ばれるようになった。

ヒース没落の悲劇的な皮肉

一九六八年、ワシントン大学の精神科医サム・グゼは「精神医学はなぜ医学の一部門なのか」と題する論文を発表し、同僚研究者とともに精神分析に対する大々的な攻撃を開始した。「まず第一に、診断は明確な基準に基づいておこなわれなければならない」と彼らは主張した。ある患者を別の精神科医が診ても診断は同じでなければならないのに、現在の状況はそれとはほど遠い、と。新クレペリン主義者は厳格な診断基準の確立に尽力し、精神医学のバイブルである「精神障害診断マニュアル」の改訂に貢献した。この改訂版が出版された一九八〇年頃には、生物学を基礎とする精神医学が主流となり、精神分析は忘れ去られた現象になったと言えるだろう。

これと時を同じくしてロバート・ヒースも主流派の地位から転落していったのは、悲劇的な皮肉だった。主流派のトップになってもおかしくないまさにこの時期に、彼は初めてきわめてネガティブな報道に見舞われたのだった。彼の業績の全否定へと向かう第一段階が始まろうとしていた。

現在、インターネットでロバート・ヒースを検索すると、たいていは、マインドコントロールやCIAの人体実験、精神外科に対する闘いに関するサイトがヒットする。一九七二年におこなわれた、患者B－19という仮名で呼ばれている若い男性同性愛者を異性愛者に転向させようとした実験が非難されていることも多い。

問題にされたのは単にロバート・ヒースの手法だけだったのだろうか。それとも、その他に何か問題があったのだろうか。彼をどう解釈したらいいのだろう。

私は、自分と同じ疑問を抱いた研究者が何人かいることを知った。その中の一人は、博士論文のテーマにロバート・ヒースを選んでいた。私はそれを、テュレーン大学元教授で同大学に関する本の著者でもある歴史学者クラレンス・モーアから聞いて偶然知った。モーアが著書の中で何度かヒースに言及していたので、私は彼にメールを送り、テュレーン大学所蔵の映像を見たことはありますかと尋ねてみた。どうすればそれが見られるか、彼なら知っているかもしれないと思ったのだ。彼はすぐに返事をくれたが、見たことはないとのことだった。「はっきり申し上げて、私ならそんなものはあまり見たくありませんが」と前置きした上で彼は、数年前までシカゴ大学に在籍していたクリスティーナ・フレードロスという歴史学専攻の学生に当たってみるといいと教えてくれた。彼女は、「最後の絶望的な治療法——電気的脳刺激療法及び問題の多いその起源」と題する、ヒースの電極療法に関する博士論文を書いていた。

歴史の専門家がどう考えているのか知りたかったので、私は百五十ページほどのその論文の電子版をネット上で探し出して購入し、むさぼり読んだ。

テュレーン大学の奥で三十年にわたって続けられた実験に対して、フレードロスは厳しい判決を下していた。彼女はこう主張していた。ロバート・ヒースの電極療法は、発熱療法に始まってインスリン昏睡療法、ロボトミーへと至る一連の、治療不可能なものを治療しようとして精神医学が試みてきた、誤った考えに基づく絶望的な治療法の最後の一つに過ぎない。ロバート・ヒースは先人たちの自暴自棄的な態度に影響を受け、「新しい治療法は、少なくとも従来のものよりはましだろう」という無責任な考えに基づいて行動したのだ。

「当時の社会は、ヒースが科学的・倫理的基準を逸脱する実験を繰り返したことに拒否反応を示した」。彼女はヒースの人物像を、ノーベル賞受賞を夢想し、精神のメカニズムについての相矛盾する理論に基づいて、患者たちへの一切の配慮を欠いた実験をおこなった、野心的だが無能な研究者として描いている。

二人のヒース批判者が見せた対照的な応対

この博士論文は二〇〇八年に発表されたものだが、奇妙なことに、クリスティーナ・フレードロスは今ではこれについて一切語ろうとしなくなっていた。何度もメールを送ってインタビューを申し込んだり、あげくは彼女の勤務先をインターネットで探し当てて電話までしてみたのだが、一向にいい返事をもらえなかった。今はもう大学から離れてＹＭＣＡに勤めているので、昔の論文について勤務中に話をする時間はない、とのことだった。それでも、電話を切る前に、あとでプライベートの電話番号を送るからそこに電話して、と言ってくれた。だが、その約束が果たされることはなかった。何度かやんわりと催促のメールを送ってみたが、なしのつぶてだった。四年間も研究し続けたテーマなのに、もうまるきり関心がないなんて。信じられない思いだった。

対照的に、ヒースのもう一人の批判者アラン・バウマイスターは私を歓迎してくれた。バトンルージュにあるルイジアナ州立大学の心理学教授だったバウマイスターは、現役時代の後半に精神医学史研究に力を入れ、ロバート・ヒースに関する論文を三本書いていた。私の問い合わせに対して彼は、「今はもうヒースの研究はしていませんが、彼についてもっと知りたいと言う人がいるのは嬉しい。彼の実験について、世間はもっと知るべきです」と言ってくれた。「ヒースの物語はこれまで無視されてきた。私は十年以上もの間、彼に関する文献を探し続けてきたが幸運に恵まれなかった」と彼は論文の中で述べている。

バウマイスターは一九九九年の夏にヒースを見かけたことがあるという。ヒースが亡くなる数カ月前のことだ。バウマイスターは元々は、快楽中枢発見の栄誉をヒースが騙し取られた経緯を書きたいと思っていた。しかし、ヒースの実験について調べるにつれて、彼の関心はヒースのプロジェクトの倫理性へと移っていった。二〇〇〇年に彼は、「テュレーン大学の電気的脳刺激プログラム——医療倫理の史学的事例研究」というタイトルで研究成果を発表した。その中で彼はフレードロスと同様に、「ヒースらの治療法は科学的に間違っていただけでなく、倫理的にも問題があった」

と主張している。「現代の基準に照らしてだけでなく、当時の基準に照らしても」問題があった、と彼は強調している。

ヒースらは、他の方法によっては治る見込みのない精神疾患患者を治療しようとしたのだと主張していた。だがその一方で、彼らは患者たちを使って研究を進め、必ずしも患者のためではなく研究者自身の好奇心を満たすための実験をおこなっていた。第二次大戦及びニュルンベルク裁判後に策定された人体実験のための倫理的指針は、被験者の自発的同意を得なければならないと定めていた。だが、ヒースらは実際に患者の同意を得ていたのだろうか、とバウマイスターは問いかけている。フレードロスと同様に彼も、「ヒースは治療上の根拠を常に主張していたが、その根拠なるものはきわめて薄弱であることが多い」と強調している。たとえば、治療効果がありそうだという科学的裏づけを得ていたのは中隔野への刺激についてだけだったのに、ヒースはなぜ統合失調症患者の脳に二十五本もの電極を埋め込んだのだろう。

「実のところ、ロバート・ヒースに対する私の評価は甘すぎました」とバウマイスターは言った。ヒースはまさに「怪物」です、と。具体的な実例を尋ねると、バウマイスターは、ヒースが患者をまるでオールズとミルナーによる実験のラットのように扱い、患者自身に自分の脳を刺激させたことを挙げた。もっとひどい例もあります。ヒースは電気刺激によって患者にひどい苦痛を与えました。バウマイスターも私と同じようにテュレーン大学から無視され、ヒースの実験の様子を撮影した悪名高い映像を見ることはできなかったのだが、その実験については複数の文献で読んだことがあると言った（たとえば、一九八〇年代にヒースにインタビューし、彼に関する記事を「オムニ」

誌に寄稿したジャーナリスト、ジュディス・フーパーの記事など）
「苦痛のあまり身もだえしながら、〈殺してやる！〉と叫んだ患者たちがいたんですよ。そんな実験に治療的価値なんてあるはずがないでしょう！」

ゲイの息子に家族が電気ショック治療を受けさせるのが当然だった時代

フレードロスやバウマイスターの言おうとしていることは理解できた。しかし、彼らの一方的な評価には納得しがたいものがあった。彼らは倫理規定が厳格化された現在のフィルターを通してヒースを見ているのではないだろうか。何と言っても、医療研究における許容範囲は当時と現在とでは相当に違っているのだ。

実際、一九五二年にニューオーリンズで開かれたシンポジウムの際、出席者たちがその他の点ではあれほど批判的だったにもかかわらず、倫理面に関しては誰一人としてまったく問題視しなかったことを、バウマイスター自身が指摘している。問題にされていたのは科学だけだった。私にも、当時の観点から見て倫理面で問題があったとは思えない。たしかにそれは危険を伴う手術だったが、当時は、手当たり次第にロボトミー手術が実施され、精神疾患患者の前頭葉の切除を（一生治らない怪我を負わせる手術だったにもかかわらず）誰もが適切だと思っていた時代だったのだ。

同性愛者の「治療」も珍しいことではなかった。ヒースが実験をおこなっていた当時、ニューオーリンズでは家族がゲイの息子に電気ショックによる「治療」を受けさせるのは当たり前のことだった。望ましくない行動パターンを「消去」し、健全で自然な性的指向の発達を促すため、最高四十回のショック療法（「退行性ショック療法」と呼ばれた）が施された。「患者」に裸の男性の写真を見せると同時に睾丸に電気ショックを与える、という治療法もあった。

以前は、現在では考えられないようなことに対して電気ショックが当たり前のように用いられていた。アラン・バウマイスターは、心理学の学生だった一九六〇年代末に、発達遅滞児の自傷行為を電気ショックによってやめさせる「訓練」を手伝ったことがある、と（聞かれてもいないのに自分から）話した。それを聞いて私はもちろん、「学生だったあなたは、そのときその状況で自分を怪物だと思いましたか」と尋ねた。答えは「ノー」だった。

だが、私自身はどうなのだろう。人のことが言える立場だろうか。ヒースの批判者たちに出会ったことで私は、自分がもう一方の側に片寄った見方をしているのかもしれないと考えさせられた。というのも、正直なところ、論争に魅せられるようなところが私にはあるからだ。ロバート・ヒースについて初めて聞いたとき、その物語は私の心を強く捉えた。それは、私の心に染み入る物語だった。私は基本的に、慣例というものを軽視するように教えられて育った。「他人」にどう思われようが気にすることはない、というのが我が家のスローガンだった。「他人がお前にしてほしいと思っていることじゃなく、お前がしたいと思うことをしなさい」と父は言っていた。イエスマンになることは最悪の罪であり、我が家で尊敬されるのは自分の意見をはっきり表明する人間だった。

科学の飛躍的な前進には奇人変人が必要だ

私は今でも、人と同じ道を歩まず、人とは違うことをする奇人変人に否応なく共感を覚えてしまう。「遺伝子組み換え作物に反対するのが正しい態度」とされるときに、私はそうした意見にケチをつけ、それが感情的・非論理的根拠に基づいていることを暴き出さずにはいられない。「生物学的な性差は存在しない」という言説が流行していると、私は、「実は、こんなに多くのさまざまな性差の存在が研究によって明らかにされている」と指摘せずにはいられなくなる。そして、ありがたくもデンマーク政府が「一人の中退者も出さない」という目標を掲げているときに、私ときたら最悪なことに、「知能には、生まれつき遺伝的な差がある」という、現在最も忌み嫌われている研究結果について記事を書いてしまうのだ。

私は悪いニュースの伝え手になることを厭わない。政治的判断や文化的規範によって知識や科学的事実がゆがめられたり、そのほうが都合がいいからといって情報が公開されなかったり無視されたりすることは、私には耐えられない。不愉快な事実は、隠したからといって消えてなくなるものではない。そこに光を当てて十分調査してこそ、最善の対処が可能になるのだ。

私自身のこうした気質がロバート・ヒースに対する私の見方に影響を与えているのだろうか。

この物語に興味を持って以来、私はヒースを怪物としてではなく、才能と好奇心にあふれる科学者として見てきた。ヒースという人物と彼を取り巻く環境をその目で見てきた人たちに会って話を聞いたことで、私の好奇心はさらに掻き立てられた。

最初に会ったフランク・アーヴィンとチャールズ・オブライアンは二人とも、ヒースを人道的な研究者だと考えていた。彼の限界や欠点は指摘しつつも、彼らはそのプロジェクトや才能を尊敬していたし、賞賛さえしていた。その後、私はヒースを知る人々を何人も探し出してインタビューし、彼らの若い頃の思い出話を延べ何十時間も聞いた。大勢から話を聞けば聞くほど、彼らの証言から浮かび上がるヒース像はクリスティーナ・フレードロスの描く「無能な科学者」やアラン・バウマイスターの主張する「恥知らずな怪物」からかけ離れていった。

絶対に会えないと分かっている人物に興味を抱くことは、幽霊に手を伸ばすようなものだ。「彼に会ったことのない人に言っても分かってもらえないだろうけど」。彼らはテープレコーダーを前にしてそう言った。磁力の存在を理解するにはそれを体験するしかないのと同じように、ヒースという人物は体験しなければ理解できないのだ、とでも言いたげな態度だった。

科学について語るとき、科学者個人のことは見過ごされがちだ。科学研究を我々は、それ自体に内在する力学に従ってゆっくりと進んでいく波のようなものとして思い浮かべる。無名に近い研究者たちが何世代にもわたって、過去の知識の上にまた営々と知識を積み重ね、まるで真実へと向かう流れ作業のように、隠された真実を次第に解き明かしていくのだ、と。しかし実際には、科学の発展の原動力となり、その多くの分岐点や曲がり角で決定を下しているのは、独自の気質や性格を持った個々の科学者たちなのだ。そのときその方向へ進むことを決めた誰かが必ず存在するのだ。飛躍的な前進を遂げるためには、誰かが従来の考え方を捨ててみんなとは違う考えを持つことが必要なのだ。

科学者の性格が科学プロジェクト全体を左右すると言っても過言ではない。脳深部刺激療法について言えば、ヘレン・メイバーグのような不屈の精神の持ち主がリスクを承知で勝負に出なければ

（そして、患者にもリスクを冒させなければ）、脳深部刺激による鬱病の治療法は開発されていなかっただろうし、したがってそれが現在のように注目されることもなかっただろう。その一方で、私は、ロバート・ヒースの性格次第では脳深部刺激という技術はもっとずっと早く完成していたかもしれないと感じるようになった。

弟子や研究仲間は現在でもヒースの呪縛から逃れられない

彼の性格のどこが問題だったのだろう。

ヒースを知る人たちはもれなく、「複雑な」とか「分かりにくい」といった言葉を口にした。彼は多面性を持つ興味深い人物だったが、その実像を理解したり評価したりするのは難しい人物でもある、という意味だ。同時に、ロバート・ヒースは、かつての弟子や研究仲間の人生に今でも重大な位置を占めている。数十年を経た現在でも、彼らは彼が描いた魔方陣の呪縛を感じている。

「ボブのことを考えない日は一日もありません」。一九六〇年代前半にヒースの臨床スタッフを務めていた精神科医ジェームズ・イートンは、私のインタビューに対して開口一番そう言った。ヒースとの付き合いは彼が死ぬまで続き、追悼記事を書いたのもイートンだった。イートンは現在はワシントンDC近郊の高級住宅街にある自宅で開業しているが、以前、米国国立精神衛生研究所に勤務していたこともある。同研究所に勤務していた一九八〇年代に、彼はアメリカ精神医学界を代表する研究者たちに、「あなたにとって最も重要な研究者は誰ですか。五人挙げてください」とアンケートしたことがあった。全員の回答の中にロバート・ヒースの名前が含まれていた。ヒースは

「自分のインスピレーションの源」だという回答がある一方で、「鼻持ちならない扇動者」「彼が間違っていたことを証明しなければならない」という回答もあった。重要な点は、誰も彼の存在を無視できないということだった。「ボブのような人が物事を前進させるのです。空欄をすべて埋める、帳簿係タイプにはそんなことはできません」

一九五〇年代初めに学生だった元精神科医アラン・リプトンは、ヒースの、研究に対するほとんど偏執狂的な集中力を強調する。たとえば、キューバ・ミサイル危機のさなかにヒースがマイアミのリプトンのもとを訪れたときのこと。誰もが核戦争の恐怖について話し合っている中でヒースは、「そんなことで研究に支障を来してはいけない」と言っただけだったという。

ロバート・ヒースは、自分はまず第一に研究者だと考えていた。悲劇的だったのは、彼が実際にはそうではないことを周囲の誰もが知っていたことだった。イートンは、ヒースは透視能力に近いものを持った理論家だったと言う。当時はまだ証明されていなかったさまざまなつながりが彼には見えていたのだ、と。のちに彼のもとを去って精神科医になる道を選んだ人たちは口を揃えて、「ヒースはすばらしい臨床医だった。最も難しいタイプの患者の心をも動かし、患者が抱えている問題を即座に理解する能力を持ったセラピストだった」と言う。

「しかし、彼は医師として、厳格な科学的方法の訓練を受けてはいませんでした」とコルビー・デンプシーは言う。アイリーンの弟で現在八十五歳の彼はアマースト大学で長年物理学教授を務めたが、一九七〇年代に何年かロバート・ヒースのもとで働いていたことがあった。彼はヒースを評して、次々とアイディアがほとばしり出るが、その中から優先すべきものを選別するのが不得手だったと言う。仕事の成果を他人と分かち合うこともできなかったため、共同研究も苦手だった。それができていたら、彼も精神医学界全体ももっと前進していただろうに。だが、テュレーン大学で長年ヒースと共同研究をおこない、現在はテネシー大学精神科教授のドナルド・ギャラントも言うように、「ボブは他人の意見を意に介さず、何に対しても迎合しなかった」。

私生活においてはパーティー大好きな外交的人間

研究に関しては自分の殻に閉じこもるタイプだった一方で、私生活は開放的だった。パーティー大好き人間だったし、いつも悪ふざけばかりしていた。たとえば、衛生局の検査がおこなわれる前日にチャーリー・フォンタナとともに医学部長ラファムのオフィスを訪れ、緩下剤を飲ませた実験用ラットを何匹もそこに置いてきたりした。こんなエピソードもある。あるとき、ヒースは医学部の集まりに一人のロシア人研究者を伴って現れた。ロシア人はひどい訛りのある英語でスピーチをおこない、ヒース教授はソ連でも非常に有名で尊敬されている、ソ連の研究者たちも彼の研究に倣おうとしているなどと述べた。出席者たちはその日のうちに、「ロシア人研究者」が実はペンシルヴァニアからやってきたヒースの弟であることに気づいた。

マイアミのアラン・リプトンのオフィスで、私はパーティー大好き人間ヒースを垣間見ることができた。そこに、パーティー会場のヒースとリプトンを捉えたセピア色の写真が飾られていたのだ。ヒースはネクタイを緩めたリラックスした姿で、グラスを片手に横顔をカメラに向けて立っている。その顔に浮かぶ微笑みは、その場の雰囲気を明るくすると同時に、自分の群れを見守るライオンのような風格を彼に与えてもいる。その姿からは、抵抗しがたいカリスマ性が発散している。私は子どものころからずっと人見知りだった。五十歳の今でも、社交の場は大の苦手だ。レセプションや交流会は何かにつけて開かれるし、仕事上の人間関係を構築する上でなくてはならないものなのだが、私にとっては悪夢だ。会話に花を咲かせている人々の輪は、私には難攻不落の要塞のように見える。私はたいてい、そっと隅っこに引っ込み、誰かが近寄ってきてくれるのを待つ。近寄ってくる人もたいてい、その場にあまり馴染めないタイプだ。部屋に入ってきた瞬間にみんなの目を引く人がいる一方で、私はと言えばほとんど誰にも気づいてもらえない。だから、「ロバート・ヒースに敵が多かったのは、彼が目立つ存在だったからかもしれない」というアラン・リプトンの言葉は、私には分かりすぎるくらいよく分かる。「ボブは何もかもを手中にしていました。容姿端麗で、潤沢な研究費のつく有力学科の長であり、信じられないくらい女性にもて、スポーツ万能でテニスとゴルフの名手でした。しかもその上、家族にも恵まれていました」

ヒースの家族との接触を決意する

その家族との接触を、私は長い間ためらっていた。五人の子どもたちの名前と居住地はすでに分かっていた(二〇一二年に亡くなったヒース夫人、エレナ・ライト・ヒースの追悼記事に記載されていた)にもかかわらず、私は行動に踏み出せずにいた。マサチューセッツ州に娘が、ワシントン州にもう一人の娘が、そして息子のロバート・ヒース・ジュニアがフロリダ州に住んでいた。私は彼らの電話番号を探し出し、次第に黄ばんでいく追悼記事の余白に書き込んでおいたのだが、誰に最初に連絡してみたものか決めきれず、なかなか電話できなかった。やっと電話する気になったとき、多分決め手になったのはその名前自身だったのだと思うが、私が最初に選んだのはロバート・ジュニアだった。

思っていた以上に言葉に詰まりながらも、私は、「お父様のことをもっとよく知りたいのです」と自分の目的を説明した。向こうが何も言わないので、私は、「何もセンセーショナルな話を聞き出そうとしているわけではありません」とあわてて言葉を継いだ。お父様の科学的業績について伺いたいのです。

「それならこちらへいらっしゃいますか。ヘドニア荘で会いましょう」

「ヘドニア」。ミシシッピ州ピカユーン近郊の道路脇にそれはあった。錆びかけた古い金属製看板にそう書いてあるのを見たとたん、突然、その言葉がひどく奇妙なものに思えてきた。その下には、丸みを帯びた勢いのある文字で「R・G・ヒース」と書いてあった。私は車を田舎道から中庭に乗り入れ、すらりとした背の高い男性に出迎えられた。日焼けした肌、ふさふさした白髪混じりの髪。その姿を見たとき、私は動揺してしまいそうになった。

ロブ・ヒース・ジュニアは明らかに父親似だった。父親そっくりのくっきりした目鼻立ち。力強いまなざし。ただし、その目は少し内気そうでもあった。彼の声は太く低かったが、その言葉は控えめで慎重だった。

「以前、ここはもっと手入れが行き届いていたのですが、今では家族がここに来ることも少なくなっていますので」。私がレンタカーから降りるのも待たずに、彼はそう言って謝った。「家族は散り散りになってしまいましたからね」

ロブは私と同じ生物学者だが、私が分子や細胞に好奇心をそそられるのに対して、彼の興味はもっぱら動物と自然に向けられている。彼の心を捉えているのは、沼沢地や湿地に生息する、絶滅が危惧されている野鳥たちだ。自宅のあるフロリダ州で、彼は野鳥保護団体オーデュボン・ソサエティのために絶滅危惧種の繁殖鳥の数を数えるボランティア活動をしている。

「森林が二百エーカー以上あります」。ロブが敷地を見晴らしながら、こちらをゆっくりと振り返って言った。あちこちを指さし、説明を加える。「あちらの奥で、父は牛を飼っていました。昔はここから湖が見えました。今では木々に隠れて見えなくなってしまいましたが」

ヒースが建てた家は、木造の広々とした山小屋風の建物だった。居間は天井が高く、二階にはいくつもベッドルームがある。美意識に対する大らかな無関心を感じさせる飾りつけが、夏の別荘特有の雰囲気を醸し出している。壁には、古いライフルとか、ヒースが釣り上げた大物の魚の木製彩色模型といった、田舎暮らしの勲章が飾られている。ロブがコーヒーを入れてくれている天井の低いキッチンには、子どもたちが描いた絵や家族のスナップ写真が飾られている。その中に、「ナンバーワンおじいちゃん」という書き込みが入った写真があった。多分、ヒースを囲むように写っている、茶色の髪をした三人の子どもたちの一人が書いたのだろう。写真の中のヒースは、私が他の写真では見たことのないような笑顔を浮かべている。

今では、この別荘は少し荒れた感じがする。ヒースの昔の研究仲間から、私はここにテニスコートがあったことを聞いていた。ヒースが名プレーを見せたそのコートは、夜でもテニスができるように照明設備付きだった。今では照明器具は取り外され、コートにはネットもない。セメントはひび割れ、雑草がはびこっている。

「父のテニスの腕前はプロ並みでした。父が高齢になってからでさえ、私は父に勝ったことがありません」とロブは言った。草木の生い茂った敷地内を散策しながら、私は彼の父親のエピソードを聞いた。父親は彼の人生の中心であり、今でも彼の判断基準になっている。家にいないことのほうが多かったが、いるときの存在感は圧倒的だった。みんなにあだ名をつけ、家族を集めてヘドニア荘でパーティーを開き、年配の伯母さんたちがいる前できわどいジョークを言うのが大好きな父だった。

父の研究室の思い出

父は研究と家庭生活とを厳密に分けていたが、その反面、一人息子が自分のあとを継ぐことを切望していた。父はロブ少年を何度も研究室に連れていき、スタッフに紹介したり実験動物を見せたりした。特に、患者には熱心に引き合わせた。患者たちは教授の息子をいつも温かく迎え入れてくれた。中には、自分たちが父にどれほどよくしてもらっているか、それをどれほど感謝しているかを熱心に説明しようとする患者もいた。

「そこは暗くて悲しい場所だと思いました。何もかも、少し不気味でしたし」と大人になった息子は言った。サングラスの奥の表情を窺い知ることはできなかった。後頭部から電極が突き出している奇妙な人々。檻の中の、悲しげな目をしたサルたち。これが研究というものなら、ぼくはこんなものに関わりたくない。ロブ少年はそう思った。

「一九六〇年代のある日、一人で父のオフィスにいたときのことです。私は机の上にあった数本の試験管をいじっていました。その一本に、〈ＬＳＤ〉と書いてありました。私はそれを元の場所に戻し、何も聞きませんでした」

ヒースの子どもたちは、父親が賛否両論のある人物であり、彼がおこなった実験には現代人の繊細な感覚を逆なでするものが多いことを自覚していた。若い男性同性愛者と娼婦を使った実験の話が明るみに出たときには、テュレーン大生だったロブ自身、理解できないと思ったし恥ずかしくなったという。いったいそんなことが科学と何の関係があるんだ、と。

「しかし、なぜ批判されるのか、父には理解できませんでした。批判に対して父は、それがきわめて合理的で優れた実験的治療である理由を一生懸命説明しようとしました」

母屋から少し離れた場所まで来ていた私たちは、木造の離れの前で立ち止まった。ドアは両開きで、雨樋の下に幅の狭い窓がついている。ボートを収納する倉庫だったのかもしれないが、それにしては湖から離れすぎている。

ヒースの別荘で見つけたもの

「父のオフィスです。論文を書くときに使っていました」

ロブが鍵を開け、私たちは中に入った。一瞬、墓室に足を踏み入れたような感じがする。空気が淀んでいる。そこらじゅう、黒い砂埃がうっすらと積もっている。二つのネオン電球の強く冷たい光が、縦四メートル横六メートルの長方形の部屋を照らしていた。突き当たりの壁一面が棚になっていて、額に入った免状の類い（アメリカの医師はこうしたものを何種類も取得しなければならないことになっている）が飾られていた。一番下の棚に、「我が傑出した弟子へ。一九五五年」という献辞入りの、白黒の大きな肖像写真があった。そこに写っている、鼻の大きな丸顔の男性は、ヒースの恩師サンドル・ラドだった。机の上の壁には、タキシード姿の男性三人の大きな写真が掛かっている。真ん中の人物は、ヒースと弟アールの父ヒース博士だった。ペンシルヴァニア州で開業医をしていた彼は大酒飲みで、早死にした。皮肉にも、彼はW・C・フィールズ（訳注：アメリカのコメディアン。大酒飲みの役どころを得意とした）に似た風貌だった。父親の椅子の両側に立っているひょろ長い息子たちは、怯えているようにも希望に胸をふくらませているようにも見える。ヒース親子の写真の隣に、それより小さな、夢見るような目をしたうら若きブロンド女性の肖像が掛かっている。二十世紀初頭にプロの写真家によって撮影された、魅力的な写真だ。

「私の祖母です。独身時代、オペラ歌手をしていました」とロブが言った。

ロブが部屋の中を行ったり来たりして埃や煤を払っている間、私はあたりを見回していた。部屋の中に何か重要なものがあるかもしれない。それを見逃したくはなかった。私は本棚に近づいた。そこには当然ヒースの著書が並んでいたが、医学の教科書もあった。あとは若干の哲学書と小説が数冊。何段目かの端に、黒いボール紙の箱がまるで大きなブックエンドのように置いてあった。蓋に「患者」と書いてある。振り返ってロブを見ると、彼はうなずいた。

蓋を開けると、茶封筒がぎっしり入っていた。封筒には、黒い文字で中身が表示されている。「LSD実験、サル」と書いてある封筒や、「B‐14、E・グラント、幻覚」と書いてある封筒がある。人名が書いてある封筒もあり、診断結果や病歴を記載したカルテや脳波図が入っていた。大勢の患者たちの人生が、ほとんど無に等しくなるまで煮詰められ、簡略化された形でそこに残されていた。

「これを見てください」。ロブが印刷物を手にして近づいてきた。「父のテュレーン大学退任記念文集です」

そこには、同僚の研究者たちの賛辞や学長の感謝の言葉が書き連ねられていた。その温かい雰囲気は、テュレーン大学が私に示した疑い深い態度からは想像もつかないものだった。私はロブに、最近テュレーン大学を訪れたときのことや、大学側が批判をひどく恐れていることを話した。大学内に厳重に保管されていると思しき映像を見せてくれるよう、私はテュレーン大学に頼み込んだ。何年にもわたって撮影された、延べ何十時間にも及ぶ映像が保管されているはずなのだ。私はまず、前精神科長ダン・ウィンステッドに会い、それから彼の信任厚いスタッフ四人と面会した。面会は昼過ぎから夕方までかかった。立て続けに五回、尋問を受けたようなものだった。どんな意図で何をするつもりか、繰り返し質問された。その映像を見ることは医学史そのものにアクセスすることです、と私は主張した。それは脳深部刺激療法をめぐる議論に啓蒙と利益をもたらすことでしょう。「ええ、まあ……」反応はそれだけだった。五人ともナーバスな態度ではあったが、彼らが好意的だということは分かった。しかし、学科長代行パトリック・オニールも言ったように、すべては大学の経営陣と顧問弁護士次第だった。「彼らにとって、それはイメージ管理の問題なのです」とオニールは別れ際に言った。数週間後、分厚い公式用紙にプリントされた手紙が届いた。末尾にオニールの署名が入ったその手紙は、顧問弁護士の決定を伝えるものだった。

拝啓フランク博士。当方といたしましては、ロバート・ヒースの研究資料を閲覧したいとのご要望には添いかねます。ご要望にお応えするために必要となる同意を、当該研究に参加した患者から得ることができませんでした。

ついに映像が見つかった！

ヘドニア荘を訪ねた直後に届いたメールを読んで、私は思わずコンピュータ画面に向かって大笑いしてしまった。それは、ロブからのメールだった。

ヘドニア荘の父のオフィスを掃除がてら調べてみました。箱に入った古いビデオテープが見つかりました。いろいろな映像があります。患者を撮影したものもありました。ＤＶＤに移して送りましょうか？

茶封筒が五枚届いた。中には、番号が振られたＤＶＤと、綺麗な筆記体で書かれた添付メモが入っていた。嬉しさのあまり、どこから手を着けたらいいかも分からないほどだったが、ついに意を決して、私はＮｏ．１のＤＶＤを手に取るとコンピュータに入れた。最初は灰色っぽい光がチラついているだけだった。やがて、彼の姿が現れた。白衣のポケットに両手を突っ込んで、画面中央に立っている。それは年配のロバート・ヒースだった。少し猫背になっているが、そのまなざしは真っ直ぐで力強い。「これからご覧いただくのは、私の研究生活全体を通じて撮影された映像を私の論文『心と脳の関係性を探求して』の解説のために編集し直したものです」と説明しているところを見ると、この映像は一九九〇年代に撮影されたものだろう。彼は、「問題のある映像が含まれています」などとは一言も言わない。実験に対する謝罪の言葉もなく、映像のクオリティに関する謝罪を述べるのみだ。「何と言っても、四十年も昔に撮影された映像もありますので」

「殺してやる！」とわめく患者の映像

湿気た、かび臭い厚紙の箱に十五年間も入っていたビデオテープなのだから、映像の質が悪いのは当然だった。映像は奇妙にゆがんだり、ところどころ飛んだりした。しかし、音声はクリアだった。よく響く、柔らかな声だった。穏やかだが、必要なときには断固たる命令を発することもできる、名医にふさわしい声だった。言葉遣いは古風だった。

最初に映し出されたのは脳波図だった。細長い紙が何メートルにもわたって一定のペースで繰り出されていくと同時に、ヒースが指し棒を曲線のあちこちに動かしながら実況解説を加える。

「これは、妄想と混乱した思考という統合失調症の急性症状を示している患者の脳波です。中隔野後部に活動の増大が見られます。それからほらここに、海馬の活動との反応が現れています。海馬は嫌悪系の一部で、不快感と関係があります」

カット。突然、「一九五三年十一月。刺激前のインタビュー」という黒い字幕が映し出される。添付メモを見ると、インタビューを受ける患者はジョーという名前で、これから被蓋に刺激を受けるところだと分かる。頭に白い包帯を巻いたジョーがベッドに横たわっている。画面の外から、ロバート・ヒースの声が聞こえてくる。

「ジョー、週末に何をしていたか話してください」

ジョーは大学フットボールの試合を見ていましたと答え、試合内容や選手についての会話が数分間続いた。それから、「一ミリアンペアで刺激を開始」という字幕が出た。

「目玉が飛び出しそうだ」とジョーが荒い息を吐きながら言う。まるで、重しで胸を圧迫されているような苦しみようだ。

「ジョー、どうしましたか」

「ものが二重に見えます。息が苦しい。どんな気分かというと……」

「どんな気分か言ってください」

「殺してやりたい」と彼は画面の外にある何かを見据えながら言った。「殺してやる、ドクター・ルウェリン。殺してやる！」

彼は泣きわめきながらベッドに上体を起こし、シーツに爪を立て始めた。そのとき私は気づいた。これは、アラン・バウマイスターが倫理規定違反だと言っていた映像だ。たしかに、正視に耐えない光景だ。

「このクソ野郎、バラバラにしてやる」。まるで手に負えない子どものように、ジョーはかんしゃくを起こして叫んだ。しかし突然、彼は憑き物が落ちたように仰向けに倒れた。刺激が終わったのだ。ヒースはジョーの前腕に片手を置き、どうでしたかと質問を始める。ジョーは、「手がかぎ爪になったみたいに感じました。ルウェリン先生を本当に傷つけるつもりはありませんでした」と言った。

「でも、そこに誰が立っていても、同じことを言ってしまったと思います。まるで、何かが僕の中で爆発したみたいな感じでした」

カット。「一時間後」という字幕が出たあと、片手を後頭部に回して穏やかに椅子にもたれているジョーが映し出される。彼は天井を見上げながら、先ほどの刺激によって、自分が現実の世界でときどき起こしている怒りの発作を思い出したと説明する。具体的に言うと、姉にシャツのアイロンがけをしてもらっていて襟を焦がされてしまったときのことを思い出した、と。

「僕はシャツをひっつかむと、ズタズタに引き裂きました。そうせずにはいられませんでした。あれはまるで、制御不能の力のようでした」と彼は改めて言った。

私には、それは精神科医と患者の当たり前の会話のように思われた。精神科医が患者に、今どんなふうに感じているか、そう感じるとどんなことを考えるかと尋ねるのはふつうのことだ。ジョーがその治療法を理解して受け入れ、協力していることは明らかだった。患者ジョーは、自分を捉えるその「殺人的な怒り」がどんなものか、そして、自分がそれにとらわれたときにどう感じるかをできる限り正確に説明しようとしている。それは、現代の認知行動療法に驚くほどよく似ていた。

認知行動療法が始まったのは一九八〇年代のことである。これは現在では、不安神経症や気分障害、人格障害などの治療に（ときには精神病の治療にも）幅広く用いられている。認知行動療法は、「無意識の」あるいは「隠された」心理的原因をあれこれ分析する代わりに、ネガティブなあるいは誤った思考パターンを特定することによってそれを変えていこうとする。患者は、どういったときに自分の精神状態が悪くなるかに気づくことによって、それを回避する戦略を習得していく。

あの有名な同性愛者B—19の映像があった！

画面が再び乱れてチラつき始めたので、私はビデオを何度か早送りした。ヒースの姿が再び画面に現れた。白い壁を背にして彼は、「これからご覧に入れる患者は、慢性的な気分の落ち込みに悩まされています」と説明する。「また、ふだんは短気で怒りっぽい性格です。中隔野への刺激が始まったときの変化に注目してください。患者は笑顔を見せるようになり、連想する言葉もポジティブなものになっていきます」

カット。「患者B‐19。妄想型精神病的行動を伴う側頭葉てんかん」という黒い字幕が映し出される。それは、B‐19の映像だった！　あの有名な同性愛者B‐19の映像だった！

彼は若かった。髪は剃り落とされ、白い帽子のように見える包帯が頭に巻かれているが、黒いもじゃもじゃの口ひげはそのままだ。白い患者用ガウン姿で白いベッドに仰向けに横たわり、手を毛布の上で組んで天井をじっと見つめている。彼の姿を実際に目にするのは奇妙な感じだった。どんな人物を期待していたのかは自分でもよく分からないが、多分、取り乱した惨めな姿を想像していたのだろう。画面上の彼は、穏やかに落ち着いて状況を受け入れているように見える。画面の外にいる精神科医と、考え深い様子で話をしている。

「僕の人生に繰り返し起きてきたことをお話ししたいと思います。楽しみだと思えるようなこと、嬉しいと思えるような何かいいことに出会うたびに、何か不愉快なことにそれを邪魔されてしまうんです」

「もっと詳しく話してください」

「たとえば、六歳のとき、クリスマスプレゼントに電車のおもちゃをもらいました。それはずばり僕がほしがっていた電車で、楽しみにしていたはずなのに、僕は楽しめませんでした。何かが足りなかったんです」

彼はヒースのほうに顔を向け、首を振って考え込んだ。それから枕に頭を埋めると、もの悲しい回想のさなかに突然笑顔を見せた。

「何を笑っているんですか」

「よく分かりません」。しかし、彼の顔はさらにほころび、ヒースに再度尋ねられると、クスクス笑い出した。

「マリファナを吸ったときみたいな気分なんです。頭が馬鹿になって、おかしなことを思い出しています」

「マリファナ？」

「ええ、でも今は本当に、もらった電車のことを考えています。店のショーウインドウで見て、あれがほしいと思ったときのことを」

「きみが笑っているところを見られるのは嬉しい」

「前より気分がよくなりました。物事に興味が持てるようになったと思います。幸せの小島が現れたみたいな感じ。チャーリーが後ろで何かしていますね？」

「どうしてそう思うんですか？」

「もちろん、先生は何も言ってはくれませんよね。でも、気分が変わったから分かるんです」


悪名高き「娼婦とのセッション実験」映像をこの目で見る

カット。画面がまっ暗になった。これでおしまいかと思われたが、やがて再び映像が現れた。細長い脳波記録紙が映し出される。十二本の電極から送られてくる脳波が細いインクの線となって紙上に記録されていく。その映像に、ヒースの声が重なる。「実際に性行為をおこなっている最中の脳波を記録しています」

「オーガズムの強烈な快感とともに起きる変化を見るために、脳波を記録しています」

何てことだ。これは、娼婦を使ったあの悪名高き実験の映像に違いない。脳波記録紙がゆっくりと繰り出され、ヒースが指し棒を使って解説する。

「ほら、これが中隔野のいわゆる紡錘波です」

振幅が大きく波長も長い波を、指し棒が追う。

「患者は、しょう……もとい、パートナーとの出会いを楽しい気分で心待ちにしています。
「現在、彼は少し動いています。頭皮に取りつけた電極の活動によってそれが分かります。彼はそわそわしています。今、彼はパートナーとこれからの……えーと……関係について話し合っています。ほらここに、扁桃体からの反応が見られます」

なだらかだった波形が、小さなピークの連続する形に変わった。

「現在、患者はパートナーにすごく気持ちいいと言いながら、〈ああ〉〈おお〉と声を上げています。中隔野に顕著な反応が見られます……」

「現在、患者は少し変な感じがすると言っています。……それから、再び動き始めます……今、前戯がおこなわれています。テープの音声でそれが分かります。〈気持ちいい、本当に気持ちいい!〉と患者が言っています」

指し棒が紙に当たってコツンと音を立てた。「中隔野と背側扁桃体の活動が着実に増加していくのが分かります。これは、オーガズム反応に達するまで増加していきます。扁桃体のリズミカルな活動に続いて、中隔野の活動とオーガズムの絶頂が起こります」

ほとんど平坦だった線が、ドラマチックな波形に変化した。

「現在、彼は動き始め、かなり満足しています。〈窓から外に向かって叫んでもいい?〉と彼は言っています。人生で初めて、彼は女性とセックスしてオーガズムに達したのです。どれほど嬉しく思っているかを彼は話し続け、パートナーからも褒められています……彼らは楽しく会話していきます……ここに……通常の脳波活動が再び現れ、続いていきます」

倒錯的な実験であることは否定できない

画面から指し棒が消えた。脳波記録紙はまだ繰り出されていたが、私はそこでＤＶＤを止めた。恐ろしいほど生々しい感じがした。私はただ、細いインクの線を目で追っていただけだった。それはまるで、人間の心の奥底から送られてくるモールス信号のようだった。口ひげを生やした若い男性がセックスしているところを実際に見たわけではないが、彼の生々しい感情が展開するさまを私は直に見ていたのだ。

ヒースを非難する人たちの気持ちが、私にはよく分かった。この実験は本当に倒錯的だ。そう思わずにはいられない。でも、それはなぜなのだろう。

我々は性科学を非難すべきものとは見なしていない。それは、過去の性科学であっても同じことだ。ワシントン大学のウィリアム・マスターズとヴァージニア・ジョンソンのことを思い出してみてほしい。彼らはロバート・ヒースと同時代の人だが、現在、性研究のパイオニアとして賞賛されている。この二人を性解放の旗手として描いた人気テレビシリーズ「マスターズ・オブ・セックス」を見たことがあるという人も多いことだろう。このテレビシリーズは、彼らがお堅い大学当局に反抗し、人間の性行動のメカニズムを解明しようと奮闘するさまを描いている。セントルイスの娼婦を雇ったり娼家を訪れたりして「専門家から学ぶ」シーンも登場する。

マスターズとジョンソンは、一九五七年から一九九〇年にかけて、女性のオーガズムの生理学について詳しく研究した。彼らの検査データは、彼ら自身の言葉を使えば「一万回分の性的反応」に基づいていた。男性被験者三百十二名、女性被験者三百八十二名にさまざまな計測機器を装着してマスターベーションをしてもらい（研究者たちは背後の窓から観察していた）、データを収集したのである。マスターズとジョンソンも、当時の規範に従って同性愛者を異性愛に転向させる治療をおこない（テレビシリーズにはこの話は出てこない）、十分の七の症例で転向に成功したと主張している。

六〇年代のベストセラー『人間の性反応』と現代の性研究

一九六六年（ヒースのB－19実験の六年前）、マスターズとジョンソンは研究成果を『人間の性反応』という本にまとめ、出版した。彼らのこの処女作はベストセラーになった。現代の研究者たちも、性的快感を科学的に解明することに興味を持ち続けている。科学ジャーナリストのメアリー・ローチは、現代の性研究について書いた『セックスと科学のイケない関係』の中で、夫のエドとMRIスキャナーの狭いチューブの中でセックスした（もちろん、科学と知識の名のもとに）体験を綴っている。さらにユーチューブでも、オランダの研究者ペク・ヴァン・アンデルが制作した、性行為中の男女のMRI映像を見ることができる。アンデルの目的は単に、行為中の性器の位置関係と形状を解明することだった。この映像によって、アンデルは世界中にファンを獲得するとともに、栄えあるイグノーベル賞を受賞した。イグノーベル賞は、ユーモアセンスのある、風変わりでめざましい研究に対して贈られる賞である。

私はチャーリー・フォンタナと交わした会話を思い出した。そのとき私たちは、窓からニューオーリンズの町並みが見えるホテルの部屋に座っていた。現在八十三歳のフォンタナは、一九七〇年代に大勢の同性愛者と接触したと話してくれた。ヒースは同性愛者の治療をおこなっていたため、同性愛者同士が病院内で固まっていることもあった。

「同性愛者でありたいと望んでいる人はいなかったと思います」とフォンタナは言った。彼は、B－19のことは鮮明に覚えています、「とても興味深い若い男性でした」とも言った。慈善病院に数カ月入院していた間、彼は常に「プロジェクト」に協力的だった。フォンタナは、娼婦を実験に参加させる許可を与えたのが当時の地方検事ジム・ギャリソンだったことも話してくれた。ギャリソン（双極性障害のため、自分自身がヒースの治療を受けていたことがある）は、実験に参加する娼婦を見つける手助けまでしてくれた。突然、フォンタナはため息を吐き、疲れた表情を見せるとヒースについてこう言った。「彼はあの実験をするべきではなかったのかもしれません」

過去の過ちを繰り返さないために過去から学ばなければ、とヘレン・メイバーグは言った。私は、ほとんど誰も見たことのない歴史的な宝物とも言うべきDVDを抱えて独りぼっちで座っていた。数時間分の映像が入ったDVDが五枚。学ぶべき内容がこの中にどれだけ詰まっていることだろう。とそのとき、思いがけないものが目に入った。一枚のDVDの裏面に、「セレベルム」と書いてある。セレベルムとは、小脳（大脳背部と延髄の間に押し込まれるように位置している付属器官）を表すラテン語だ。この物語に一体、小脳がどう関わっているというのだろう。

第七章　暴力は治療できる

身体と感情をつなぐ脳内回路がある。それには小脳が関係している――鍵となるアイディアを発見したヒースに絶好のチャンスが訪れる。手に負えない暴力を振るう〝ルイジアナ州で最も危険な精神病患者〟を息子に持つ夫婦が現れたのだ。

ジョン・メリックと妻のヘレンは、ロバート・ヒースのオフィスの肘掛け椅子に腰掛け、不安そうな表情を浮かべていた。この中年の夫妻は絶望していた。良きカトリック教徒として彼らは息子デヴィッドのために一心に祈ってきたし、子を思う親として息子の養育には全力を尽くしてきた。だが、それは何の役にも立たなかった。息子は手に負えなかった。自分自身と家庭全体を破壊しようとしていた。夫妻は思い切った措置を講じる覚悟を決めていた。たとえ、信心深い友人たちに罰当たりだと非難されるような措置であっても。

「私たちは考え抜きました」とジョンは言った。「それが息子に残されたたった一つのチャンスなら、それに賭けましょう。あの子が少なくともある程度ふつうの生活を送れる可能性があるなら、試してみる価値はあります」

ヘレンも嘆願し始めた。彼女は震える声でヒースに、一番重要なことは暴力を何とかすることです、と訴えた。デヴィッドは自傷行為をしています。実は、自殺しようとしたことも何度かあります。他人を傷つけたらと思うと、心配でたまりません。

「手術でよくなる望みがあるならその……命の危険があるとしても、お願いしたいと思います」

ルイジアナ州で最も危険な精神病患者の治療

ロバート・ヒースは、分かっていますというようにうなずくと、手術について説明を始めた。それは一九七六年のできごとだった。メディアの激しい批判を経験した彼は、インフォームドコンセントなどの倫理的要件に敏感になっていた。その日、彼は患者の両親との会話までフィルムに収めていた。彼らが十分な説明を受けて自分で決定を下したことを、正確に記録に残すためだった。

デヴィッドに新しい装置を取りつける手術がおこなわれようとしていた。新しい装置とは、ヒースが初めてテストしようとしている脳ペースメーカーだった。それは、プラチナの電極が十個ついた、チップのような薄板だった。これを小脳の表面に埋め込もうというのだ。「首の、このあたりです」と彼は手のひらで両親にその場所を示した。ここから、この装置はデヴィッドの脳に微弱な電流の短パルスを送り込みます。そして、うまくいけば、最悪の発作を抑えられるかもしれません。

デヴィッド・メリックはまだ十七歳だったが、病院から「ルイジアナ州で最も危険な精神病患者」に指定されていた。「あの悪い子」の話は、病院職員の間で有名だった。彼は小柄でやせていたが、暴れ出すと手がつけられず、介護人が八人がかりでなければ押さえつけられなかった。マンデヴィルのメリック家に警察が駆けつけて彼を入院させたときのことは語り草になっていた。パトカーのドアを引き剝がした末に警官に取り押さえられたんだそうだ、と。

十三歳の時から病院を転々としていたデヴィッドが最後に送り込まれたのが、ジャクソンの州立病院だった。彼はそこで、自力で立ち上がれなくなるまで薬漬けにされた。安全のため、病院側は彼の足首を鎖で床の杭につないでいた。そんなふうにして一年が過ぎたとき、「あんな状態では、あの子はあと一年と持たないだろう」という医師たちの会話がある若いソーシャルワーカーの耳に入った。驚いた彼女はデヴィッドの両親に連絡を取り、テュレーン大学のロバート・ヒースを訪ねてみたらと伝えた。何かできる人がいるとすれば、それは彼です、と。

デヴィッドにちゃんとした診断名がついたことは一度もなかった。生後まもなく、彼は酸欠のため真っ青になった。母親は、産科病棟から家に連れ帰って以来ずっと、この子はどこかおかしいと感じていた。彼は泣きわめき続けていたが、その泣き方が彼の三人の兄たちとはまったく違っていた。まるで拷問を受けているみたいな泣き方だわ、と母親は思った。母親がどうあやしても、彼はほとんど動物の咆哮のような声で泣きわめき続けた。泣きやむのは、泣き疲れて眠っているときだけだった。来る夜も来る夜もそれが続いた。

二年後に妹が生まれたとき、彼の発達の仕方がふつうの子どもとは違うことがはっきりした。妹が正常に言葉を覚えていくのに対して、デヴィッドはなかなか言葉を話せるようにならなかった。五歳の時ようやく、意味の通じる言葉をいくつか発するようになった。

一方、身体的な面では彼は制御不能だった。おもちゃや子ども用家具を破壊し、機会があれば周囲のものに火をつけた。おとなしく妹と遊んでいたかと思うと、次の瞬間には妹の頭を壁に打ちつけ、大人が引き離すまでやめようとしなかった。

両親は病院を渡り歩いたが、彼らが聞けたのは「デヴィッドはとんでもなく悪い子だ」という答えだけだった。しかし、彼の暴力には単に「悪い子」では片づけられない、どこか不可解なところがあると同時に、家族にとってはやるせない一面があった。発作を起こしていないときの彼は妹思いで、上手に猫の世話をする優しい子だった。デヴィッドは、どうしてそんなことをしたのかは説明せず、「わざとじゃない」と母親に繰り返すだけだった。彼が悪いことをしようとしているのではなく、まるで、彼の中にいる「何か」が彼にそうさせているかのようだった。自分では説明できないその何かが、彼を支配しているのだった。

「小脳を刺激する」というヒースのアイディア

暴力的発作という悪霊と制御不能の奇妙な衝動を、首に埋め込んだ電子チップで追い払えるものなのだろうか。

ロバート・ヒースは、「追い払える」と確信していた。その確信はある発見に基づいていた。彼はそれまで知られていなかった脳内回路を特定し、小脳の最外層と辺縁系内部の感情領域との間で情報のやりとりがおこなわれていることを発見していたのだ。辺縁系内部の感情領域とはまさに、彼がもともと注目してきた領域だった。

このアイディアそのものが、従来の学説に反していた。従来、小脳は、運動や平衡の調節といった身体的役割を担う単なる付属器官だと考えられていた。小脳の役割は全身から送られてくる無数の感覚運動情報を統合し、運動の強さやリズムや正確さを調節することだ、と。

しかし、ヒースによって、身体感覚と感情を直接つなぐ回路の発見という可能性が開けたのだ。彼は、電極の埋め込みが容易な小脳を刺激することによって、脳深部にある感情領域（中隔野、海馬、扁桃体）に影響を与えることができるはずだと確信していた。そのほうが、脳深部に電極を埋め込むよりもずっと簡単で安全だ、と。彼は、新たな絶好の機会がやってきたと感じていた。これはまさしく、彼がまだ治療に成功したことのないタイプの患者で結果を出すための招待状だった。これが成功すれば、世間から広く認められるようになることは明らかだった。

小脳への刺激に関する一連の研究が始まったのは一九七二年のことだった。そのきっかけは、昔の研究仲間からの電話だった。彼はワシントンDCの国立小児保健・人間発達研究所の心理学者で、子どもの情緒障害の原因とメカニズムを研究していた。問題解決の鍵になりそうなサルを数頭入手したんだが、それにはボブ、きみの助力が是非とも必要なんだ。その五頭のサルは、きみの研究室で飼育されているものと同種のアカゲザルだが、ふつうのアカゲザルとは違う。頭が完全にいかれているんだ。正常な社会的行動がまったくできないし、自閉症か精神病を思わせるような行動を見せている。ボブ、彼らの小さな脳に電極を差し込んで、どこがおかしいのか解明してくれないか？「精神病」という言葉がボブの注意を引くだろうという友人の読みは完全に当たった。ヒースは言った。精神病のサルの脳波を記録し、それを、私の、電極を常時装着されている正常なサルのそれと直接比較してみよう。ただ、一つ質問がある。そのサルはハーロウのサルなのか？

ヒースの推測どおり、それはハーロウのサルだった。社会不適応のそのサルたちは、実験動物として引く手あまただった。彼らは、ウィスコンシン大学マディソン校の心理学者ハリー・ハーロウの考案した、いい意味でも悪い意味でも有名な実験の産物だった。ハーロウは「愛の本質」（彼自身の表現）の解明に二十年間取り組んでいた。彼は、子ども時代の環境が大人になってからの心理にどのような影響を与えるかを、極端な手段によって解明しようとした。

母親から隔離されて育ったサルが見せる自閉症的行動

一九六〇年代初め、ハーロウは妻のマーガレットとともに社会的隔離に関する実験をおこなった。生まれたばかりのアカゲザルを母親から引き離し、生後三カ月から二歳まで、玩具やものが一切ないケージに一頭ずつ隔離して飼育したのである。サルたちには、半年間で早くも回復不可能なダメージが現れた。隔離期間が長くなるほど、彼らの発達は正常なものから外れていった。

彼らはほぼ一斉に異常行動を見せるようになった。いわゆる常同行動を見せるようになり、ケージの中を往復する動作をロボットのように繰り返した。あるいは、一日中隅にうずくまり、体を前後に揺らす動作を繰り返した。それは、当時、福祉施設に預けられた自閉症の子どもたちが見せる行動として知られていたものにそっくりだった。隔離状態から解放されて群れに戻されても、彼らが正常な発達を取り戻すことはなかった。

隔離されて育ったサルたちは社会的シグナルを学んだことがないため、群れのサルたちとうまく付き合うことができなかった。ストレスのあまり餌を食べなくなり（ハーロウはこれを「感情的拒食症」と呼んだ）、数日で死んでしまったサルが数匹いた。慢性的警戒状態を示し、他のサルの接触や接近をひどく怖がる、というのが一般的なパターンだった。多くに自傷行為が見られ、突然攻撃的になる傾向を持つサルもいた。挑発などのきっかけもないのに、手当たり次第に他の個体やものを激しく攻撃することがあった。繁殖行動のような、きわめて基本的な行動さえもが損なわれてしまっていた。隔離されて育ったオスが交尾に成功した例は皆無だった。彼らにはメスを引きつける能力がなかったし、その気もないようだった。メスの場合は、「レイプ・ラック」（ハーロウの命名）に縛りつけて強制的に交尾させることはできた。しかし、そうやって子どもが生まれても、彼らは子どもに関心を示さなかった。隔離されて育ったメスは、子どもを無視あるいは虐待した。

心理的発達には乳幼児期の運動が不可欠

ハーロウの研究とその明白な結果は、さまざまな方面に衝撃を与えた。一般大衆の間では、研究方法そのものが激しい怒りを買った。おそらくはこれが、動物福祉運動のきっかけとなった。しかし、学界で注目されたのはおもにその結果であり、中でも特にそれを高く評価したのは精神分析家たちだった。ついに、とフロイトの弟子たちは考えた。ついに、明らかな証拠を挙げることができるようになったのだ。「精神病的行動は母親のせいだ」という古典的な学説は正しかったのだ。統合失調症の原因は、冷たく無関心な「冷蔵庫マザー」の育て方にあったのだ。

しかし、その熱狂は長くは続かなかった。その後、ハーロウは、母親から引き離した子ザルたち同士を一緒に育てる実験をおこなった。すると、彼らの心理的問題や行動障害はかなり目立たなくなった。この結果は、正常な心理的発達にとって根本的に重要なものは母親や母親の愛情ではなく、社会性一般なのだということを示していた。

だが、これで完全に解決というわけではなかった。心理学者ウィリアム・メーソンは、単なる社会性以上の何かが必要だということを発見した。「心理的発達には、感覚刺激も一役買っているのではないか」と感じた彼は、それを明らかにするため一九六〇年代後半に次のような実験をおこなった。彼は、生まれたばかりのアカゲザルを三つのグループに分け、それぞれ異なる環境下で育てて比較した。第一のグループは母親のもとに残され、第二、第三のグループは生後まもなく、大きなプラスチック製哺乳瓶という「代理母」つきのケージに移された。第二グループの「代理母」は肌触りのいい柔らかな毛皮でくるまれ、一カ所に固定されていた。一方、第三グループのプラスチック瓶はむき出しのままだったが動力がついており、常に動いていた。

興味深い結果が出た。第二・第三グループはどちらも「代理母」にしがみついていたが、彼らの成長には大きな差があった。静止した代理母のケージで成長したサルたちはハーロウの隔離ザルそっくりに成長し、異常な行動を見せるようになった。一方、動き回る代理母のケージで成長したサルたちには異常行動はほとんど見られなかった。メーソンは、「正常な心理的発達には乳幼児期の運動が何らかの理由で不可欠なのだ」と推測せざるを得なかった。問題はその理由と、そして特に、そのメカニズムだった。

ロバート・ヒースは、「それには小脳が関係している」という異端的な見解を持っていた。小脳は運動を司る器官なのだから、十分な運動刺激を受けないと小脳が正常に発達しないと考えるのは当然のことだ。動かない代理母に育てられたサルが異常な行動を示すのは、小脳の異常と関係があるのではないだろうか。そして、異常な小脳が異常な心理を引き起こすのは、小脳が実は辺縁系とつながっていて、その結果として感情に影響を与えているからなのではないだろうか。

実は、これは彼が昔から抱いていた考えだった。研究仲間とその見解について話し合ったこともあった。しかし、解剖学的な証拠はまだ見つかっていなかった。

「幼い子どものことを考えてみてくれ」と彼はチャーリー・フォンタナに言った。「子どもは逆さまにぶら下がったり、跳ね回ったり、振り回されたりすることが大好きだ。おそらく、刺激が彼らの快楽中枢に直接伝わっているんだ！」

その答えを提供してくれるだろうアカゲザル五頭の到着を、彼は首を長くして待った。サルたちがワシントンから到着し、テュレーン大学で飼育されるようになってすぐ、実験が始まった。サルたちが（彼らなりに）新しい環境に慣れるのを待って、彼らの脳に電極がびっしりと埋め込まれた。中隔野、海馬、扁桃体といった、ふだん電極が埋め込まれる領域にはすべて埋め込まれたが、それに加えて、今回は小脳の複数の層にも埋め込まれた。

早くも最初の測定で明らかな結果が出た。驚くほど明らかな結果だった。ヒースは、小さな椅子にベルトで固定されているハーロウのサルの頭越しにフォンタナを見た。

「陽性症状が現れているときの統合失調症患者にそっくりだ」と彼は興奮して囁いた。扁桃体や海馬及び中隔野の一部に、苦痛や不快を感じているときの統合失調症患者と同じような強い活動が見られた。小脳にも明らかに異常な活動が見られた。脳波はギザギザの山脈のような線を描いていた。

天からの贈り物のような症例

すべて、彼が思っていたとおりだった。サル、ネコ、そして最後にラットを使って、大がかりなマッピング作業が始まった。ヒースは、さまざまな脳領域がどのようにつながっているのか、それぞれの脳領域が互いにどのように影響し合っているのかを正確に知りたいと思った。彼は小脳をしらみつぶしに刺激し、それがそれぞれの脳領域に及ぼす影響を測定して、信号が脳組織内を伝わる経路を探った。すると、何ということだ！　小脳を刺激すると、辺縁系の各領域に活動がほぼ瞬時に広がったのだ。実際、その速さから考えて、小脳の各領域と感情領域との間にはきわめて直接的なつながりが存在するに違いなかった。おそらく、小脳と感情領域とは単独のシナプスでつながっているに違いない。

しかし、最も興味深かったのは、刺激によって現れる効果だった。小脳虫部と呼ばれる、小さな芋虫のような形をした小脳の一部分に電流を流すと、二つの正反対の効果が同時に現れた。快感を感じたときに特徴的に見られるような、中隔野の活性化が得られると同時に、不快な感情と結びついている海馬と扁桃体の一部分の活動が抑制されたのだ。それればかりか、小脳を刺激することによって、海馬から広がるてんかん性の活動も効果的に止めることができた。小脳への刺激は、深刻な情緒障害に対する理想的な治療だと思われた。

長年研究してきたことすべてが一カ所にうまく収まったように思われた。彼は研究の成果を思い、恍惚感を味わった。すでに引退が視野に入る年齢に達していたヒースだったが、すっかり若返った気分だった。彼は、電気刺激によって脳を治療するというアイディアを思いついた一九五〇年代の自分を取り戻していた。

こうした新たな認識に彼が酔いしれていたまさにそのとき、手に負えない息子を連れたメリック夫妻がまるで天からの贈り物のように現れたのだった。詳しく話を聞けば聞くほど、ヒースには、躍進の突破口はここにありと思えてきた。デヴィッドはまさに、新しい治療法を試すのに打ってつけの症例だった。

ヒースはデヴィッドを慈善病院に入院させて薬物依存症を治療するとともに、彼の状態を自ら調べ始めた。臨床観察と脳波測定によって、デヴィッドに（おそらくは出生時の酸欠による）軽い脳損傷と精神遅滞の他に重度の側頭葉てんかんがあることが分かった。

彼が精神病的とも言える怒り発作を起こしていた原因は、てんかんだったのだ。サルやネコを使った実験によって、こうした発作は小脳にリズミカルな電流刺激を与えれば抑えられるはずだということが分かっていた。とはいえ、それはリスクを伴う試みだった。それは前例のない試みだったし、ヒースにはすでに、奇怪な実験をおこなう研究者という評判がつきまとっていた。親しい研究仲間の中には、そんな実験のことは忘れろと強く忠告する者もいたが、メリック夫妻は助けを求める手紙を何度も送ってきていたし、ヒース自身成功を確信していたのでとてもこの機会を見送る気にはなれなかった。

ヒースはやってみることに決めた。

彼はチャーリーと一緒にペースメーカーを組み立てた。二人が共同研究を始めてから二十年あまり経った今では、自前の機械工場で装置を作る必要はなかった。各パーツを注文して取り寄せ、組み立てるだけでよかった。ペースメーカーは次のような装置で構成されていた。電極がついた小さなプレートと付属のアンテナ。胸の皮下に埋め込むレシーバー。タバコの箱大の電池が入った刺激装置。これは体外装置で、携帯する必要がある。

エホバの証人による妨害、裁判、そして手術

手術は危うく中止になるところだった。そのわけは、専門家から反対の声が上がったからではなく、地元のエホバの証人が手術の話を聞きつけて阻止しようとしたからだった。「人間の最も聖なる、最も内なる部分に冷たい電極を差し込むなど言語道断」だとしてエホバの証人は父親のジョン・メリックを相手取って訴えを起こし、手術の差止命令を要求した。慈善病院での手術当日の朝、父親はニューオーリンズ中心街にある裁判所に出頭し、手術を擁護しなければならなくなった。

法廷で原告側・被告側双方の主張が申し立てられてから数時間後、メリックはテュレーン大学に電話をかけ、裁判所は原告の訴えを却下しましたと言った。伝言は直ちに執刀医に届けられ、それを聞いた執刀医はメスを取って手術に取りかかった。前例のない手術だったため、手術は当初の計画よりも長時間に及んだ。それでも、デヴィッドは二日目には起き上がって少し歩けるようになった。両親は手を叩いて喜び、母親は「主の奇跡」に感激したが、ロバート・ヒースとチャーリー・フォンタナは黙って顔を見合わせた。彼らには、あと十一日間待たなければペースメーカーのスイッチは入れられないことが分かっていた。それまでは、本当に奇跡が起きたかどうかは分からない。

その間、デヴィッドが相変わらず苦しんでいることは明らかだった。彼は何もしないでベッドに横たわり、不機嫌に黙り込んでいた。そして、機会さえあれば、自分の体や周囲のものを傷つけた。長年にわたる向精神薬の大量投与による運動障害のせいで、彼の体は本人の意志とは関係なく震えたり捻れたりしていた。

しかし、ペースメーカーから規則正しく信号が送られるようになると、こうした症状は徐々に消えていった。消えるのが最も遅かったのは運動障害だったが、それが消えるとデヴィッドはぱっと明るくなったように見えた。絶えず怒りをくすぶらせていた彼が、ほんの数日のうちにおしゃべり好きの少年に変わったのだ。

デヴィッドは何の問題もなく自宅で暮らせるようになり、入院の必要はまったくなくなった。心理テストとIQ測定の結果は、彼の知能が手術後数カ月でかなり向上したことを示していた。彼は生まれて初めて職業訓練を受けることになった。彼は園芸を習いたいと言い、すべてうまくいっているように見えた。

しかし、それもつかの間、彼は職業訓練校で生徒たちと喧嘩をしたり、園芸用具を投げつけるなど、とんでもない行動を見せるようになった。元の木阿弥だった。帰宅した彼に隣人が手を振ると、彼は「じろじろ見るな、ぶっ殺すぞ」と怒鳴った。ある晩、食事時に飛び上がって母親の胸ぐらをつかむと床に叩きつけ、父親がやっとのことで引き離すまで顔を殴り、腹を蹴り続けた。

暴力発作はペースメーカーの断線が原因だった

両親は手術は無駄だったのではと心配し、かかりつけ医はすぐさま、「これで分かったでしょう。こんなおかしな実験で治るはずはなかったんです。デヴィッドが悪い子なのはどうしようもない」と断言した。しかし、テュレーン大学で検査したところ、意外な事実が判明した。電極とレシーバーをつないでいた配線が切れていて、ペースメーカーが作動しなくなっていたのだ。それを修理すると、暴力はたちどころに消滅した。

こうして、デヴィッド・メリックは自分で自分の対照実験をおこなったのだった。ペースメーカーがうまく機能しているときには、彼自身もうまく機能していた。ペースメーカーのスイッチが切れると、彼は荒れ狂った。この変化を引き起こしたのがプラセボ効果や催眠暗示ではなく、本当に小脳への電流刺激であることがこうして証明されたのだ。これ以上エレガントな証拠はほとんど考えられないほどだった。ロバート・ヒースはスター患者を手に入れたのだった。すでに研究者としての盛りを過ぎ、時代精神の変化とともに数々の批判にさらされていた彼が、今ようやく、世間に誇れる症例を手に入れたのだ。彼もメリック親子も一躍メディアの注目を浴びた。地元紙だけでなく「ロサンゼルス・タイムズ」紙も、この新しい脳ペースメーカーとその潜在力についての記事を掲載した。

新聞記事や口コミに引き寄せられて、新しい患者たちがやってきた。その後の数年間に、ヒースは「深刻な行動障害もしくは情緒障害」の患者十名に脳ペースメーカーを埋め込む手術をおこなった。彼らは自分から進んでヒースのもとにやってきた患者たちだった。さじを投げたかかりつけ医から紹介された、というのが典型的なパターンだった。あるいは、噂を聞いたり新聞記事を読んだりした家族に連れられてきた、という例もあった。患者たちの症状はさまざまだった。デヴィッド・メリックに類似する症例が三例、薬物治療も電気ショックも効かない深刻な鬱病の女性患者が二名。あとの五名は統合失調症だった。

統合失調症は、ヒースが元々おもな治療対象として最も強い興味を抱いてきた精神疾患だった。彼は、ハーロウのサルを研究していた頃から、その結果を統合失調症の治療に応用しようと考えていた。統合失調症患者の中に、アラバマ大学の精神科医から紹介されてきた若い男性患者がいた。彼は治療困難かつ悲劇的な症例だった。彼は物理学の学位を持ち、一時NASAの宇宙プロジェクトに関わる仕事をしていたこともあったが、数年前から幻覚と不安感のために家から出られなくなり、何もできなくなってしまっていた。自宅に引きこもり、幻聴に命じられるがままに妻に襲いかかったことも何度かあった。抗精神病薬は彼には効果がなかった。

ペースメーカーは効果があった。おかげで幻聴と不安感が消え、彼は大嫌いな鎮静剤とその副作用から逃れることができた。本人も驚いたことに、快感や期待感を覚えることまでできるようになった。彼は、これまでどうしても取れなかった博士号を今度こそ取りたいと話すようになり、いつの日にかノーベル物理学賞を受賞するという夢をはっきりと語るようになった。

「ナチスの研究」という批判

にもかかわらず、テュレーン大学は一九七七年に記者会見を開かざるを得なくなった。その原因はエホバの証人からの苦情だけではなかった。地元のジャーナリストが、ヒースの最新プロジェクトについて「ナチスの研究」だと書いたのだ。六月のある暑い午後、ヒースはメリック夫妻とともに弁明の場に現れた。彼はとりわけ、当時世間の怒りを買っていた精神外科と自分の研究との違いをはっきりさせようとした。彼は、ロボトミーと自分の施術の違いを注意深く説明した。旧来の手術とは対照的に、と彼は説明した。私の脳ペースメーカーは患者の感情を鈍麻させません。患者の感情は無傷のまま保たれます。私の治療法が目指しているのは、疾患が患者に与えている抑制を取り除くことによって患者を自由にすることなのです。当時の一大関心事だったマインドコントロールにも彼は直接言及し、「ペースメーカーによって人間の自由意志を覆すことはできません」と断言した。

妨害は続いた。メリック夫妻は、息子さんはマッドサイエンティストのモルモットにされたんですよと説得しようとする人々から繰り返し働きかけを受けた。嫌がらせの言葉はロバート・ヒースの耳にも達し、彼はテュレーン大学の後輩研究者たちが自分の悪口を言っていることも知った。だが、彼はいつもどおりに行動し、批判を意に介さなかった。こうして、古き良き時代に比べて研究費ははるかに削減されていたにもかかわらず、彼の脳刺激プロジェクトは、小脳への刺激に限っては一九七〇年代後半に再び活発になった。一九七六年から一九七九年までの間に、三十八名の患者が小脳にペースメーカーを埋め込む手術を受けた。その間にヒースは、皮下に小さな電池を埋め込むタイプの改良版ペースメーカーを開発した。改良版はアンテナが不要で、電池交換も五年に一度で済んだ。

彼は、鬱病患者や統合失調症患者、脳損傷や暴力衝動を伴うてんかんが原因の精神疾患患者の術後の経過を長期にわたって追跡調査し、その結果を定期的に学会で発表した。彼の研究結果は、定評ある学術誌「バイオロジカル・サイカイアトリー」誌にも何度か公表されている。最終的に、半数以上の患者に症状の顕著な改善が見られた一方で、残りの半分弱の患者にはわずかしか、あるいはまったく効果が見られなかった。彼は再び、統合失調症患者の治療は難しいと認めざるを得なかった。ほとんどの患者に一定の効果は見られたものの、しばらくすると多くの患者が刺激装置のスイッチを切ることを選択した。彼らの病状はあまりにも重く、彼らの精神はあまりにも混乱していた。しかし、失快感症に悩んでいる慢性的鬱病患者や暴力衝動のある患者に関しては、脳刺激療法は着実な成果を上げた。

ヒースも述べているように、装置そのものに問題が起きた場合もあった。しかし、装置の不具合によって、ある重要なものがもたらされた。それは、患者自身による対照実験だった。実験の性格上、意図的に対照実験をおこなうことは倫理的に許されなかったから、このような機会は貴重だった。

今度こそ、反応があるはずだった。手応えがあるはずだった。

第八章　DARPAも参戦、脳深部刺激法の最前線

「次世代の脳深部刺激法」の開発へ――二〇一三年、DARPA（国防高等研究計画局）が、損傷脳治療の研究へと乗り出した。ヒースの時代には、CIAが興味を示した。もし軍事転用すれば、攻撃的で冷酷な兵士を作り出すことができる。

「ローンさんだよね？　いらっしゃい」

デヴィッド・メリックの姿は、荒れ狂う様子を捉えた四十年前の映像で見ただけだったが、私にはすぐに彼だと分かった。髪は薄くなり、禿げた部分を隠すようになでつけられている。茶色の縁の大きな眼鏡をかけているが、少し子どもっぽい丸顔とためらいがちな微笑みは昔のままだ。滑んだ柔らかな声も変わっていなかった。白黒映像の中の彼はまだ少年だったが、私が今、ニューオーリンズ郊外ハーヴェイにある介護施設で握手の手を差し出している、けばけばしい黄色のTシャツを着た彼は六十歳になっていた。彼は私の手を取ったが、私の背後にいる年配の男性に気づくと唐突にその手を放した。

「リチャードソン先生！」

ドナルド・リチャードソンは、ミシシッピ川の向こう岸から私を車でここまで送ってきてくれた。四十年前に埋め込んだペースメーカーを彼が最後にチェックしてから、すでに数年が経過していたため、彼自身も自分の元患者の状態を見ておく必要があったのだ。しかし、とりあえずデヴィッドは私たちを先導して、ガウン姿で黙って歩いている入居者たちを追い越しながらリノリウム張りの廊下を通り抜け、椅子三脚とテレビが置かれた人気のない一角へと案内した。テレビはスポーツ番組を放映中だったが、リチャードソンがプラグを抜くと、あたりは静かになった。

「ここは結構いいよ。スタッフも親切だし」とデヴィッドは言った。それから彼は出し抜けに過去について語り始めた。ジャクソンの病院で看護人たちに殴られたこと、慈善病院で薬物依存症の治療を受け、一カ月かけて鎮静剤を体から抜いたこと。

「ヒース先生のことをよく思い出すよ。ハーブやチャーリーのこともね」と彼は言った。まるで、休日のキャンプのことでも話しているような口ぶりだ。ハーブとチャーリーは、彼に患者たちの脳波の記録作業を手伝わせてくれた。それどころか、彼は一度、研究室のネコの手術にまで参加したことがある。脳ペースメーカーを勧められた患者が訪ねてきて、ペースメーカー手術の感想を聞かれたことも何度もある。自分がみんなから注目されるスターだったこの時代は、デヴィッドの人生における基準点になっているのだろう、と私は思った。

だが、楽しかったこの時代、厄介なこともあった。デヴィッドは、地元のテレビ局がやってきて、ロバート・ヒースの批判者に反論してくれと頼まれたときのことを話し始めた。エホバの証人という宗教団体がひどく怒っていて、「どえらい大騒ぎ」を起こしたんだ、と彼は言った。

「リチャードソン先生、覚えてます？　ヒース先生が僕たち患者を操り人形にしている、と彼らは言ってましたよね？　自分の思いどおりにできる操り人形にしてる、とか何とか。そんなのおかしい。だから、テレビ局の人にそんなの嘘だと言ってやったんだ。そうでしたよね、リチャードソン先生？」

寡黙なリチャードソンは無言でうなずいた。デヴィッドが一人でしゃべり続けている間、リチャードソンは、介護施設のスタッフに借りた小さなトランジスタラジオをいじっていた。それからデヴィッドの後ろに回ると、彼の首の上でラジオを前後に動かした。ラジオが規則的な間隔で雑音を発しているのを、私たちは三人とも無言で聞いていた。一分近くしてからピッという大きな音が聞こえると、リチャードソンはラジオを引っ込めた。

錯乱の原因となったペースメーカーの電池切れ

「まだちゃんと動いているようですね」リチャードソンは片手をデヴィッドの肩に置いて言った。デヴィッドは何か言いたそうだったが、私に聞かれるのを少し気にしているようだった。私はポケットから携帯電話を取り出し、メールを読んでいるふりをしたが、デヴィッドの大きな囁き声は嫌でも耳に入ってきた。「えーとリチャードソン先生……ときどき、頭の中が少し変な感じなんです。何か悪いものが外に出てこようとしてるみたいな。ペースメーカーがどこかおかしくなっているんじゃないかと思うんです」

リチャードソンは、「心配するようなことは多分何もないと思いますよ」となだめるように言った。「でも、責任者に話をしてきちんと調べてもらうことにしましょう」

「デヴィッドの言ったとおりでした」。三週間後に再びリチャードソンに会ったとき、彼はそう言った。ハーヴェイの介護施設にデヴィッドを訪ねてからほんの数日後、デヴィッドの妹バーバラからリチャードソンに電話がかかってきた。彼女は絶望していた。デヴィッドが入居者の一人に襲いかかり、首を絞めようとしたのだ。騒ぎを聞きつけた職員が駆けつけ、デヴィッドをやっとのことで引き離した。「殺してやる!」とわめいて暴れ回るデヴィッドを職員が数人がかりで押さえつけ、警察と救急車を呼んだ。デヴィッドは鎮静剤を打たれ、入院先で監視下に置かれた。リチャードソンは、原因はおそらくペースメーカーの電池切れでしょうと説明し、介護施設と話し合って、電池交換のためにデヴィッドを自分のクリニックに来させることにした。

「大概の神経外科医は、考えることが好きじゃない」

「昔とまったく同じです」

ドナルド・リチャードソンは現在八十三歳。痩せ型で白髪なので弱々しく見えるが、今も現役の神経外科医であり、数時間ぶっ通しで手術室に立つこともある。長年ニューオーリンズの大病院で執刀してきた彼だが、現在はポンチャートレイン湖の北側にある民間のクリニックで働いている。全米各地から彼のもとへ患者がやってくる。それは、リチャードソンが名医としてだけでなく、定説にとらわれない実験的治療法に前向きな医師としても有名だからだ。

私はある実験を通して彼のことを知った。二〇一〇年に「ジャーナル・オブ・ニューロサージェリー」誌に発表した論文の中でリチャードソンは、「精神疾患診断マニュアル」に「間欠性爆発性障害」という病名で掲載されている障害を持つ若い女性に脳刺激装置を埋め込む手術をおこなったと述べている。奇妙なことに、これは、彼の昔の研究仲間フランク・アーヴィンが一九六〇年代前半に記述して名前をつけた障害であると同時に、一九七〇年代の論争以来、これを電極で治療しようなどとは誰も思わなかった障害でもあった。

私はリチャードソンに、こんな治療法を試したことを発表してよく騒動になりませんでしたねと言った。彼はゆっくりと轟くような声で笑った。

「ははは。大概の神経外科医は、考えることが好きじゃないんです。残念ながら、技術革新や新しいものを試すことにも関心がない」

リチャードソンは見た目こそ若干しなびているが、辛辣なウィットの持ち主だ。思ったことをずばずば言う、ポリティカル・コレクトネスなどお構いなしの人物であることはすぐ分かる。彼ならロバート・ヒースと馬が合ったことだろうと想像がつく。

「ボブは考える人でした。我々には、そこが何とも魅力的でした」とリチャードソンは言う。「彼は手当たり次第に患者の脳を電極で刺激したと思われていますが、実験的な治療法を試すときには、いつもその前に何週間も脳地図や文献を調べながら考え込んでいました。そして、ついに手術が始まると、きわめて正確な座標と指示を我々外科医に与えてくれました」

まだ医学生だった頃からテュレーン大学の研究者グループの一員だったリチャードソンには、電極埋め込み手術の最初の数例を手伝った経験がある。特に、激痛を訴えていた末期ガンの女性患者が中隔野をほんの少し刺激されただけで、その直後に痛みから解放され、元気で朗らかになったのを見たときの感動は今でも鮮明に覚えているという。若きリチャードソンはすっかり魅了されてしまった。

その後、一九七〇年代にベテラン外科医として慢性痛の電極治療をおこなっていた彼は、脳の特定領域を刺激すると鎮痛剤の働きをする脳内物質が大量に放出されることを共同研究者とともに発見した。リチャードソンは、強迫性障害とトゥレット症候群の治療に電極を使用した医師の一人でもある。そのため、彼は異端児扱いされることが多い。

暴力と脳——攻撃性の一部は生物学的に説明できる

「現在、私は暴力と攻撃性に興味を持っています」と彼は言う。そのきっかけは十年前、「サイエンス」誌に掲載されていた、「暴力は、巷で云々されているような精神的・社会的問題とはほとんど無関係だ。暴力は脳機能の問題なのだ」と主張する論文をたまたま読んだことだった。リチャードソンはデヴィッド・メリックのことを思い出し、文献をくまなく調べ始めた。攻撃性と脳に関する文献を読み漁った結果、彼は、研究・記述対象となった暴力的症例すべてに共通する特徴に気づいた。それらの症例にはすべて、眼窩前頭皮質（大脳皮質の、眼球の真上に位置する部分）の活動レベルが非常に低いという特徴があったのだ。

イギリスの神経心理学者エイドリアン・レインが、二〇一三年に発表した『暴力の解剖学——神経犯罪学への招待』の中で同じことを書いている。レインは、殺人犯を二つのタイプ（綿密な計画に基づいて犯行に及んだ殺人犯のグループと、単に感情を制御できずに衝動的に犯行に及んだ殺人犯のグループ）に分類し、それぞれの脳機能を比較してみた。

私がその話をすると、リチャードソンは、「その結果、どんなことが明らかになりましたか？」と尋ねた。もちろん、答えは承知の上だ。

私は答えた。粗暴犯には、右側眼窩前頭皮質の機能低下が見られたそうです。計画的に殺害行為に及んだ殺人犯には、そのような特徴は見られませんでした。

「そのとおり。彼らはサイコパスですから」。リチャードソンはそう言うと、パソコンに向かって何かを探し始めた。探し物が見つかるのを待つ間、私は改めて、時代の変化を感じていた。数十年前、フランク・アーヴィンは『暴力と脳』の中で「攻撃性の一部は生物学的に説明できる」と述べたために散々叩かれたものだが、今ではその主張は完全に受け入れられている。エイドリアン・レインが自分の著書を「神経犯罪学宣言」と呼んだのに対して、書評家たちはそれを「新鮮な試み」だとして好意的に受け止めた。実際には、この変化は、基本的データの信頼性が格段に向上したためというよりは、時代精神が変化したために起きたのだった。両耳の間にある重さ三ポンドの柔らかな組織・脳は、もはや聖域ではなく、人体という機械の一部に過ぎないものとなったのだ。

「ここにありました」とリチャードソンは言い、自分が描いた図を見せた。暴力の回路を図式化したものだ。三つの脳領域——眼窩前頭皮質、脳深部に位置する視床、アーモンドのような形をした小さな扁桃体——が強調されて描かれている。この三つの脳領域は互いに深く結びついている。扁桃体は危険な瞬間や不快な瞬間を記銘し、不安を視床に伝える。視床は、それに対して逃げるか戦うかの判断を下す、一種の原動力としての機能を果たす。第三の車輪は眼窩前頭皮質だ。これは、視床から送られてくる衝動について考え、実際の環境に応じて調節する役割を果たす。

「左脳の眼窩前頭皮質はアクセルのように、右脳のそれはブレーキのように働きます」とリチャードソンは言い、自分が治療している暴力的な患者の話を始めた。

ニッキーと呼ばれている現在二十二歳のその女性患者は、デヴィッド・メリックにそっくりだった。幼い頃から、彼女は制御不能な怒りの発作を定期的に起こしてきた。成長して腕力が強くなるにつれて、問題は手に負えないほど大きくなった。十代のとき、祖母をナイフで危うく殺してしまいそうになり、それ以来、複数の精神病院を転々としながら入院生活を送ってきた。鎮静剤投与や身体拘束を受けながら、このまま閉鎖病棟で一生過ごすことになるかもしれないと思われた。

ニッキーの祖母がドナルド・リチャードソンの評判を聞き、相談にやってきたのはその頃のことだった。ニッキーの脳をスキャンしてみると、軽い脳損傷と右側眼窩前頭皮質の機能低下が明らかになった。リチャードソンは必要な許可を得た上で、損傷した脳領域からの伝達を円滑にするために電極一本を埋め込む手術をおこなった。刺激の適切な強度が見つかるまでの一年間、ニッキーの状態は一進一退だったが、その後は安定し、薬物治療の必要がないほどになった。現在は、三カ月に一度の検診を受けながら、発作を起こすこともなく一人暮らしをしている。

「ニッキーは唯一の症例ではありません」とリチャードソンは言った。彼が念頭に置いているのは、中東のさまざまな戦争から深刻な問題を抱えて帰国する帰還兵たちのことだ。「自殺したり、家族を殺してしまったりした帰還兵の話をしょっちゅう耳にします。十万人以上の帰還兵が自殺しました。心的外傷が関係しているケースも中にはあるでしょうが、彼らの多くは何らかの脳損傷を被っていたと私は考えています」

外傷性脳損傷（ＴＢＩ）は、イラク戦争やアフガニスタン戦争に「特徴的な外傷」だと言われてきた。爆発やその他の打撃によって頭部に繰り返し外傷を負った結果、脳組織が損傷し、攻撃性、鬱状態、不安感、記憶障害、人格変化など、予測不可能なさまざまな症状が現れる。二〇〇〇年以来、三十万人近いアメリカ兵が外傷性脳損傷を被り、二百万人以上の帰還兵が神経疾患や精神疾患に苦しんでいる。この問題は何度も大きく取り上げられ、この状況を見てアメリカ軍も脳研究に乗り出さざるを得なくなった。

DARPAによる「精神への月ロケット打ち上げ」プロジェクト

「軍が損傷脳の治療に乗り出す」。これは、二〇一三年に発行された「サイエンス」誌の記事のタイトルである。この年、アメリカ国防総省の研究機関である国防高等研究計画局（ＤＡＲＰＡ）が、「次世代の脳深部刺激法開発を促進し、ひいてはその開発過程で精神疾患の生物学的解明を促進するために七千万ドルを提供する」と発表した。ＤＡＲＰＡのこの構想にメディアは大いに関心を示し、評論家たちはこれをケネディの月面着陸計画になぞらえて「精神への月ロケット打ち上げ」と呼んだ。私はヘレン・メイバーグから聞いてこのプロジェクトのことを知った。彼女も助成金を申請したが、獲得できなかったとのこと。彼女は、DARPAのこの野心は「完全に非現実的」だと言った。彼女は「トンデモ」とまで言ってこのプロジェクトをこき下ろし、私に、プロジェクトのコンセプトのコピーをあげるからあなた自身で判断したらいいと言った。

たしかに、プロジェクトの目標は野心的だった。まるでSFのようだった。

DARPAは、小脳に埋め込むことのできる小さな電気系統装置――一種の電子超自我《スーパーエゴ》――を開発しようとしていた。DARPAがほしがっているのは、特定の強度で特定の脳細胞を刺激するだけの装置ではなく、脳の状態を常時読み取ってそれを修正し、特定の感情や特定の種類の行動が最初から起きないようにする装置だった。つまりそれは言ってみれば、精神に先制攻撃を仕掛ける装置だった。

原理そのものは、マーストリヒトの神経外科学会で何度か聞いたものに似ていた。それは閉回路と呼ばれるもので、その原始的バージョンはてんかん治療器としてすでに存在している。これは二つのパーツに分かれていて、一方についている一つないし二つの電極はいわば地震感知器のようにイレギュラーな脳活動を捉える。もう一方のパーツについている電極は、脳内のてんかんの発信源を特定の強度で刺激し、活動を抑える。このようにして、いわば発作の芽を摘むのである。

DARPAは、帰還兵や現役兵士の抱える多様な症状にこれと同様の方法で対処しようとしている。プロジェクトの概要を説明した文書の中でDARPAは、心的外傷後ストレス障害や外傷性脳損傷だけでなく、鬱病や不安神経症や境界性人格障害、さらには薬物乱用や線維筋痛症、記憶障害にまで言及している。ヘレン・メイバーグが言うとおり、「要するに、発症のメカニズムがほとんど分かっていない病気が一緒くたにされている」のだった。

一例として、心的外傷後ストレス障害について考えてみよう。この障害の患者は、恐ろしい体験のフラッシュバックに苦しめられ、不安発作によって衰弱してしまう。DARPAが開発を目指しているのは、発作が起きるサインを捉えて千分の一秒以内に反応し、信号が意識に侵入するのを妨害することのできる、埋め込み式の自動制御装置である。マサチューセッツ総合病院の研究者たちは、それをどうやって実現したらいいかについて、すでに大まかなアイディアを持っている。恐怖は扁桃体で生まれるが、扁桃体の活動を調節・抑制する、より高度な役割を果たす脳領域が存在する。それが腹側正中前頭前皮質である。扁桃体の過活動を検知し、大脳皮質をすばやく刺激するなどすれば、恐怖反応が本格的になる前に扁桃体を抑制できる、とDARPAは考えている。

「これは、従来とはまったく違う新しいアイディアです。この装置はまだ存在しません。我々は、こうした問題への対処法を一変させようとしているのです」。DARPAのプロジェクト・コーディネーター、ジャスティン・サンチェスは、二〇一三年に「ニューヨーク・タイムズ」紙にこう語っている。一方、当時のDARPA副長官ジェフリー・リングは「サイエンス」誌に、脳深部刺激法への助成金はこれまでが少なすぎたのだ、と述べている。「そこで我々は考えたんです。かまうもんか。ものは試しだ、やってみよう。もしうまくいけばめっけものだ、と」

親切だけどクレージー、金持ちのＤＡＲＰＡおじさん

こうした大胆不敵なやり方はＤＡＲＰＡには珍しいことではない。ＤＡＲＰＡは、冷戦期、ソ連のスプートニク打ち上げ成功にショックを受けたアメリカ側の対抗策として創設された。アメリカが先端技術で二度と後れを取らないようにすることがその目的だった。ＤＡＲＰＡの業績で最も有名なのはおそらく、インターネットの発明に貢献したことだろう（インターネットは、一九六〇年代末に「アーパネット」という名称の開発プロジェクトとして始まった）。現在あらゆるものを動かしている基礎的なＩＰプロトコルをインターネットの先駆者たちが発明したことにも、ＤＡＲＰＡが関わっている。それ以来、ＤＡＲＰＡはＡＩに命を吹き込むことに尽力してきたが、それに加えて、バイオテクノロジーや医療テクノロジーにも次第に資金を注ぎ込み始めた。ＤＡＲＰＡは、他のどんな基金よりも野心的かつ奇抜なアイディアに理解があることでも有名である。ある研究家が二〇一五年にシリコンバレーで開かれた公開セミナーで述べたように、ＤＡＲＰＡは「親切だけどどこかクレージーな、金持ちのおじさん」みたいな存在なのだ。

私もＤＡＲＰＡおじさんと話がしたくてたまらなかったのだが、その願いにおじさんは長い間応えてくれなかった。ＤＡＲＰＡのホームページには電話番号がずらりと掲載されているが、そのどの番号にかけてみても、まったく同じ留守番電話の味気ないメッセージが聞こえてくるだけだった。あれこれ策を弄したあげく、私はついに、ＤＡＲＰＡを卒業したばかりのジェフリー・リング大佐に連絡を取ることができた。彼は東海岸のどこかの道路から電話をかけ直してくれた。脳深部刺激法に関して質問したかったことの一つは、と私は切り出した。ＤＡＲＰＡは科学者や研究者を募っ

て新型装置を開発し、それを使ってさまざまなタイプの異常な脳活動をマッピングし、臨床試験をおこなおうとしています。これらすべての計画を五年間で実現しようとしています。五年間ですよ！　そんな短期間で実現可能な計画だとお考えなのですか？

「たしかに超野心的な計画ですが」とリングは早口で言った。これがDARPAのやり方なのです。「DARPAは国立衛生研究所とは違います。研究のための研究はしません。我々が求めているのは本当に実用性のある装置です。実際に治療効果がなければなりません。そうでなければ、科学博覧会用のプロジェクトに過ぎません」

だから、マウスやサルを使った研究では軍を満足させられません。それから、極端にタイトで厳格なスケジュールを設定したのは、「適切な人材」だけが応募してくるようにするためです。「DARPAは根性のある人材を求めています。きちんと結果を出す気のある人材を求めているのです」

軍から三千万ドルを獲得したハーバード大学のエリート軍団

こうした人材は、ハーバード大学や同大の関連医療機関であるマサチューセッツ総合病院で見つかるかもしれない。同病院の神経外科医エマド・エスカンダルと精神科医ダーリン・ドアティとアリク・ウィッジは、近くのドレイパー研究所のエンジニア数名と組んでDARPAの五カ年計画に応募し、開発費三千万ドルを獲得した。

私がボストンに着いたとき、エスカンダルは旅行中だった。そこで、私はボストン海軍工廠跡地の歴史的建造物の中でドアティとウィッジに会うことになった。この建物の中に、研究者一人あたりの脳スキャナー数世界一を誇る、マサチューセッツ総合病院神経科の研究施設が入っているのだ。巨大なアトリウムを通り抜けながら、私は皮肉な状況に思わずニヤリとさせられた。第二次大戦中、軍はここに大西洋護衛艦隊のための弾薬を保管していた。ハーバード大学のエリート軍団がここに移り住んだ今でも、研究費を払っているのはやっぱり軍なのだ。一方、ハーバードのエリート軍団はＤＡＲＰＡがほしがっている装置の完成に着々と近づいている。私はその装置に、「電子スーパーエゴ」というあだ名をつけていた。

「もうそんなに遠い先の話ではありません」とドアティは言った。彼の洞窟のようなオフィスで私たちは話をしていた。ドアティとウィッジは、見た目はちぐはぐなコンビだった。中年のドアティは色白で頭が丸く、童顔。年少のウィッジは色黒で細身、メフィストのようなあごひげを蓄えた顔は精悍だ。長年連れ添った夫婦のように、彼らは互いに補い合っている。ドアティが言葉を切ると、すかさずウィッジがうなずいて言う。「これはきわめて野心的なプロジェクトです」

もう少し具体的に言うと、私たちが話題にしていたのは、人間の脳に組み込んで神経組織にダイレクトに接続することによって脳の働きを正常に保つ小さなコンピュータのことだった。微細な電極によって特定の脳領域の活動を計測し、望ましくない活動が起きそうな兆候（鬱傾向を示す脳活動や、不安神経症や強迫性障害や過度な衝動性につながりそうな脳活動）を検知すると、直ちに電気刺激によってそれを矯正するのだという。

装置そのものはまだ試作品段階だった。ドレイパー研究所のエンジニアが製作したそれは、金属製の蜘蛛のように見えた。本体から五本の腕が伸び、それぞれの腕の先端に非常に細い電極がついている。目的に応じてこれを、患者の脳組織のさまざまな箇所に埋め込むのだ。現段階では、この装置はｉＰｈｏｎｅより少し大きめだが、次の試作品は頭蓋内部に収まる程度にまで小型化される予定だ。電池で作動するパルス発生装置（現行システムでは、胸の皮下に埋め込まれる）の時代は、もうじき終わりを迎えるだろう。

「ざっくり言えば、私たちは古臭い脳刺激法の枠を超えようと思っています」とウィッジが言った。古臭い、とおっしゃいましたか？「そうです」とドアティが言葉を継ぎ、脳深部刺激法を鬱病治療に応用した有名な臨床試験二例について話し始めた。トーマス・シュレプファーが時期尚早だったと言った、どちらも失敗に終わった二例の臨床試験のことだ。

「そのうちの、メドトロニック社から資金援助を受けた臨床試験に、私たちはまさにここで参加しました」とドアティは言った。「その上で言うのですが、二例ともまったく効果が見られなかった理由は、その手術が精神疾患に関する時代遅れの考え方に基づいておこなわれたからだと私たちは考えています。私たちは現在、その古い考え方をラジカルに変革しようとしているのです」

鬱病として一括りにされている疾患は複数の別々の疾患ではないか

「ラジカル」という言葉はたしかに当たっている。ドアティとウィッジは、精神医学全体が基礎としている病名そのものを廃止しようとしているのだから。鬱病、強迫性障害、社会不安障害、人格障害といった有名な病名は、その根底にある生理学的現実を反映していないため不適切だ、と彼らは主張する。「鬱病」という病名を例に考えてみよう。鬱病と言えば明確な病名のように聞こえるが、しっかり定義づけしようとするとその輪郭はぼやけてしまう。患者によって体験も症状もかなりまちまちだからだ。嗜眠傾向のある患者もいれば、不眠を訴える患者も多い。過食気味で体重が増加する患者もいれば、食欲が減退して痩せ細っていく患者もいる。ストレスホルモン濃度が上昇する患者がいる一方で、そうでない患者もいる。精神科医たちの内輪話では、「鬱病として一括りにされている疾患は、実は、器質的原因も生物学的メカニズムも異なる複数の別々の疾患なのではないか」という声が次第に強まっている。

その一方で、一人の患者に複数の精神疾患が併存している場合も非常に多い。つまり、一人の患者に複数の精神疾患の症状が見られる場合があるということである。強迫性障害と鬱病、人格障害と不安神経症、といった具合に。不安神経症と鬱病を併発する患者が多いことは言うまでもない。

「つまり」とドアティが椅子から身を乗り出して言った。

「従来の病名は、症状が重複しているのです。精神疾患の実体を理解する鍵は、病気の影響を受けている行動領域に目を向けることです。つまり、患者の脳内でどんな基本的プロセスが障害を受けているかを分析する必要があるのです」

この大胆な発想の転換は、現在、精神医学研究の最高権威機関から徐々に臨床へと浸透しつつある。二〇〇八年、国立精神衛生研究所が新戦略を打ち出した。「観察可能な行動と神経生物学的手段の次元」に基づいて患者の状態を分類するための新しい方法を探るプロジェクトの立ち上げを呼びかけたのである。「研究領域基準」（ＲＤｏＣ）と名づけられたこの計画は明らかに、永遠の議論の的である「精神疾患診断マニュアル」に対抗するものだった。二〇一三年に第五版が出版されたこの「精神医学のバイブル」は、臨床観察に基づいて病名を増やし続けているとして批判されてきた。発症メカニズムに関する知識ではなく、症状のリストばかりを追加している、と。

ＲＤｏＣに触発されたドアティとウィッジは、自分たちのアプローチを「診断横断的枠組み」と呼んでいる。それは、彼らの研究が、現在使われている診断名の枠を超えているためである。彼らは、多くの精神疾患によって影響ないし障害を受ける六つの行動領域（報酬動機づけ、感情制御、意思決定・衝動性、認知の柔軟性、恐怖消去、学習・記憶）を選び、分析の対象とした。各行動領域の評価は、縦軸上の位置で表される。中央が正常域で、大多数の人はここに収まる。それより上なら「高」、下なら「低」と評価される。

理論上は、電極を使って人間の行動領域を直接的に操作できる

「重要なのは、こうした行動領域にどの脳内ネットワークが関わっているか分かっているということです」とウィッジは言う。「つまり、理論上は、電極を使って行動領域を直接的に操作できるということです」

つまり、彼らによれば、鬱病はここ、不安神経症はここ、依存症はここ、というふうに、原因となる単独の脳領域がそれぞれ存在しているわけではないということである。どんな患者のどんな疾患ないし状態も、さまざまな種類の行動の集まりとして表すことができる。つまり、どんな疾患や状態も、さまざまな行動領域のスコアの組み合わせによって表すことができるということである。

現在の診断法で「鬱病」という同じ診断を下された人が二人いると想像してみよう。この新しいア

プローチを使えば、彼らは「鬱病」という漠然とした診断ではなく、自分の状態についてもっと詳細な説明を受けられることだろう。一人は意欲の低下とともに、ひどい不安感に苦しんでいるかもしれない。一方、もう一人は認知の柔軟性の低下が顕著で、それが、ネガティブな考えが繰り返し頭に浮かぶという症状となって現れているのかもしれない。このアプローチは、精神科というものが成立して以来、精神科医が切実に求めてきたものを実現するだろう。精神科医も、血圧やコレステロール値と同じように測定することのできる、実際的な検査をおこなうことができるようになるのだ。

電子機器を使ったオーダーメイド医療検査を体験する

「つまり、バイオマーカーですね」とドアティは言い、一例として認知の柔軟性について説明する。認知の柔軟性とは精神活動を制御・調節する能力のことだが、この能力は、精神疾患によってさまざまな障害を受けることが多い。鬱病患者はネガティブ思考に陥りがちだし、PTSD患者はトラウマが心によみがえってくるのを抑えることができない。どちらの問題も、大脳皮質前部の特定領域と扁桃体との接続がうまくいかないことに原因がある。したがって、理論的には、こうしたネットワークが活性化するように脳を刺激してやれば、鬱病やPTSDの治療に役立つ場合があるということである。「これは、新装置についている五つの電極のうちの一つでできます」とウィッジは言った。残りの四つも必要に応じて、問題のあるネットワークに作用させることができます。

「これは、電子機器を使ったオーダーメイド医療なのです」と彼は言った。「病的状態は、認知の柔軟性や感情調節を数値化できるのと同様に、平均値からの標準偏差として定義することができます。想像してみてください。将来は、こうした行動領域を検査して数値化し、さまざまな行動に働きかけてこれを正常化する治療がおこなわれるようになるでしょう」

想像してみます。でもその前に、その検査の基準をどうやって決めるのか伺っておきたいですね。私のこの質問に対して、「精選された三十六名のボランティアに検査を受けてもらい、その結果の平均値を暫定基準値としています」という答えが返ってきた。この三十六名は、ありとあらゆる標準的な心理学的問診の結果一つも精神疾患の兆候が見つからなかった、ノーマルの見本のような人たちです。このようにして選んだ被験者に、さまざまな行動領域に関する検査を繰り返し受けてもらいました。その検査結果は、測定基準としてふさわしい中間値と言えるでしょう。

「あなたも検査を受けてみませんか？」とドアティににこやかに言われ、私は断り切れなくなった。

彼はパソコンを取り出すと、「それでは、認知の柔軟性の検査から始めます」と言った。ARCと呼ばれるこの検査は、極端に単純なコンピュータゲームのような感じだった。画面中央に、三つの数字が映し出される。そのうちの二つは同じ数字だ。被験者は、「仲間はずれ」の数字の位置を「1」「2」「3」のいずれかのナンバーキーで答える。間違えやすいのは、「仲間はずれ」の数字自体は「3」だが、その位置は「1」列目あるいは「2」列目だというような場合だ。認知の柔軟性が低いほど、間違ったナンバーキーを押す頻度が高まる。私の検査結果は全問正解だった。ドアティが肉付きのいい手を挙げ、ハイタッチを求めてきた。

次は感情制御能力の検査だった。課題に取り組んでいるとき、課題とは無関係の、感情を左右する情報をどれだけ無視できるかが測定される。被験者は、おびえている顔、あるいは嬉しそうな顔のどちらかを見せられる。どちらの顔にも、赤い文字で「嬉しい」あるいは「恐い」と大きく書いてある。顔の表情と文字の内容が一致している場合もあれば、逆の場合もある。被験者は、文字の内容を無視し、顔の表情を答えなければならない。これが意外に難しかった。写真と文字が一致するものと一致しないものがランダムに映し出されるので混乱してしまうのだ。私は何度も失敗し、一度キーボードを強く叩いてしまった。アリク・ウィッジは首をかしげ、窓の外を見た。

「たしかにそれ、ちょっとイラつくかもしれませんね」とドアティが言った。彼は神経質な笑い声を上げると、そっとパソコンを閉じた。「でも被験者たちはだんだん慣れてイライラしなくなるみたいです」

被験者は電極埋め込み済みのてんかん患者

被験者たち、か。そうだ、すっかり忘れていた。とっさに、脳に電極を埋め込まれた状態でこんな課題に延々と取り組んでくれる被験者なんて見つかるのだろうか、という疑問が頭に浮かんだ。だが、被験者を募るのはどうやらそれほど難しいことではないようだ。電極を埋め込む脳外科手術をどのみち必要としている患者がいるからだ。つまり、てんかん患者である。

「そうしたてんかん患者は病棟にたくさんいます。彼らは退屈しているので、多くが実験参加に前向きです。実のところ、およそ四人に三人が、頼めばうんと言ってくれます」とウィッジが説明する。実際、神経外科医は以前から、てんかん患者を被験者とする実験をおこなってきた。実験の対象となったのは薬剤が効かない難治性てんかん患者や、発作の原因となる脳領域の切除を受けるてんかん患者で、たいていは、病変部位を特定するために脳のさまざまな箇所に一時的に電極を埋め込まれた状態で入院している患者だった。電極を埋め込んだあとは、医者としては発作が起きるのを待つだけだ。だが、すでに電極が埋め込まれているのであれば、脳に関する新しい知識を獲得するためにそれを使ってもいいのではないだろうか。こんな機会を逃すのは、それこそ倫理に悖るというものだ。少なくとも、ある神経外科医グループは、二〇〇九年の「ネイチャー」誌に掲載された論文の中でそう主張している。

「患者のビデオを見ましょう」とドアティがポンと手を叩いて言った。彼は目当てのビデオをすばやく見つけ出した。さまざまな機器に囲まれて病院のベッドに座っている、若い女性患者が映し出される。患者の脳には十二本の電極が埋め込まれ、それぞれの電極に十個ずつ、測定をおこなうための接触装置がついている。この状態を見て私は、一九七三年にアメリカ議会で開かれた公聴会で証人たちがロバート・ヒースを、「患者を人間針山にした」と非難したことを思い出し、「患者には何のダメージもないのですか」と慎重に尋ねた。ドアティは首を横に振った。

「幸いなことに、脳組織はゼリー状です。ゼリーの中に体温計を差し込むのと同じです。体温計の周囲のゼリーは押しのけられます。そう、ゼリーには多少の剪断が生じます。でも、体温計を引き抜けば、すべて元どおりの正常な状態に戻るのです」

アリク・ウィッジが説明を続ける。患者に接続されているのは、暫定的装置の第一バージョンです。この装置は体外式で、昔の据え置き型コンピュータくらいの大きさがあります。まず、患者が一つないし複数の検査を受けている間に、研究者はこの装置を使って、自分が調べたいと思っているネットワークを測定します。このようにして徐々に患者の初期状況をマッピングし、行動に影響を与えるには脳をどのように刺激すればいいかを割り出すためのアルゴリズムを計算します。

ビデオに収められていたのは、認知の柔軟性に関する検査の模様だった。画面の外に座っているアリク・ウィッジが、患者に愛想よく話しかけている。ロバート・ヒースの古い白黒映像の現代版といった感じだ。

「何か特に感じることはありますか?」とウィッジが患者に尋ねる。

「そうですね」と患者が答える。「ふだん、この課題を解くときには、まず数を数えて、それから正解が分かるって感じなんですけど、今は答えが自然に出てくるように感じます」

「なぜかいつもよりすらすらできるという感じですか?」

「集中できる感じ、答えが自然に分かる感じがします」

ウィッジはビデオを止めると、この患者は「強迫性障害すれすれの」非常に不安感の強いタイプです、数字課題では常に百パーセント正解しています、と言った。

「でも、ビデオでご覧になったとおり、脳刺激によって認知の柔軟性が向上し、いつもよりもはるかにすばやく課題をこなすことができるようになりました。これは、意思決定能力が実際に向上したことを示しています」

ＦＤＡも認可済み、二〇一九年中の臨床試験を目指す「電子スーパーエゴ」

私がドアティとウィッジに会った時点で、六人の被験者が「電子スーパーエゴ」を実際に試し、「電子スーパーエゴ」とそのアルゴリズムには行動を一定の方向にシフトさせる効果があるという結果が出ていた。この装置を使えば、衝動性を弱めたり認知の柔軟性を高めたりすることができる。同様に、感情制御能力を向上させたり、感情が麻痺している人の場合には感情を豊かにすることもできる。

あとは、ドレイパー研究所のエンジニアたちに、体内に埋め込める大きさにまで試作品をもう少し小型化してもらい、最初の臨床試験がおこなわれるのを待つだけだ。そのためのゴーサインは、ＦＤＡからすでに出ている。

「それがいつになるか、ですか？」とウィッジは言った。「計画どおりにことが運べば、二〇一九年中ですね。そうなるといいと思っています」

私はすっかり魅了された。輝かしい将来性を持った最先端プロジェクトの話も興味深かったが、特に、その驚くべき歴史的類似性に魅せられたのだ。一九五〇年代に脳研究を利用したのはＣＩＡだった。そして現在、同じことをＤＡＲＰＡがしているのだ。そして当時も今も、一流の科学者たちが喜々としてプロジェクトに参加している。メディアが伝える反応から判断すれば、軍から資金提供を受けることに抵抗を感じる研究者は現在ほんのわずかしかいないようだ。ＭＩＴとハーバード大学が共同運営するブロード研究所の精神医学研究部長スティーブン・ハイマンは「スペクトラム」誌に対して、「ＤＡＲＰＡが開発に興味を示しているようなハードウェアは、精神医学全体にとって大きな進歩となることでしょう」と語っている。私はダーリン・ドアティとアリク・ウィッジに「軍から資金提供を受けることに不安を感じませんか」と聞いてみたが、「全然」という返事だった。それどころか、彼らはそれに満足していた。ウィッジが言うとおり、ＤＡＲＰＡの補助金はオバマ大統領の「ブレイン・イニシアティブ」の一環だし、それに結局のところ、ハーバード大グループが開発しているのは軍事技術ではなく医療技術なのだ。さらにＤＡＲＰＡは、国民の非難を回避するため、研究を監督する倫理委員会を立ち上げている。

さらに付け加えれば、当時のＣＩＡが敵国の兵士から情報を聞き出す方法を開発しようとしていたのに対して、ＤＡＲＰＡは自国の帰還兵を助けようとしているだけだ。それに文句のある人間がいるだろうか。

より攻撃的で冷酷な兵士を作り出せる技術に対する危惧

しかし、反論は明快だ。ひとたび技術が開発され実用段階に入れば、それはさまざまに転用することができる。脳内に埋め込んだチップが心的外傷後ストレス反応を緩和できるなら、おそらくそれは、戦場での恐ろしい体験が心的外傷を残すことも防げるだろう。さらに、それを使って兵士をタフな、つまり戦闘に耐えられる人間にしてから戦場に送り出すようなことも考えられるだろう。このような使い方は個々の兵士への配慮のように思われるかもしれない。しかし、同じ原理によって、より攻撃的で冷酷な人間を作り出すこともできるのだ。

実は、一般的な（とはいえ複雑な）性格特性に影響を与える実験はすでにいくつかおこなわれている。こうした実験から、電気刺激によって被験者の粘り強さを向上させたり、社会規範に対する態度を変えたりできることなどが明らかになった。

二〇一三年に有名学術誌「ニューロン」に発表されたある論文が、スタンフォード大学でおこなわれた実験について次のように述べている。てんかん患者二名の中帯状皮質前方部に単一の電極を埋め込み、微弱な電気刺激を与えたところ、意外にも、元々の性格がまったく違う二人の患者にまったく同じ反応が現れた。二人とも、「何かしなければ、何かに取り組まなければ」という強い、持続的な意欲を感じた。つまり、具体的な対象がなくても、わずかな電気刺激によって強い意欲を呼び起こすことが可能だということである。

同じく二〇一三年、チューリヒ大学の経済学者エルンスト・フェールは、外部電気刺激による実験をおこなった。これは経頭蓋直流電気刺激と呼ばれる脳刺激法で、頭蓋骨を通して弱い電流を脳に流し、頭蓋骨に接している脳領域の活動に影響を与えるものである。フェールは六十三名の被験者を使って次のような実験を試みた。被験者たちは一定額のお金を渡され、匿名のパートナーにその中からいくらかを渡すように指示された。実験の第一ラウンドでは、お金をもらった人は、その金額に不満があっても制裁措置に訴えることはできなかった。しかし第二ラウンドでは、お金を受け取った人に、金額に不満があればそれに抗議して被験者を罰する権利が与えられた。このゲームには、二つの相反する力が働いている。公平に分配（つまり、折半）しなければという文化的規範と、できるだけたくさん自分のものにしたいという利己心である。フェールを中心とする研究チームは、これら二つの力のせめぎ合いに右外側前頭前皮質の活動が影響を与えている可能性があることを発見した。電気刺激によってこの領域が活性化すると、被験者たちが公平規範に従う傾向が高まり、活動が低下すると、利己的に行動する傾向が高まったのである。

最も示唆に富んでいたのは、被験者たち自身は何の違いも「感じていない」という事実だった。実際の行動は変化しているのに、そのことについて尋ねられると、彼らは公平性に対する自分の考えは変わっていないと答えた。どうやら、ある人の道徳観の設定値を本人に気づかれずに微妙にいじることは可能なようだ。

電気刺激によって人間の感情や倫理観はどうにでも変えられる

もちろん、これらは単独の実験の初期結果に過ぎないが、こうした結果はきわめて重要な問題に注意を促している。それは、電気刺激によって人間の性質の直接的な制御が可能になるということである。人間をどんな用途のための道具に造り替えることも可能だし、感情や倫理観はどうにでも変えられるものと思われる。

しかし、一九七〇年代に起きたような「マインドコントロール」を危惧する声は、現在あまり聞こえてこない。たとえば「カソリック・オンライン」などはDARPAのプロジェクトについて「理論的には、このようなツールは独裁者が国民をコントロールするために使うこともできる」と述べているが、こうした姿勢を取るメディアはむしろまれである。こうした疑念は時代遅れの感さえある。一九七三年にオレゴン州で成立した、「人間の思考、感情、行動を変化させることを主目的とした」あらゆる精神外科手術を禁じた法律にも同じことが当てはまる。脳深部刺激療法が有望な治療法として急浮上している現在（言うまでもなく、脳深部刺激療法は、感情や思考や行動を変化させることを明確な目標としている）、この法律は見直しが進んでいる。

現在では、「マインドコントロール」という言葉に「外国が裏で糸を引いている」というような不気味な響きは感じられない。この言葉には現在ではむしろ、「精神という装置を自分でコントロールする」といったニュアンスがある。これはつまり、自分自身の必要や願望に従って自分自身を調整するということである。だから、これは実際、理想の姿に近づくために自分の能力を最大化しようとしておこなっているその他諸々の事柄の延長線上にあるものに過ぎない。ヨガとかマインドフルネスとか、コンピュータを使っておこなうさまざまな脳トレプログラムなどはもちろんこれよりも無害だし、より「自然な」方法だという人もいるかもしれないが、それらもすべて基本的に、脳の活動の変更を目的とするものである。

DARPAのプロジェクトについて考えているうち、私はめまいがしてきた。ロバート・ヒースの時代の手作り機器と現代の最新機器との技術的ギャップもさることながら、世間の態度の変化に私は驚かされた。随分昔にワシントンDCの航空宇宙博物館を訪れたことがあるが、そのとき味わったのと同じような気分だった。博物館の大ホールの片側にはライト兄弟の壊れそうな飛行機が、もう一方には、アポロ計画のピカピカの宇宙カプセルが展示されていた。二つの展示物を何度も交互に眺めながら、ライト兄弟の初飛行からたった六十年で月面着陸が実現したことに、私は信じられない思いでいっぱいだった。

オブライアンから届いたヒース研究室の実話小説

ボストンの海軍工廠跡地で未来を垣間見てからほどなくして、郵便受けに届いた小包によって私は六十年前に引き戻された。送り主は、ヒースの教え子で現在はペンシルヴァニア大学でドラッグ依存症を研究しているチャールズ・オブライアンだった。小包の中には、黄変した紙の束が入っていた。プラスチックのツイストリングで螺旋綴じにされ、表紙に『精神外科――アーノルド・J・マンデル　一九五四年』というタイトルと著者名が黒の太字体でタイプ打ちされている。

それは、アーノルド・マンデルの「小説」の原稿だった。元々の送付先である同僚たちに宛てた、マンデルの手紙が添えられていた。

これは、私が一九五四年から一九五九年までテュレーン大学精神科の学生だったときに取ったメモを元に、一九六〇年代半ばに書いたものです。当時の体験に私は圧倒されました。これは、自分も参加した研究の真実を伝えるための試みです。

ヒースについて、マンデルはこう書いていた。「たいていの人たちと同じように、私は彼の大きさとカリスマ性に幻惑され、鼓舞され、困惑していました」

文章が「あまりうまくない」ことを謝罪しながらも、彼は、「本書に書いたことはすべて実際に起こったこと」だと断言していた。

私は手紙を脇に置き、目次を指でなぞった。チャールズ・オブライアンは、ロバート・ヒースに何が起きたかを理解する鍵はアーノルド・マンデルが握っているかもしれないと言った。それはどういう意味だったのだろう。その手がかりになりそうなものを、私は目次から探していた。

中身を読んで分かったことは、まったく予想外だっただけでなく、少々奇怪な事実だった。マンデルの著書は私を、一九五〇年代後半に連れていってくれた。ヒースがメディアにもてはやされる新進気鋭の研究者だった時代へと。それを読んで分かったことは、彼の没落を引き起こしたものが脳深部刺激ではなかったということだった。問題の核心はそれとは別系統の研究にあったのだ。その研究について私はほとんど聞いたことがなかったし、それまでずっと、ほんの取るに足りないエピソードに過ぎないと思っていた。

第九章　研究室にペテン師がいる！

ヒースの片腕として重要物質の発見を担った、才気煥発だがエキセントリックな男。だが、自分にしか実験の再現はできない、と言い出した。イェール大卒の生化学者との触れ込みで採用したはずなのに。悪い予感が、ヒースを襲う。

アイリーンは一体どこにいるんだ。

日が暮れかかっていた。ロバート・ヒースは机のスタンドを点け、目の前の書類をじっと見つめた。管理業務は彼の最も苦手とする仕事だった。いつもなら、アイリーンに言われるまま、目の前の書類にサインするだけで適当に済ませていた。しかし、その日は何かが彼の注意を引いた。何かが明らかにおかしかった。彼は三枚の請求書を何度もひっくり返して見た。三枚とも彼の名前で発行され、最近の日付（一九五七年五月）が書かれていたが、彼には心当たりがなかった。車を借りたことになっていたが、それは彼が一度も運転したことのない車種だった。紳士服を購入したことになっている高級紳士服店は、彼の好みの店ではなかった。高級レストラン「ガラトワール」で何度か食事をしたことになっているが、そこへは何カ月も行っていない。

ヒースには訳が分からなかった。アイリーンにも分からなかった。高額な請求書にはたしかにヒースのサインがあったが、それは彼が書いたものではなかった。ヒースとアイリーンは、傾いたeが本物の筆跡よりも丸みを帯びているのでは、とか、それより大文字のRで別人の筆跡と分かるのではとか話し合った。だが、誰がそんなことをしたのだろう。

ヒースは机の前に座り、アイリーンは部屋を歩き回りながら、さまざまな可能性について話し合ったが、結局、紳士服店に電話して店員に聞いてみることになった。ちょっと記憶にない請求書があるんですが、お店の記録を調べてもらえますか？　なるべく早くお返事ください。

電話は折り返しかかってきたが、もたらされたのは奇妙な情報だった。はい、見習の一人が問題のスーツのご注文を覚えておりました。注文なさった男性は、ロバート・ヒース様の代理で来たとおっしゃっていました。ニューヨーク訛りの強い、とても小柄な方だったそうです。

ヒースは受話器を置いた。これで、マシュー・コーエンが関係していることが分かった。アイリーンが眉間にしわを寄せている。それはヒースには見慣れた光景だった。コーエンはヒースの研究チームの生化学者だったが、ちょっとした変わり者だった。彼は浅黒く筋骨たくましかったが背が低かったので、靴にコルクの中敷きを入れて背を一～二インチ高く見せようとしていた。研究チームの人間はそれを陰で笑っていたが、絶対に彼に面と向かっては言わなかった。というのも、マット・コーエンにはどこかドスの利いたところがあったからだ。彼は才気煥発で常に会話の主導権を握るタイプだっただけでなく、気性が荒くエキセントリックなところがあった。彼は銃マニアだった。チャーリー・フォンタナは、彼がさまざまな銃を持って研究室にやってくるのを見ていた。最近、コーエンは脚に銃創を負った姿で研究室に現れた。彼は奇妙な笑みを浮かべてその傷を誇示したが、それ以上何の説明もしなかった。さらにチャーリーは、彼がポケットから分厚い札束を取り出すところを何度も目撃していた。

「混乱した精神」を意味する物質・タラクセイン

マット・コーエンは、ヒースが非常に有望視していたある物質の発見に重要な役割を果たしていた。この物質の発見は私の第一の業績となることだろう。それどころか、この物質によって統合失調症の原因も解明されることになるかもしれない、とヒースは期待していた。彼はそれをタラクセインと名づけていた。

このタラクセインという名前は、「混乱した精神」を意味するギリシャ語「タラクシス」に由来する。ヒースは、統合失調症患者の血液中に浮遊していると考えられる物質にタラクセインと命名した。彼は、それをタンパク質の一種だと考えた。これが神経細胞による情報の伝達をなんらかの方法で妨げているに違いない。そして、これが統合失調症患者に特有の、中隔野の爆発的活動を引き起こしているのだ。

その少し前に彼がおこなった実験は、全米の精神科医たちの関心を集めていた。統合失調症患者の血漿から抽出したタンパク質を使って、彼は健常な被験者に一時的な精神病的症状を起こさせることに何度か成功していた。この例外的でドラマチックな実験結果は、統合失調症の原因を血液から発見できるかもしれないことを示していた。机の上の不正請求書を見つめながら、ヒースは不安に駆られていた。これはおかしい。

ヒースもアイリーンも、試練のときが数カ月先に迫っていることを考えていた。ヒースの机の上に、メイシー会議への招待状が載っていた。これは非常に格式の高い非公式会議だったが、同時に大きなリスクを伴うものでもあった。メイシー会議とは、豊かな資金力を誇るメイシー財団が主催して年に一度開かれる会議で、その年の最もセンセーショナルな医学的発見の有効性が精査されることになっていた。一流の研究者たちが一堂に会して質疑応答をおこない、研究結果の妥当性を検証するのだ。ヒースは、コーエンについて知っていることを必死にすべて思い出そうとしていた。コーエンはタンパク質抽出のためにいつも冷蔵室に何時間も閉じこもっている、と若い外科医ドナルド・リチャードソンから聞いていたことをヒースは思い出した。コーエンは冷蔵室に誰も入れないようにしているという。きちんと調べておかなければならないことが残っているのを知っていながら、コーエンはそ知らぬ振りをしていたのだろうか。

どうしたらいいだろう。自分とチームに批判が浴びせられることは分かっている。だが、延期を願い出るわけにはいかない。そんなことをすれば、疑念を招いてしまう。それに、延期の理由を言うわけにもいかない。研究チームの生化学者を疑っているから、などと言うわけにはいかない。それに、いったいコーエンの何を疑っているというのか。

コーエンが何をしているのか、はっきりさせなければ。貴重なタンパク質を台無しにするようなことを彼がしていないかどうか、はっきりさせなければ。この画期的な発見が夢物語に終わるかもしれないと思うと、ヒースは気分が悪くなった。コーエンにきちんと説明させる必要があった。

アーノルド・マンデルの説得力ある描写によれば、コーエンとヒースの話し合いは激しい口論となった。オフィスの受付からアイリーンが、内部通話装置のスピーカーを通して二人の会話を聞いていた。最初、ヒースは怒りを抑え、控えめだが断固たる口調で優位を保とうとしていた。実験室から直行してきたコーエンは、まるでこんな事態を想定してあらかじめ準備でもしていたかのように、冷静で落ち着いた様子だった。「きみは本当は何者なんだ」とおっしゃいますが、ボブ、それはどういう意味ですか？　そんなこと、問題じゃないでしょう。私の仕事を見れば分かるんじゃないですか？　科学は芸術と同じで、創造者の私生活は作品にとって重要なことではありません。研究チームの中でこれまでいちばん重要な発見を成し遂げたのは私じゃありませんか。

だが、誰も結果を再現できていない、とヒースは低い声で反論した。複数の研究チームが再現を試みたが、結果はネガティブなものばかりだ。しかも、再現を試みたのは無能な人たちじゃない。コーエンは笑みを浮かべ、「どうして再現できないのかは分かります」と言った。それは、「アメリカン・ジャーナル・オブ・サイカイアトリー」誌に掲載された我々の論文に、複雑な精製過程の最重要段階が書かれていないからですよ。私が省略しました。

「何だって？」ヒースは叫んだ。驚きのあまり、声が裏返っていた。「省略しただと？」

自分の実験方法をこれ以上ないほど詳細に記述する目的は、誰もがそれを再現できるようにするためだ。再現は科学の基本のキだろうが！

おそらくそのとおりです、とコーエンは落ち着き払って答えた。ですが、私はこの小さな秘密を生命保険だと考えています。私しか知らない技術上のコツが存在する限り、私の正体を知ってもあなたには私を排除することはできませんからね。

アーノルド・マンデルの記述によれば、押し殺したような沈黙に続いて、内部通話装置のスピーカーから怒声が聞こえてきた。堪忍袋の緒が切れ、ヒースがついに爆発したのだ。「この変質者が！」と彼は無言のコーエンに向かって何度も叫んだ。「とんでもない嘘つきめが！」自分が何をしたか分かってるのか？　危険にさらされるのは私のキャリアだけじゃない。私のもとで働いている数十人の研究者のキャリアが、ひいてはテュレーン大学医学部精神科全体が危険にさらされているんだ。それだけじゃない。生物学的精神医学そのものが、我々がこれまで研究してきたことすべての信頼性が危険にさらされているんだ！

イェール大出の生化学者である従兄弟を騙った詐欺師

分かったよ、ボブ。お望みとあらば、消えてやるよ。出てきたところへ帰るまでのことさ。コーエンは馬鹿にしたような口調で言うと、ことの真相をぶちまけ始めた。受付で聞いていたアイリーンにも、コーエンが話しながら次第に興奮していくのが分かった。

コーエンの親族は、まるで見えない線で真っ二つにされたかのように見事に毛色が分かれていた。立派な系統のほうに属する人々は、医者とか弁護士ばかりだった。もう一方の系統はマフィアとつながりを持ち、違法行為で儲けていた。マット・コーエンには、自分とは別の系統に属している、同じ年頃でまったく同じ名前の従兄弟がいた。その従兄弟はイェール大卒の生化学者だった。「博士号だとか、何だかんだ資格を持っているやつさ」

コーエンはそこで一瞬言葉を切った。その沈黙の間に、ドアのこちら側と向こう側でヒースとアイリーンは同じ結論に達していた。実験室と大勢の助手を任されていたこの男は、科学者ですらなかったのだ。この男は、人を信じ込ませる手管に長けた詐欺師だったのだ。

コーエンの暴露は続いた。彼は、いかがわしいファミリービジネスについて語った。コーエンは父親や兄弟ともども、国際的な賭博組織に関わっていた。数人の仲間とともにコスタリカで賭博場を経営し、甘い汁を吸っていた。カネはいくらでも入ってきたので、三十手前の若さでコーエンは、マイアミ港のペントハウスやマイアミの高級住宅街の豪勢な一軒家や自分でも把握できなくなるほどの数の高級車を所有し、羽振りのいい生活を送っていた。

「だが、ここの回転が速いんで」と彼は指でこめかみを軽く叩きながら言った。「そんな暮らしが退屈になってきたんだ」

この若い小悪党は以前から科学に強い関心を持っていたし、退屈してもいたので、ヒースや彼の電極刺激療法のことを知って興味をそそられた。妹が統合失調症と診断されてニューヨークの精神病院に入っていたため、精神病には常に関心を持っていたのだ。それなら、イェール大出の従兄弟を訪ねてあの野郎の免状のコピーをちょろまかしてみようか、と彼は考えた。計画は驚くほどうまくいった。

それを聞いて、ヒースは悄然とした。コーエンがどうやって卒業証書や免許状を手に入れたかはこれで分かった。だが分からないのは、どうやってみんなをこれほど見事に欺せたのかということだ。この男は専門分野の文献について驚くほどの知識を持っていたし、技術的な手際も相当なものだった。

説明してやるよ、簡単なことさ、とコーエンは言った。テュレーン大学で仕事を始める前、カリフォルニア大学の生化学研究室で数カ月間働いていたんだ。最初は器具の洗浄係だったが、すぐに実験助手に昇格して必要なことをいろいろと勉強したんだ。たしかにリスキーではあったが、別に不可能なことじゃない。

「精神科で働こうとする正規の生化学者はそんなにいるもんじゃない、そうだろ？　だったら簡単に入り込める、と思ったんだ」

統合失調症患者の脳内シナプスには何らかの異常があるに違いない

タラクセインはロバート・ヒースの生んだ子どもだった。それは、彼自身の理論から生まれ、実験によって具体化した子どもだった。「統合失調症患者の脳内には生化学的な異常がある」と考えると、彼や他の研究者らが観察から引き出したすべての糸がきれいにまとまった。タラクセインによって、諸々の事実が論理的かつしっくりと結びつくように思われた。

発端は電極刺激だった。一九五〇年代前半にテュレーン大学の研究者チームが統合失調症患者の中隔野の活動に混乱が見られることを発見したとき、ヒースは、その領域の組織に異常があるに違いないと考えた。目で見て識別できる解剖学上の異常は存在しないことが分かっていたため、それは、中隔野の細胞の情報伝達に関わる異常に起因するものに違いなかった。「シナプスに何らかの異常があるに違いない」とヒースは述べている。その詳しいメカニズムはまだよく分からなかったが、生化学的な研究が必要であることは明らかだった。

そうした研究はすでにおこなわれていた。生化学的アプローチによって精神疾患を解明しようとする少数の精神科医たちが患者の血液や尿を調べ、健常者のそれとの違いを見つけようとしていた。「何か違いがあるはずだ。正しい方法さえ用いれば、病因を特定できるはずだ」と彼らは直感していた。一九五二年、エイブラム・ホッファーとハンフリー・オズモンドは、「統合失調症は、カテコールアミンという伝達物質の代謝異常によって引き起こされる」という説を唱えた。これに触発されてヒースは、セルロプラスミンというタンパク質に着目することにした。これは、ある種のカテコールアミンの代謝に関わっていると考えられている酵素である。「統合失調症患者はセルロプラスミン濃度が健常者と異なっているのではないか」とヒースは考えた。

一九五六年、ヒースと共同研究者のバイロン・リーチは、統合失調症患者は健常者に比べてカテコールアミンの代謝が速いことを発見した。しかし、彼らはすぐに行き詰まった。ありふれた風邪をも含む、統合失調症以外のさまざまな疾患の患者で同じことを調べてみたところ、それが何ら統合失調症特有の現象ではないことが判明したのである。

したがって、セルロプラスミンが原因物質であるとは考えられなくなった。だが、セルロプラスミン以外の酵素が統合失調症に関わっているとしたらどうだろう、とヒースは考えた。セルロプラスミン精製の際に分離しきれなかった、別の酵素があるとしたら？　そして、それが統合失調症の原因物質だとしたら？

彼は統合失調症患者の血液を採取してこれを調べようとした。採取した血液は、やがて何リットルという量に達した。目的タンパク質の精製と濃縮は生化学担当のバイロン・リーチがおこない、こうしてできたものがサルに注射された。サルたちにはすでに中隔野に電極を埋め込んであったため、脳波の計測は容易だった。サルたちの行動に統合失調症様の変化が現れるだろうか。サルたちの中隔野は、統合失調症の急性症状に特有の爆発的活動を示すだろうか。ヒースらは固唾をのんで見守った。

サルたちが緊張型統合失調症の症状を示し、歓声が上がる

だが、最初はほとんど何の変化も起きなかった。

チャーリーは注射を打ち終え、ヒースはあらゆる感覚を研ぎ澄ましてケージの前に座っていた。期待で胸が破裂しそうだった。彼らはサルたちの行動のどんな小さな変化をも見逃さずに指摘し、話し合い、書き留めた。

「このサルは少し神経質になっていないか？　このサルはいつもより攻撃的なんじゃないか？」

しかし、そのいずれも説得力に乏しかった。リーチは有能な生化学者だったし、さまざまな工夫を凝らしてタンパク質の精製・濃縮に取り組んだが、数カ月たっても手応えはかすかな効果のみで、思わしい結果は得られなかった。マット・コーエンが登場したのはそのときだった。ある日、彼はヒースの前に現れて免状や履歴書の束を見せ、「テュレーン大学の研究成果には感服しています。私もお役に立ちたいのです」などと言って彼に取り入った。さらに、「タンパク質のことなら何で

も知っています」と自信たっぷりに言い、自分を売り込んだ。

売り込みは成功した。推薦者として名前が記載されていた研究者に何度か電話で問い合わせがおこなわれたのち、コーエンは採用された。有能な生化学者を見つけるのは簡単ではなかった。特に、精神科に来てくれる有能な生化学者はなかなかいなかった。だから、機会を逃すわけにはいかなかったのだ。はっきりとした理由は誰にも分からないまま、コーエンはすぐに生化学部門の主要人物となり、大勢の助手を指揮する立場になった。しかし、特定の仕事については彼は決して助手任せにしなかった。

数カ月後、コーエンはヒースが夢にまで見た結果をもたらした。ついに、サルたちが緊張型統合失調症の症状そっくりの反応を示したのだ。何かが起きていることは誰の目にも明らかだった。注射を打たれてからほんの数分後、一匹目のサルが椅子に座ったまま動かなくなり、どんな刺激にも反応しなくなった。実験助手で何でも屋のハーブ・デーグルがいつものようにくわえタバコで前に進み出るとそっとサルの頰を撫で、それから頭を撫でた。サルはまったく動かなかった。瞬きさえしなかった。デーグルはサルの手足を取ってそれを伸ばしたり下ろしたりした。サルは完全にされるがままで、目を見開いて虚空を見つめている。信じられない！　その後まもなく、チャーリー・フォンタナが測定していた脳波に中隔野の過活動を示す波形が現れると、研究室に歓声が上がった。

やった、やったぞ！　彼らは達成感に酔いしれた。

今こそ、ルイジアナ州立アンゴラ刑務所の所長、モーリス・シグラーに連絡を取り、新しい血清の被験者を受刑者から募ることが可能かどうか聞くべきときだった。シグラーは、可能だと思う、と言った。そして、ヒースは、ニューオーリンズの地方検事の承認とともに同意書を受け取った。
志願者を集めるのは難しいことではなかった。というのも、悪名高い野蛮な州立刑務所での単調な生活を逃れるためなら、受刑者たちはどんなことにでも前向きだったからだ。ヒースはまず、適切な軽犯罪者を二人選んだ。二人とも若い白人男性で、事前の検査の結果、正常な精神の持ち主だと思われた。常軌を逸した性格の持ち主を除外することは重要なポイントだった。看守の運転する車でテュレーン大学に連れてこられると、二人の受刑者は一人ずつ順番に二階の撮影室で席に着き、カメラの前でヒースと話をした。彼らはまず、刑務所での生活について少し雑談した。エドという一人目の受刑者は、塀の中で理容師として働いていると言った。注射を受けるため、彼らは両袖をまくり上げられた（注射器の中身については知らされていなかった）。二人とも、サルで効果が実証済みの製剤を注射された。一・五ミリリットルの液体は速やかに彼らの血管に流入し、一分もしないうちに変化が現れ始めた。

サルと同じ反応を示した二人の被験者——勇躍、アメリカ精神医学会年次大会へ出席

「一匹目のサルとまったく同じだ」。大勢の同僚と一緒にマジックミラー越しに観察していたチャーリーが言った。マジックミラーの向こうで、火のついたタバコがエドの手からポトリと落ちた。エドは何の反応も見せなかった。目は開いていたが、何も見えていないかのようだった。やせた肩の上で、頭がぐらぐらと前後左右に動いている。首をしゃんとさせておくこともできないようだ。

ヒースが、袖をまくり上げられたエドの片腕をゆっくりと持ち上げた。エドは何の反応も示さない。ヒースが放すと、腕は再びゆっくりと下がった。ヒースが話しかけても、エドは、一度短く何かをつぶやいた他は返事をしなかった。

二人目の被験者ディーンの反応はエドより激しかった。彼はほとんど妄想症のような状態を呈した。警戒しなければならない敵でも見るように、彼はヒースに向かって目を細めた。「向こうで奴らが俺の噂話をしている」と彼は言ったが、「奴ら」とは誰のことで、「向こう」とはどこのことなのかは説明しなかった。「みんなが噂話している。ここから出してくれ！」

二人の被験者のうち、一人は緊張型の症状を示し、もう一人は妄想型の症状を示した。これは、ヒースらが期待もしなかったほどの素晴らしい結果だった。これによって、ヒースは切り札を手に入れた。これで、これまでの研究成果を公表することができる。一九五六年五月、ヒースと研究チームの主立ったメンバーはシカゴに向かい、アメリカ精神医学会の年次大会に出席した。大会の最終日、晩餐会の席上で開かれた、最先端研究の発表会でヒースは研究チームのデータを披露した。予想どおり、二人の受刑者の映像を見て出席者一同は唖然とした。

「ニューヨーク・タイムズ」の記者はこの実験を「ドラマチック」と評し、同紙は二日連続でこの話題に紙面を割いた。まだ名前もついていないこの不可思議な物質が実在するとすれば、それはつまり、統合失調症が生物学的な具体的原因によって発症することの証拠となる。そして、具体的原因があるのなら、その治療法を見つけることも可能だということになる。

ヒースは精力的に研究成果を発表し続けた。早くも数カ月後には、モントリオールで開かれた会議に出席し、その後おこなった実験について報告した。一九五七年には、「アメリカン・ジャーナル・オブ・サイカイアトリー」誌に論文を発表し、二十名の志願者を被験者とする実験結果を報告した。ヒースが統合失調症の原因と仮定している物質の名称「タラクセイン」も、この論文の中で公表された。この物質は被験者全員に統合失調症様の症状を引き起こした、と彼は主張した。一方、健常者から採取した血液から抽出されたタンパク質はまったく何の反応も引き起こさなかった、と。

しかし、すべてがばら色だったわけではない。それどころか、事実はその逆だった。タラクセインの発見は世間の関心を集めただけではなかったのだ。生物学的精神医学の立場を取る研究者の中にも、真っ向から反対意見を唱える人々がいた。彼らはヒースの発表を信じなかった。シカゴで開かれた精神医学会年次大会最終日の晩餐会で研究発表がおこなわれた際、クリーブランドのケース・ウェスタン・リザーブ大学の精神科長ダグラス・ボンドが攻撃の口火を切った。この禿頭の紳士はナプキンを下に置いて咳払いすると冷静な口調で言った。「精神科医が大勢集まっているこの場でわざわざ、最も欺しやすいのは自分自身だということに気づかせてもらう必要はありません」

冷ややかな雰囲気漂うメイシー会議での発表

それから一年半後の一九五八年、メイシー会議がプリンストン大学の講堂で開かれ、議論の続きがおこなわれた。戸外は小春日和だったが、講堂に集まった三十二名の研究者に冷房は必要なかった。そこには、明らかに冷ややかな雰囲気が漂っていた。そこに集まった有名な専門家たちの目的は、タラクセインをこき下ろし、ロバート・ヒースと彼に同行している二人の生化学者を非難することだった。出席者たちは誰も、テュレーン大学で何が起きていたのか知らなかったし、テュレーン大学内でさえ、ヒースがコーエンの正体を知って以来すべてがひた隠しにされていた。コーエンは他の研究者との接触を極端に避けていたが、ヒースは研究室の助手に命じて研究室でのコーエンの行動を監視させていた。

講堂に集まった研究者たちの前で、ヒースはコーエンに目くばせすると、立ち上がって実験手順の紹介を始めた。彼は実験のコンセプトと原則を簡単に述べ、数名の被験者の映像を見せた。最初の映像が流れ始めると、出席者たちは、粗末な薄い囚人服を着て黒髪をオールバックにした痩せた男の言動を無言で見守った。

「何か聞こえる……声が聞こえる」と画面中央の椅子に座った男は言った。その目はガラス玉のように生気がなく、顔は仮面のように無表情だ。ときどき、何も言わずに唇だけ動かしてから、途切れ途切れに言葉を発する。

「声が聞こえる……不気味な声だ。それはまるで何か……よく分からない……フランケンシュタインの映画みたいだ」と画面の外にいるインタビュアーに向かって言う。

指し棒を手にしたロバート・ヒースは、「窃盗で服役中のこの若い男は、インタビュアーの思考が読めるとも言っていました。注射の影響は徐々に消失し、一時間半後には症状はまったく見られなくなりました」と説明した。「被験者は少し心配そうでしたが、その日のうちにもう一度注射を受けることに同意しました」

二度目に注射した際には、最初のときとは違う効果が現れた。注射されてからちょうど十五分後、被験者は化石化したように動かなくなった。うつろなまなざしで正面を見据えたまま、右手に持ったタバコの灰が肌に落ちても気にとめる様子もない。その後、インタビュアー（ロバート・ヒース自身）が脇から画面の中に現れ、何の説明もなく男の両腕を引っ張った。ヒースは男の腕を上げたり下げたりして見せ、彼がされるがままであることを示した。それから、男からタバコを取り上げると、男の右手を頭の上まで上げた。ヒースが手を放しても、男はその姿勢のままだった。「腕を下ろしなさい」とヒースが言っても、そのままだった。男は腕を奇妙な角度で上げたまま固まり、正面を見据えていた。

催眠暗示？　プラセボ効果？　次々と繰り出される出席者からの攻撃

白黒映像が終わり、照明が再び点くやいなや、出席者たちは攻撃を開始した。議長を務めるウースター財団実験生物学研究所のハドソン・ホーグランドは厳しい口調で言った。

「これは催眠暗示だったのではありませんか？」

ロバート・ヒースは「そうは思いません」と答え、被験者が指を火傷してもそれに気づかなかったことを指摘した。しかし、ホーグランドは「被験者が指を火傷したなんて、どうして分かるんですか」と食い下がった。

議論は続いた。出席者たちは、「自ら志願して被験者になった受刑者たちは、研究者の意図を察して演技しているのではないか」と疑い、その疑いをはっきりと表明した。「これらの実験は盲検法で実施されました」とヒースは主張した。「被験者もインタビュアーも注射器の中身を知らない状態で実験はおこなわれたのです」。だが、それは本当だろうか。出席者の多くが、「注射器の中身が食塩水なのか、それとも別の液体なのかを事前に知ることが可能だったのでは」という深刻な疑いを抱いていた。ホーグランドは、受刑者たちはそれがどんな実験かを完璧に承知していたと指摘した。異常な影響を及ぼす薬剤を注射されることを、彼らは知っていたのだ、と。

「彼らが知っていたことは否めません」とヒースは認めた。しかし、LSDなど、精神に明らかに影響を与える物質を投与されたときにあのような統合失調症様の症状を示した者は一人もいませんでした。また、統合失調症ではない健常なドナーから提供された無効な血清を投与したときには、何の変化も起きませんでした。暗示や演技に過ぎないのであれば、その場合でも変化が現れるはずです。

なるほど。しかし、プラセボ効果が見られなかったという事実そのものがまさにきわめて疑わしい、とコールド・スプリング・ハーバー研究所のハロルド・エイブラムソンが言った。医学実験にはプラセボ効果がつきものです。正常対照群の被験者に塩の錠剤を与えても、発疹その他の奇妙な反応を示す者がいるのです。私がおこなった実験では必ずこうしたことが起きました。あなたの実験でそれが起きなかったとすれば、その実験は操作されていたということになるのです。

「あなたの正常対照群が正常でなかっただけかもしれませんよ」とマット・コーエンが生意気な口を利いたが、彼の発言は無視された。彼はその場で唯一、「博士」という肩書きを持たない参加者だった。

実験がどのような段階を踏んでおこなわれたのかを細大もらさず聞き出そうとして、出席者たちは繰り返し質問を浴びせた。精製法そのものに関する質問はもちろん、統合失調症患者の血液から抽出した成分に関する質問、血液を採取した患者に関する質問もあった。彼らは統合失調症診断の要件を満たす患者だったのですか？　あなたの統合失調症の定義は広すぎるのでは？

実験結果の再現に誰も成功していないという弱点

攻撃と防御の応酬が続いたが、議論は必ずヒース側の最大の弱点に戻ってきた。最大の弱点とはつまり、テュレーン大学の実験結果の再現にこれまで誰も成功していないという事実だった。しかも、多くの研究所が再現を試みているのに、である。中でも、セントルイスにあるワシントン大学の若手研究者イーライ・ロビンスは再現実験に粘り強く取り組んでいた。最初の発表直後に彼はテュレーン大学に赴いて精製法を学び、ワシントン大学に戻ると、自発的被験者十五名（やはり受刑者だった）を使って再現実験を開始した。

しかし、メイシー会議の席上でロビンスが述べたように、ジェファーソンシティのミズーリ州立刑務所の受刑者から募った被験者たちはヒースが観察したような症状をまったく示さなかった。ロビンスらは、自ら精製したタラクセインと推定される物質、食塩水、健常者の血液から抽出した血清、テュレーン大学で精製されたタラクセイン、の四種類の液体を被験者の血管に注入した。実験は延べ二十二回おこなわれたが、そのうちの十七回には何の反応も見られなかった。「何かの影響を何となく感じる」と被験者たちが言った例が五回あったが、被験者が実際にタラクセインの投与を受けていたのはそのうちの三回だけだった。

ロビンスは映像も持参していた。ヒースとは違い、録音装置を購入する資金が彼にはなかったため、サイレント映像だったが。そこに映し出されたある受刑者は、注射を受けたあと長い間自分の腕をじっと見据えていたが、ヒースの被験者に見られるような異常な行動は起こさなかった。

続いてヒースの信任厚い生化学者バイロン・リーチが登壇し、タラクセインの精製方法の的確さに関する技術的な議論が延々と続いた。効力のあるタラクセインを分離するのが難しいことは悪名高い事実であり、テュレーン大学のグループでさえ成功率は五十パーセント強に過ぎなかった。出席者たちは、全米各地の水のｐＨレベルから各研究所で使用されている遠心分離機のタイプまで、ありとあらゆる違いを検討した。

不倶戴天の敵、シーモア・ケティ国立精神衛生研究所所長が登場

「ヒース博士が報告している生化学的データは依然として予備的なものであり、私としてはかなりの困惑と不満足を感じると言わざるを得ません」とシーモア・ケティが最後に言った。ケティはワシントンＤＣに新たに設立された国立精神衛生研究所の所長で、フランク・アーヴィンによれば「ボブの不倶戴天の敵」だった。二人はヒースがテュレーン大学で研究を始めて以来敵対関係にあったが、その原因ないし直接のきっかけは誰も知らなかった。単に馬が合わないというだけのことかもしれなかった。不思議なことに彼らは出身地（ペンシルヴァニア州）と生年（一九一五年）が同じで、どちらも生物学的精神医学の強力な支持者だったが、その他の点では正反対だった。ヒースがカリスマ的でハンサムでスポーツマンで社交的だったのに対して、ケティは小男で、片足が不

自由なために軽い歩行障害があり、アーヴィンの言によれば「ほぼ慢性的に鬱状態」だった。ヒースの研究が（控えめに言っても）大胆でアイディアにあふれているのに対して、ケティは、より慎重かつ必ず極端なほど徹底的なアプローチを選択した。それは、夢想家とデータ主義者の衝突だった。

出席者を前にしてケティは、その日のことを「圧倒的な体験」と表現したが、その声の調子には、彼がヒースの提出したデータをまるで信用していないことがありありと表れていた。それから彼は話を元に戻し、期待と演技という問題を蒸し返した。統合失調症様の症状を引き起こすかもしれない薬剤を投与されるのだと被験者たちが知っていた可能性を完全に排除できるでしょうか？

会議の最後に、司会を務めたメイシー財団のフランク・フレモント＝スミスが立ち上がってヒースとリーチとコーエンに発表への謝意を表した。本日の会議はいつもより困難でしたが、それはおそらく、ヒース博士が発表した研究結果が多大な可能性を秘めているからでありましょう。

「ヒース博士、博士の仰っているとおりだとすれば――そして私たち一同、そうであることを願っておりますが――、博士の発見は医学及び全世界にとって非常に重要なものとなるでしょう」

タラクセインという幻影を、ロバート・ヒースはその後も追い続けることになった。それは、彼が研究者人生を通じて追い求めた輝かしい幻影だった。同時にそれは、研究者としての彼に破滅をもたらすものとなった。それは、学界での彼の名声と信用を破壊していった。

メイシー会議で彼は、一九五二年の屈辱的な統合失調症シンポジウムのときに受けたのと同じ評価を再び投げつけられた。そうそうたる精神科医の集団が彼の新説を嘲笑し、彼の実験結果を一種の自己欺瞞だと見なし、希望的観測以外の何物でもないと断定したのだ。暗示にかかった被験者たちが、親切な医師の望みどおりに振る舞おうとしただけだ、と。

テュレーン大学では、マット・コーエンの突然の失踪を多くの研究者や助手たちが不思議がっていた。まるで、マット・コーエンという男が最初から存在しなかったかのようだ。ボブもアイリーンも彼のことに触れないし、何があったのか説明もない。

チャーリー・フォンタナは、鬱状態に陥ったヒースを初めて見た。世間や他人が自分のことをどう思おうといつもなら気にしないヒースが、突然自信をなくし、気落ちしているように見えた。特に、学会から帰ったあとなどは、いつもの調子を取り戻すまでに数日間塞ぎ込んでいることが多くなった。フォンタナはそれを深刻に受け止めた。彼はタラクセイン製剤が効果を顕すところをその目で見ていたし、特に、サルを使った実験には彼自身も参加していたから、ヒースのプロジェクトへの信頼が揺らぐことはなかった。

タラクセインがヒースの名声と信用を破壊した原因だった

ヒースは、迫害を受けていると感じていた。一九五九年、シーモア・ケティは有名科学雑誌「サイエンス」に二本の論文を発表し、統合失調症の原因を生化学的観点から説明しようとする最新の学説に厳しい論評を加えた。中でも、タラクセインに関しては多くの紙面を割いた。国立精神衛生研究所所長ケティは、彼の持ち味であるエレガントだが簡潔な文章で、タラクセインなる物質の存在ものいわゆる効果も実証されたことは一度もないと主張した。

その頃にはもう、両者の間の深い確執は学界に知れ渡っていた。ケティはロバート・ヒースのやることすべてに不信感を抱いているのだ、と。ごく限られた数の人たちは、ケティがヒースの公的研究資金獲得を巧みに阻止していることも知っていた。ヒースがどんな研究のための資金を申請しても無駄だった。資金の流れは止まってしまった。メイシー会議でヒースが敗北し、「サイエンス」誌にケティの論文が掲載されてからまもなく、コモンウェルス財団の金庫も閉ざされてしまった。

しかし、ヒースは負けを認めようとしなかった。タラクセインが実験手順の誤りの結果に過ぎないとは、彼には信じられなかった。彼はタラクセインの効果を何度もその目で見ていたし、マット・コーエンを徹底的に問い質し、「LSDもその他の薬剤も断じて混入してはいない」という誓約を得ていた。コーエンを追い払う前にヒースは、バイロン・リーチ立ち会いのもとで彼にすべての精製過程を精確に実演させた。こうして、彼らはコーエンがいなくてもタラクセインを精製できるようになった。いつでも必ず、というわけではなかったが。それに、ヒースが常に指摘していたように、再現実験もスウェーデンで成功していた。特別研究員としてしばらくヒースの研究室にいたことがあり、ヒースらのタラクセイン発表論文の共著者でもあったスウェーデンの精神科医ステン・マルテンスが、ストックホルムに戻ってから独自にタラクセインを精製していたのだ。彼は二名の自発的被験者（有名なベコンベルガ精神病院の職員）にその効果を試し、そのうちの二名に統合失調症に似た症状が見られたとする論文を一九五九年に発表した。

ヒースは心の奥底で、自分の着眼点は間違っていない、あとは粘り強く続けるかどうかの問題なのだと確信していた。他人の発言や考えにかまわず、頑張り続けなければ。とやかく言っているのは、頭の固い、ケチな野心家連中に過ぎないのだから。

こうして彼は続行した。成長と発展を続けていた電極刺激プロジェクトや新薬の治験と並行して、彼はタラクセインの研究をひっそりと続けた。次々に生化学者がやってきては、その不可思議なタンパク質の探求に協力した。目標は、脳に降りかかる化学物質のスープの多種多様な成分からタラクセインを分離すること、あるいは、少なくともその正体を突き止めることだった。

「統合失調症は自己免疫疾患」という可能性

そして、ついに何かが起きた。最初に判明したのは、取り組み方が間違っていたということだった。そのため大いに失望したものの、その後の修正によって有望な方法が分かってきた。一九六七年、テュレーン大学はタラクセインに関する四ページのプレスリリースを出した。それは次のような内容だった。研究の結果、タラクセインは当初考えられたような酵素ではなく、統合失調症患者の脳組織と結合する抗体であることが判明した。つまり、統合失調症はおそらくは免疫の異常だと考えられる。統合失調症は、患者自身の免疫系が内部から組織を攻撃する自己免疫疾患なのかもしれない。

その三年前、イギリスの精神科医P・R・J・バーチが純粋に理論的な考察から、統合失調症が自己免疫疾患である可能性に言及していた。それに続く形で、ヒースをはじめとする精神科医三名が、それぞれ実験によって同様の結論が得られたことを「アーカイブス・オブ・ジェネラル・サイカイアトリー」誌の同じ号で発表した。その中の一人、若手の神経学者アイリス・クルップは、組織内の抗体を蛍光染色して顕微鏡で観察できるようにするという新しい方法を用いて実験をおこなった。統合失調症患者及び健常対照者の遺体から脳組織を採取し、抗体の有無を検査したところ、統合失調症患者の脳組織のみが発光した。発光は特に、前脳の中隔野周辺で見られた。生きている統合失調症患者から採取した血清中にも同様の抗体が見られた（対照群の血清からは発見されなかった）。最後に、クルップは人間の中隔野から採取した組織に対して働く特殊な抗体を作り、それをヒースのアカゲザルに注射した。すると、サルたちは強硬症様の症状を呈し、脳波も特有の形を示した。

それは論理的な、ほとんど美しいとさえ言える説明だった。これらの実験を踏まえて、ヒースは新しいタラクセイン仮説を提唱した。それは、統合失調症患者は（遺伝的な原因から）自分自身の中隔野に対する抗体を作り出し、この抗体が中隔野という重要な脳領域と結合して中隔野の電気信号の伝達を妨げるのだ、というものだった。

この理論は、すべてにおいてつじつまが合っているように思われた。ヒースは再び、自説を世に問う覚悟を決めた。一九六七年、彼はテュレーン大学に懐疑派を招待し、タラクセインの効果を実演しようとした（ヒースらテュレーン大学の研究者たち自身は、この催しを「ザ・メディシン・ショー」というあだ名で呼んでいた）。彼は、マギル大学の高名な精神科医ハインツ・レーマンをはじめとする研究者二十名ほどを招待した。クロルプロマジン研究のパイオニアであるレーマンは、その神経薬理学的・臨床的専門知識の高さで広く知られていた。

招待客一行のために、最大限のおもてなしが用意された。盛大な晩餐会やニューオーリンズ観光など、すべてが至れり尽くせりだった。翌日になってようやく本来の催しが始まった。一同は二階に集まり、レーマン以外の全員が、小さな検査室を覗けるマジックミラーの前に陣取った。検査室には、志願して被験者になったアンゴラ刑務所の受刑者と精神科医ジョゼフ・ディジャコモが座っている。ディジャコモはこの研究には関わっていない。悪名高いタラクセインを被験者に注射する役が彼に回ってきたのはそのためだ。彼は仕事を終えるとそのまま検査室に残り、レーマンがインタビュアーを務めた。

「ザ・メディシン・ショー」、失敗に終わる

実演は計画どおりにはいかなかった。被験者は、妙に神経質な様子できょろきょろし、ときどきドアのほうに目をやった。彼の様子に多少の変化は見られたものの、それはヒースらがふだん見慣れている統合失調症様の症状ではなかった。

「そうですね、これでは駄目です」と検査室のヒースは言った。彼は冷静さを失っていた。「質問の仕方が間違っています」。そう言うと彼はレーマンのほうへ走り寄り、自分で被験者に質問し始めた。何か変な音が聞こえないか。誰かに追いかけられているように感じないか。ドアのほうばかり見ているが、それはそのせいなのか、等々。マジックミラーの向こう側では、招待された研究者たちが目配せし合っていた。

招待客たちが全員帰ってから数日後、研修医ジム・イートンが自分のオフィスに座っていると、ヒースがドアをノックして入ってきた。「ジム、どうだったと思う？」ヒースは声を低めて尋ねた。「私がどんなふうに見えたか、言ってくれ」

イートンは少し躊躇したが、やがて意を決して意見を述べた。

「ボブ、正直に言うと、あなたは科学者というよりセールスマンのようでした」

残念ながら、そういうことです。

「クソ！」ヒースはイートンを怒鳴りつけると、足音荒くオフィスを出ていった。力任せにドアを閉めたので、その勢いでドアの磨りガラスが割れて床に飛び散った。イートンはショックのあまり椅子に座ったまま凍りついた。数日前にハインツ・レーマンを車で空港に送っていったとき、彼はレーマンから、きみはテュレーン大学に残りなさいとアドバイスされていた。

「実験がボブの期待どおりにいかなかったのは残念だが、ボブはいい人だ。研究者としてはせっかちすぎるが、素晴らしい臨床医だ」

すっかり動揺したイートンは、今後の身の振り方についてアイリーンにお伺いを立てにいった。僕はクビになるんでしょうか。もしそうなったら、どうしたらいいんでしょう。アイリーンは、いつもの気楽な口調で彼をなだめた。

「ボブは真実を聞く必要があるわ。あなたは彼に本当のことが言える少数派の一人よ。その調子で頑張って」

第十章　毀誉褒貶の果てに

ヒースの教え子による証言。彼は〝エロティックなほどの知性〟の持ち主だったという。「科学を進歩させるのは夢想家だ」「そして、ヒースは夢想家だった」。バイオエレクトロニック医学が台頭しつつある現在、歴史は繰り返すのだろうか。

タラクセイン騒動の内幕を描いたアーノルド・マンデルの驚くべき原稿を、私は幸運にも手に入れることができたが、その著者にまで行き着くのはかなり大変だった。インターネット上にそれらしいメールアドレスはたくさんあったのだが、いざ彼と連絡を取ろうとすると、どのアドレスも役に立たないことが分かった。ヒースと関係のあった人たちに聞いてみても、マンデルがその後どうなったかは誰も知らなかった。手がかりも尽きたと思われたとき、精神医学史研究者のチャットフォーラムに質問を入れてみたところ、思いがけない反応があった。南カリフォルニアの自宅からマンデル自身が返信してきたのだ。ロバート・ヒースについて喜んでお話ししましょう。近くにお住まいならこちらへお出でいただいても結構です、と。

「ただ、私が八十過ぎの老人だということをお忘れなく。午前十一時以降でないと、頭も体もうまく動きません」

ついに会いに行けることになった日、私はラ・ホーヤの彼のマンションを正午少し過ぎに訪れた。ドアを開けたマンデルは、洞窟から這い出してきた心優しいトロルのように見えた。背が低く、サスペンダーがないとズボンがずり落ちてしまうほど腰が曲がっている。もじゃもじゃの長髪は後ろに撫でつけられている。加齢黄斑変性症なので、紫外線から目を守るため、濃い色のサングラスをかけている。ワンルームマンションは狭く、巨大なベッドがそのほとんどのスペースを占めているが、窓からの海の眺望が素晴らしい。私たちは海にしばし見入ってから腰をおろした。私はダイニングチェアに、マンデルはベッドに。枕に寄りかかり、片手でときどき額を撫でている。おおむね目を閉じたまま、しわがれた声で話すが、それでも彼は強烈な精神的エネルギーを周囲に発散している。アーノルド・マンデルは熱い男なのだ。

一九六九年、彼はカリフォルニア大学サンディエゴ校に精神科を創設し、学科長就任の最年少記録を作った。しかし、その数年後、スキャンダルのために辞任に追い込まれた。カリフォルニア大フットボールチームの精神科医を務めていたマンデルは、興味深い（違法）薬物を選手に過剰処方していたのだ。彼はこのスキャンダルの全貌を実話小説『悪夢の季節』に描き、この作品は一九七六年に出版された。その後、彼は数冊の本を書き、サンディエゴ校やその他の大学で教授職を掛け持ちした。八十二歳の現在も、民間運営のシエロ研究所で研究責任者を務め、国立衛生研究所の補助金を求めて積極的に活動している。

「アメリカで初めて生物学的精神医学研究に取り組んだのは、私がサンディエゴ校に創設した精神科だった、と言われています。ウィキペディアにまでそう書いてあります。でも、それは間違いです。ボブ・ヒースがテュレーン大学で研究を始めたのは、それより二十年も早い一九四九年だったんですからね」とマンデルはベッドから私に話しかけた。私のバッグの中には、黄色く変色した彼の原稿が入っていた。その中で彼はすでに、若き日の自分がどれほどヒースに魅了されていたかを書いている。そして、長い年月を経た今なお、ニューオーリンズでの体験を決して忘れることはできないと彼は言う。

「私はいまだに当時の体験を掘り返しています」。そう言うと、彼は咳き込んでうなり声を上げ、それから真っ直ぐ前を見た。「まるで、ボブの霊が私につきまとい続けているような感じです」

ボブの知性はエロティックな魅力に近かった

イリノイ州出身のマンデルは二十歳の時、テュレーン大学医学部に入った。スタンフォード大学で彼が収めた成績をもってすれば、全米のどんな大学の医学部にでも入ることができたが、彼はハーバードやイェールやプリンストンといった一流大学よりもヒースのいるテュレーン大学を選んだ。慣習に反逆して精神の生物学を追求する男の噂に胸を躍らせた早熟な少年は、その懐に飛び込み、温かく迎え入れられた。学部生の頃から彼は研究室への出入りを全面的に許され、すぐに、研究者たちの活動を自由に観察できるようになった。

「かなりの特別待遇でした」と彼は言った。ヒースが常々マンデルのことを最も才能ある弟子と呼んで可愛がっていたことを、私は他の関係者から聞いて知っていた。手が空いているときに使いなさいと言ってヒースはマンデルに小さな実験室を与え、彼らは頻繁に二人きりで科学やさまざまなアイディアや理論について語り合った。だが、ヒースと過ごした年月をマンデル自身が描写した小説を読んだとき、私には、マンデルが魅せられていたのはヒースの科学というよりヒース自身だったように感じられた。

「私は完全なヘテロセクシャルですが」とマンデルは手を挙げて誓いを立てるポーズを取りながら言った。「ボブの知性がエロティックな魅力に近いものを放っていたことは否めません」

私は彼の小説の一節について質問した。物語の終盤、アロン（アーノルド・マンデル自身をモデルとする登場人物）は、大学を去るに当たってさまざまな事柄を師と話し合おうとする。運命的な会議での失敗が災いし、ホワイト博士（ロバート・ヒース）はすでに批判者たちの画策によって研究資金を断たれてしまっている。ホワイト博士はアロンに、自分のような「突然変異」は、科学が必死になって維持しようとしている現状を脅かす存在なのだと言う。

ホワイト博士は自らを、十八世紀に世界初のワクチンを開発したイギリスの医師エドワード・ジェンナーになぞらえる。ジェンナーは因習と偏見に決然と反抗し、庭師の八歳の息子に牛痘の膿によって免疫をつけてから、死の病として恐れられていた天然痘を接種した。少年は天然痘にかからず、この方法は普及したが、医師たちがワクチンをコントロールできるようになるまでには多くの犠牲者が出た。

「ジェンナーと同じように、私は社会的・科学的過渡期に生まれたが故の犠牲者なのだ」とホワイトは言う。「私はそれを受け入れている」

マンデルの小説には、科学に内在する保守主義や人間が生まれながらに持っている探究心について登場人物が見解を述べ合う場面が繰り返し描かれている。ロバート・ヒースの実際の言葉はホワイト博士のセリフほど哲学的ではなかったけれど、とマンデルは言った。

「でも、自分は選ばれた存在なのだとボブが感じていたことは間違いありません。彼は自分の任務を果たすためにこの世に生まれたのです。たとえ世の中のほうがまだそれを受け入れられる状態ではなかったとしても」

マフィアに戻ったコーエン、抗争事件で死亡

それから、マット・コーエンの正体と、明るみに出ることのなかった詐欺の話になった。マンデルはその後、グラント・スレーターという生化学者から真相を聞いた。コーエンは、テュレーン大学にやってくる以前、カリフォルニア大学ロサンゼルス校のスレーターの研究室で助手としてしばらく働いていたことがあった。コーエンは、博士号を持っていると言ってヒースに自分を売り込んだ。テュレーン大学で働いていた間にコーエンはマンデルの妹のファニーと少し付き合っていたことがあったが、結局、妹は彼のことが恐くなって自分から別れてしまった。夜、デートに出かけるとき、コーエンは、「車のトランクは弾を込めたライフルで一杯だ」などと言うことがあった。殺し屋に気をつけないと、と彼は説明した。

歴史的なメイシー会議のあとコーエンがどうなったかについても、マンデルはファニーから聞いて知っていた。コーエンは故郷のニューヨークに舞い戻り、マフィアとの付き合いを再開した。マット・コーエンの名がマンデルのアンテナに再び引っかかったのは、そのほんの数年後のことだった。マイアミ沖のカジノ船をめぐって抗争事件が起き、死亡者が出たという新聞記事をたまたま目にしたのだが、その中に、死亡者の一人としてマット・コーエンの名があったのだ。

「クレージーな話です」マンデルはそう言って首を振った。ヒースの愛弟子だったマンデルは、その後シーモア・ケティとも親しくなった。どちらのことも深く尊敬していますが、その理由はまったく違います、とマンデルは言った。

「ケティは細かいところにまで厳しい人で、精神医学研究の良心を自任していました。当時はたしかに、いい加減な研究が横行していました」とマンデルは言う。「彼はヒースを軽蔑し、間違った精神医学研究の典型例として彼を攻撃しました。彼を見せしめにしようとしてタラクセインに狙いをつけたんだと思います」

マンデルはベッドの上で姿勢を正し、額のしわをマッサージし始めた。いい加減な科学が至るところでまかり通っているというのに、どうしてヒースがあれほど敵視されたのか今もって分かりません、と彼は言った。でも、ヒースがケティを怒らせず、脳刺激研究だけに専念していたら、ずっとましな結果になっていたかもしれません。

私は質問した。どうしてヒースはそんなに重要なメイシー会議にコーエンのようなヤクザな生化学者を連れていったんでしょう。タンパク質化学を独学で片手間にかじっただけのチンピラを、ですよ？　随分と無謀な、それどころか不誠実すれすれの傲慢な態度ではありませんか。ヒースは発表を延期してすべてをやり直し、データを取り直すべきだったんです。

マンデルはゆっくりとうなずき、こう言った。他人が何と言おうとまったく気にしないでいられる彼の性格には、少しサイコパス的なところがあるのではないか、と私自身考えたりしました。でも、そんなはずはありません。ロバート・ヒースは、共感力と人間を理解する能力の持ち主でした。それに、生化学者のバイロン・リーチは統合失調症患者に接する機会も多く、しかも非常に誠実で正直な人でしたが、その彼も、タラクセインの被験者の反応は本物だと常に信じていました。

「ヒースは、高い目標と高いレジリエンスの持ち主でした」とマンデルは言った。彼のヒース評は、ヒースのもう一人の弟子ジェームズ・イートンのそれとよく似ていた。「ヒースは夢想家でした。データ主義者は足りないところを補いますが、科学を進歩させるのは夢想家なのです」

ヒースが現代精神医学の先駆者であることが証明され始めた

「今になって驚かされるのは、ヒースが現代精神医学のさまざまな分野で先駆者的役割を果たしたことです」とマンデルは言葉を続けた。一九五〇年代にヒースは、小脳と大脳皮質前頭野との間につながりがあるに違いないと主張しました。そのときはそれを証明することはできませんでしたが、二十年後にそのつながりを発見し、小脳ペースメーカーによって数名の統合失調症患者の治療に成功しました。当時は誰もそれに注意を払いませんでしたが、現在、小脳が統合失調症に関与しているという説は一躍脚光を浴びています。二〇一四年、ナンシー・アンドリアセンを中心とするアイオワ大学のグループは小脳刺激を治療法として提案し、これを「新仮説」と称しています。

「タラクセインについてですが」とマンデルは悲しげな微笑を浮かべ、私の目を見つめながら言った。「最近、統合失調症と免疫系の関係が注目されています。ボブの言っていたことが正しかったと判明するかもしれませんよ」

マンデルの言葉によって漠然とした記憶を呼び覚まされ、私は帰宅すると調査資料を引っかき回した。雑然と積まれた資料の山から、私は「内因性統合失調症原因物質の探求――タラクセインという奇妙な事件」という表題の論文を引っ張り出した。それは、以前バトンルージュで私のインタビューに答えてくれた心理学教授アラン・バウマイスター（１７１ページ参照）が二〇一一年に発表した論文だった。その中で、彼はヒースの実験の数々に論評を加え、タラクセイン実在の証拠とされたものを一つ一つ批判していた。しかし、彼は最後にこう書いていた。「ありそうもないことではあるが、ヒースが重要な（だが、いまだ一般に認められていない）発見をした可能性はゼロではない」

統合失調症と免疫系との関係の研究についても必死に調べてみたところ、アーノルド・マンデルが言ったとおりだった。それは目下人気上昇中の研究分野だった。二〇一五年の「ランセット・サイカイアトリー」誌の特集テーマは、「帰ってきた免疫精神医学」だった。慢性的炎症や、ある種のサイトカインの過剰産生や、全般的免疫反応の異常を伴う統合失調症の症例が次々と報告されている。このような知見に基づいて、現在、通常の向精神薬に加えて抗炎症作用のある薬剤を患者に投与する実験がおこなわれている。昔ながらのアスピリンをはじめとして、その他の非ステロイド性抗炎症剤や赤血球生成促進因子や抗生物質ミノサイクリンなどがすでに試されている。最近発表された複数の論文が、「まだ予備的段階ではあるが、（特に認知症状の改善に関して）有望な結果が出た」と結論づけている。同時に、インターロイキン阻害薬シルヴァント（一般名シルツキシマブ）のような、特効性があるハイリスク薬剤の治験も現在おこなわれている。

こうした流れをもたらしたきっかけは、デンマークの記録に基づいて一九九九年におこなわれた研究だった。デンマーク・オーフス大学のプレベン・ボー・モーテンセンは、一九三五年から一九七八年の間に生まれた百七十五万人近くのデンマーク人の膨大なデータを調べた結果、一生の間に統合失調症を発症するリスクが生まれ月によって違うことを発見した。そのリスクは二月生まれと三月生まれの人に最も高く、八月生まれと九月生まれの人に最も低い。そう言うとばかげた話のように聞こえるが、モーテンセンの仮説は、「統合失調症発症のリスクは、母親が妊娠中にどの程度感染症（特にインフルエンザ）にかかりやすかったかに関係している」というものだった。ウイルスや細菌の侵入が胎児の免疫系に痕跡を残し、それがのちの統合失調症発症に一役買っているのかもしれない、と考えたのだった。

次々と明らかになる統合失調症と免疫系との関係

二〇〇九年、遺伝子研究によって統合失調症と免疫系の関係がさらに浮き彫りにされた。三つの研究チームがほとんど同時に、いわゆるＭＨＣ遺伝子の変異と統合失調症発症のリスクとの間に非常に強いつながりがあることを発見したのである。ＭＨＣ（major histocompatibility complex「主要組織適合遺伝子複合体」の略）タンパクは、免疫系の鍵を握るタンパク質である。このタンパク質は細胞表面に存在し、そこでウイルスや細菌と接触して、感染を防ぐ役割を果たしている。

加えて、統合失調症に自己免疫が関わっていることを示唆する研究結果もこれまでに複数報告されている。免疫系が自分自身を攻撃すると、関節リウマチなどさまざまな自己免疫疾患を引き起こす。二〇一三年、モーテンセンを中心とする研究チームは、デンマークの記録から著しい関連性を発見した。統合失調症患者は自己免疫疾患（狼瘡や乾癬、1型糖尿病など）の罹患リスクが平均よりも約三倍高いことが分かったのである。しかも、自己免疫疾患の発症は統合失調症の発症よりも先に起きていた。この事実は、因果関係を示唆するものかもしれない。

同年、「ジャーナル・オブ・ジ・アメリカン・メディカル・アソシエーション」誌に、急性統合失調症患者から特殊な抗体が発見されたとする論文が掲載された。それは、学習や記憶といった高次脳機能に中心的な役割を果たし、グルタミン酸塩によって活性化するいわゆるＮＭＤＡ受容体に関係するタンパク質に対する抗体だった。ドイツ・マクデブルク大学の研究者たちは、統合失調症、鬱病、境界性パーソナリティ障害の患者四百五十九名の血液サンプルを検査し、その結果を健常対照群二百三十名と比較した。すると、統合失調症患者だけにＮＭＤＡ受容体に対する抗体の増加が見られた。その他の受容体については、そのような増加は認められなかった。このような研究結果を報告しているのはマクデブルク大学の研究者だけではない。二〇一四年の「スキツォフレニア・リサーチ」誌に掲載された、九本の論文をメタ分析した論文も、さまざまな検査データが確実に同じ方向を指し示していると結論づけている。

それより五十年近く前の一九六七年、ロバート・ヒースとその共同研究者アイリス・クルップは、統合失調症患者の脳組織から健常者には見られない自己抗体を発見していた。当時、この発見は大して注目されなかった。対照的に、抗NMDA抗体と精神病との関連は、「現在の神経精神医学界の最もホットな、それどころかセンセーショナルなトピックの一つ」と言われている。現在、抗体をどのように、どこから採取すべきか(血清から採取すべきか、脳脊髄液から採取すべきか)という問題や、この抗体は統合失調症の原因なのか、それとも統合失調症のリスクの指標に過ぎないのかという問題について、論争が続いている。とうの昔に忘れ去られたタラクセイン論争に不気味なほどよく似た議論ではある。

「体内環境が思考によって変化する」という仮説を提唱

自己免疫について調べているうち、私はふと気になって、一九五四年に出版されたヒースの著作『精神分裂病研究』を書棚から取り出した。関節炎が電極刺激によって軽快した症例がこの本に載っていたことを思い出したのだ。関節炎は、昔から最もよく知られた自己免疫疾患である。

ヒースは、一九五二年にテュレーン大学で自ら主催して開いた統合失調症シンポジウムの席上、電極刺激によって驚くほど症状が緩和された重い関節リウマチの患者について述べていた。『精神分裂病研究』には、この男性患者の急性疼痛が消失し、長期にわたって症状が軽快したことが言及され、患者の免疫系の反応を示す数値も記載されていた。白血球(免疫系のいわばストームトルーパー〈訳注:映画「スター・ウォーズ」に出てくる銀河帝国軍の機動歩兵〉的存在)の数は治療前の五分の一にまで激減し、体内のステロイドホルモンの量も変化した。コレステロールの数値も同様に急降下するとともに、正体不明の血中ステロイドの数値が新たに急上昇した。それがどんな種類の分子か解明することはヒースらにはできなかったが、その変化そのものが、免疫系が反応していることを示していた。

私は古いフィルムを引っ張り出し、くまなく調べてみた。すると、関節炎の患者の映像がさらに見つかった。最初はニーダム氏の映像だった。日付から、これはシンポジウムで言及されている男性患者の映像に違いないと思った。関節リウマチのために、彼は七年間不自由な生活を余儀なくされてきた。そのため、筋肉が痩せ衰えている。急ぎ足で画面上に現れ、椅子に腰掛ける。両足を伸ばすことができず、手を貸してもらわないと低い段を上ることもできない。七十年という時を経ても、それは痛ましい映像だった。

ところがそれから、彼が電極刺激を受ける映像が流れたあと、次に現れたのは何と、まるで別人のようなニーダム氏だった。白いベッドに横たわり、うっとりしたような奇妙な声で何かつぶやきながら両足を快調なテンポで曲げ伸ばししている。彼はまず神に呼びかけ、それから医師に向かってこう言った。

「ああ先生……ああ、とてもいい感じです」

次の場面は、その一週間後に撮影されたものだった。ニーダム氏の関節はもう赤く腫れ上がってはいない。炎症は減少し、痛みもかなりよくなったと彼は言った。右膝だけは、骨組織がリウマチによって不可逆的損傷を受けていたため、まだ痛みが残っていた。

この結果についてヒースは、テュレーン大学のシンポジウムの席上、「まだ暫定的だが刺激的な見解」として次のように述べている。「我々の仮説が正しければ、今後、体内環境が思考によって変化することが証明されるかもしれません。身体疾患の発症や病気の進行に影響を及ぼす体内環境の変化の多くは、思考によってもたらされているかもしれないのです」

彼独特の回りくどい表現をかみ砕いて言えば、思考（より広い意味で言えば精神）が生理に影響を及ぼし、それを通じて、身体疾患を発症するか否かや病気の進行度合いに影響を及ぼす、ということになる。彼はこのアイディアを今後も検証していきたいと述べているし、実際、その後撮影された映像にはニーダムのような症例がいくつも記録されている。たとえば、ニーダムの少し後に撮影された、十五歳のアフリカ系の少女ジャッキーの映像がそれだ。恐ろしいほど痩せこけ、ほとんど動くこともできない状態の彼女がベッドに運ばれてくる。患者用白衣が肌に当たって痛い、と彼女は泣き出しそうな声で言う。足を伸ばすことも曲げることもできず、膝も肘も腫れて熱を持っている。ところがそれから一時間後の映像を見ると、中隔野への刺激が効き目を顕したようだ。彼女は手首、足首、膝を自由に動かせるようになり、痛みから解放されている。次の映像は一九六二年に撮影されたもので、再びテュレーン大学を訪れたジャッキーはすでに結婚して一児の母になっている。相変わらずひどく痩せていて、数カ所の関節にこわばりが残ってはいるが、八年前に施術を受けて以来痛みを感じたことはない、と彼女は言う。

最新の研究分野「バイオエレクトロニック医学」の先駆けか

この二人の患者に何が起きたのだろう。対照実験がおこなわれていないため、プラセボ効果だった可能性は否定できない。しかも、免疫反応の強さは変動が激しい（年齢によっても変化する場合がある）。中隔野への刺激が効果的だったのかどうか、映像だけでは何とも言えない。その一方で、このアプローチが時代を著しく先取りしたものであることに疑問の余地はない。「思考が生理に影響を及ぼす」というヒースの発想は、精神神経免疫学（ＰＮＩ）という新しい研究分野に完全に当てはまっている。ＰＮＩは心理学者ロバート・アーダーと免疫学者ニコラス・コーエンの研究者コンビによって一九七五年に作られた用語だが、これが研究分野として浮上したのは一九八〇年代以降のことである。それ以前は、ニューロンと免疫系との間に直接的なやりとりがあるかもしれないという発想など論外だと思われていたが、現在、こうした相互作用はさまざまな生物学的レベルで明らかになっている。明らかになった相互作用はおもにストレスというやや曖昧な概念に関係しているように思われる。コルチゾールやグルココルチコイドなどのストレスホルモンが慢性的に増加すると、神経伝達物質による脳の信号伝達に変化が生じる可能性がある。免疫細胞によって作り出されるさまざまな炎症性分子はニューロンに作用し、その成長や機能に影響を及ぼす可能性がある。一方、脳内で産生されるエンドルフィンは、ある種の免疫細胞と相互作用している可能性がある。

神経組織と免疫系とのこうした密接なつながりは、「バイオエレクトロニック医学」と呼ばれる最新の研究分野の中心的要素でもある。バイオエレクトロニック医学とは、化学的薬物療法の代わりに適切な電気信号によって人体の生理を調節しようとするものである。大手製薬会社数社が独自のバイオエレクトロニクス研究計画を進めているし、二〇一四年には、豊富な資金を有するアメリカ国立衛生研究所が今後数年にわたっておよそ十七億ドルを研究支援に当てると発表した。

現在、神経系への刺激によって慢性関節リウマチを治療する臨床試験がおこなわれている。この技術の発案者は、ニューヨークにあるファインスタイン医学研究所のケヴィン・トレーシーである。彼は刺激の入り口として、いわゆる迷走神経を用いている。この太い脳神経は延髄から出て頸動脈を通り、すべての主要な臓器へと多数の枝を伸ばして胃に達している。脾臓とのつながりを通じて、迷走神経は免疫系に影響を及ぼしている。トレーシーは、迷走神経への電気刺激によって腫瘍壊死因子（ＴＮＦ）という重要な免疫物質の産生が抑えられることを一九九〇年代に発見した。ＴＮＦには炎症を起こす作用があり、これが過剰に分泌されると、関節リウマチなどの免疫疾患が引き起こされる。

トレーシーは、ラットを使った実験によって迷走神経とＴＮＦの関係を数年間詳しく調べ、さらに人体へのパイロット試験を経たのちセットポイント社を設立し、研究成果の商品化に乗り出した。セットポイント社は迷走神経周辺に埋め込むことのできる小型刺激装置を開発し、関節リウマチ治療を目的とする迷走神経刺激の臨床試験を二〇一一年に開始した。そして、この臨床試験はかなりのセンセーションを巻き起こした。臨床試験に参加した重い関節リウマチの患者十八名のうち十二名に、ロバート・ヒースがジャッキーやニーダム氏らについて報告しているものとよく似た長期的効果が見られたのである。関節の炎症は消失し、痛みは著しく軽減した。

これは偶然だろうか。おそらくそうではないだろう。いずれにせよ、迷走神経とつながりのある脳領域に関する最近のさまざまな研究が、側坐核に言及している。側坐核は、ヒースが電極で刺激した中隔野の一部である。ここで、次のような疑問が生じる。側坐核を刺激していたヒースは、そのとき迷走神経をも刺激していたのだろうか。そして、そうすることで免疫系に働きかけていたのだろうか。それが、彼が脳刺激によって関節炎の痛みを軽減できた理由だったのだろうか。

コロンビア大学が認めた統合失調症患者への脳深部刺激治療の有効性

統合失調症を電極によって治療するという、ヒースの元々のアイディアは現在も生きている。精神科医ホリー・ムーアを中心とするコロンビア大学の研究チームは最近、「側坐核または海馬への脳深部刺激は統合失調症の治療に有効だと思われる」と発表した。論文の中でムーアは、統合失調症患者に対して側坐核への刺激を初めておこなったのがロバート・ヒースであることにごく簡単に触れているが、彼の業績についてそれ以上深く掘り下げてはいない。また、統合失調症の治療に脳刺激が有効であることの理由として、「快楽中枢の起動」ではなく「神経伝達物質ドーパミン産生量の調整」を挙げている。最近のＣＴスキャン研究によって、統合失調症が海馬の活動増加を伴うこと、この過剰な活動によってその他の快楽系の脳領域でドーパミンの過剰分泌が起きているらしいことが分かった。

ムーアらは、「海馬または側坐核への高周波刺激によって神経活動を適正化・安定化させれば、統合失調症のいわゆる陽性症状（幻覚や妄想）は軽減する」という仮説を立てている。彼らは次のように結論づけている。「であるから、統合失調症治療を目的とする神経外科的アプローチの開発を目指し、さらに実験をおこなうことが望ましいと思われる」

これは、ヒースの「急性症状を示している統合失調症患者を、中隔野への刺激によって落ち着かせた」という記述にそっくりだ。ヒースもムーアも（半世紀という時間差はあるが）、統合失調症患者の幻覚が海馬の活動増進と関係があることを発見している。

しかし、臨床試験に関するアメリカの膨大なデータベースを探してみたところ、さらに興味深いことが分かった。どうせ何も見つからないだろうと思いながら「脳深部刺激療法、統合失調症」と打ち込んで検索すると、一件だけヒットした。トロントの精神科医ジェフ・ダスカラキスが、側坐核と腹側被蓋野を刺激して統合失調症の陰性症状を緩和しようとした実験について報告していた。統合失調症の陰性症状とは、無気力症と失快感症のことだ！

デジャブだ。まるで、ロバート・ヒースのこだまを聞いているようだ。

ダスカラキスの携帯に電話してみたところ、仕事先に向かう途中の彼につながった。「あの実験以来二年間、一人の患者も被験者として採用できていません」と彼は言った。「私が必要としている患者には、助けを求める動機がないんです。病気のせいで、そういう自発性を失っているわけですから」と彼は携帯のノイズ越しにぼやいた。その声から、この若い精神科医の心痛が伝わってきた。彼は、自分の提案する方法で患者を救えると確信している。「報酬系を刺激することは論理的に正しいのです」と彼は言った。

私は数分かけてヒースの物語のあらましを彼に紹介し、論文や映像が多数現存していることを説明した。しばしの沈黙ののち、彼は呆気にとられたような声でこう答えた。

「そんな話は今まで聞いたこともありませんでした。しかも、一九五〇年代ですか。大昔ですね。何というか……信じられないような話ですね」

真相はどうだったのか、ヒースとは何者だったのか

たしかに、ロバート・ヒースの物語にはどこか信じられないようなところがある。さまざまな文献を読み漁り、さまざまな人を訪ね歩き、大西洋を挟んだ電話インタビューを終えたあと、残ったものは驚きの念だった。古い屋根裏部屋にあった埃だらけの段ボール箱を開けてみたらキラキラ光るアクセサリーが一杯入っていた、そんな感じだった。ある謎めいた人物にぞっとするような魅力と好奇心を感じ、彼がおこなった奇怪な実験について調べ始めてから数カ月が経過していた。漠然とストーリーが分かってくると、真相はどうだったのか、この男は何者だったのかを解明せずにはいられなくなった。

それで、何が分かったのだろう。

「ロバート・ヒースは、弱い立場の人々を実験台にして倒錯的な研究を実行に移した、おのれの野心のことしか頭にない卑劣な男だった」という私の当初の印象は崩れ去った。彼の評価がほぼB-19の実験だけに基づいて下されている現状はフェアではない。

私はヒースの研究を批判する論文を読み、ヒースの研究そのものについても学んだ。ヒースの実験に参加した研究者たちや、実験を遠くから見守っていた研究者たちから話を聞いた。存命中の被験者の一人に会って思い出話を聞き、とうの昔にこの世を去った患者たちを撮影した禁断の映像を見た。現在、彼らはヒースの犠牲者と見なされているが、私が見た限りでは、犠牲者というよりもむしろ医師に協力するパートナーのように思われる。こうした証拠をもとに描き出されるヒースの肖像は、モンスターとはかけ離れている。

私の描いたヒース像は完全ではないし、最終的真実でもない。生前のロバート・ヒースを知る人や彼の治療を受けた人から直接話を聞くことができたとはいえ、その数は決して多くはない。私にとって彼は、今もミステリアスで興味深く、魅力的な人物のままだ。アーノルド・マンデルの言ったとおりだ。かつて身近にいた人々にとってさえ、彼の謎と魅力は尽きることがないのだ。

アイリーンの弟、コルビー・デンプシーから聞いた言葉が印象に残っている。「ヒースの物語は悲しい物語だけれど、バッドエンドではありません」。それを聞いたとき、私は奇妙な言葉だと思った。どんな意味だろう、と。だが、今は分かる。ヒースが時代精神と正面衝突してしまったこと、彼自身の性格が彼の足を引っ張ったことは悲劇だった。彼は自ら進んで危険を冒す変わり者だった。その頑固さゆえに彼のアイディアは受け入れられなかったし、排他的な性格ゆえに学界で孤立しがちだった。そして、型破りな人物が陥りがちな傲慢さによって、判断を誤ることになった。

破格の地位と有望なアイディアに恵まれ、彼は最高のスタートを切った。絶頂期はしばらく続いたが、彼を保護していたテュレーン大学という小宇宙の外で名声が凋落するにつれて、運命は暗転した。結末がすべてを物語っている。

一九八〇年、ロバート・ヒースはテュレーン大学の定年である六十五歳を迎え、名誉教授となった。彼は管理業務からは完全に解放されたが、アイリーンや実験助手のハーブ・デイグルやチャーリー・フォンタナら忠実な協力者とともに研究を続けた。中でも彼らが力を入れたのは小脳ペースメーカーだった。しかし、アラバマ州のある外科医が臨床試験を数回おこなったものの、小脳ペースメーカーは外部の関心を集められず、数年後には埋め込み手術はおこなわれなくなってしまった。

食品医薬品局がこの手術を「純粋に実験的な施術」に分類したため、保険適用は見送られた。

引退してフロリダへ移住、回想録を執筆する

ヒース自身、次第に心臓に問題を抱えるようになったため、一九八六年、残っていた患者を以前の共同研究者ドナルド・リチャードソンに託し、ついにリタイアした。彼は妻エレナとともにニューオーリンズからフロリダに引っ越し、そこでゴルフをしたり、研究人生の回想録『心と脳の関係性を探求して』を書いたりして過ごした。この本によって、自分の数十年にわたるプロジェクトの目的を誰もが知ることになるだろう、と彼は考えた。

彼はこの本を、自分が忘れ去られないようにするために書いたのではないだろうか。彼はこれを、一九七〇年代に被った汚名をそそぎ、正当な評価（と彼が考えていたもの）を得るための最後の機会だと思っていたのではないだろうか。彼は執筆に数年をかけ、何度も書き直した。ところが、ようやく書き上げてみると、引き受けてくれる出版社が見つからなかった。とうとう彼はプライドを捨て、バトンルージュの無名の印刷所に頼んで数百部を自費で刷ってもらうしかなくなった。『心と脳の関係性を探求して』は一九九六年に刷り上がった。亡くなる三年前のことだった。彼は若干部を昔の研究仲間に送り、エンボス紙に書かれた丁寧な礼状を受け取った。

『心と脳の関係性を探求して』の前書きの中で、八十一歳のヒースは若かりし日の自分を振り返り、若干の皮肉を込めてこう書いている。「このプロジェクトを始めたとき、若く血気盛んだった我々は、すぐにも多くの答えを得られるものと期待していた」。期待した答えをすべて得られたとは到

底言えないことを明らかにした上で、彼は次のような諦めの言葉で著作を締めくくっている。「我々の研究が他の研究を触発したり、将来の進歩に貢献することになれば本望である」

だが、ヒースの研究は忘れ去られ、彼のあとを継ぐ研究者も現れなかった。それでも、業績という意味では、デンプシーの言うとおり、ヒースの物語はバッドエンドではない。なぜなら、彼のプロジェクトそのものはいかがわしいものではなかったし、彼がおこなった研究は現在再び盛んになり、脚光を浴びているのだから。ロバート・ヒースはマッドサイエンティストではなかった。彼は先駆者だった。

しかし、彼が先駆者になったのは偶然だったのだろうか。彼の発見は、盲目の鶏が地面をつついているうちに餌を見つけたようなものだったのだろうか。彼の研究結果が最先端の研究と同じ方向を指し示しているのは単なる偶然なのだろうか。

ヒースの物語が重要な意味を持つ現代

発表された論文や生前のヒースを知る人々の証言から考えて、該博な知識と鋭い思考力の持ち主だった彼が訳も分からず手探りで研究していたとはとても思えない。彼は具体的なビジョンに沿って研究を進めていたように思われる。たしかに、彼はその輪郭をはっきりと見ることはできなかった。だがその理由は単に、当時の科学水準がまだ低く、機器がまだ原始的だったからに過ぎない。ヒースの時代には自家製の電極と古臭い脳波計しかなかったし、脳内の伝達物質について分かっていることはあまりにも少なかった。半世紀前にはデータの収集と処理は現在よりもずっと大変だったし、実験は常にその制約を受けていた。当時は、妥当な仮説を立て、手に入る手段でそれを検証することが決定的に重要な作業だった。それは、現在とはまったく違う世界だった。まず第一に、現在の科学研究の多くはデータ駆動型手法でおこなわれる。それは、スーパーコンピュータに膨大な量の情報を処理させ、未知の関連や相互接続を示すパターンを特定することに重点を置く手法である。その最たるものが、遺伝子解析プロジェクトが次々と立ち上げられている遺伝学である。神経科学の分野に関して言えば、スキャナーで生体の脳内を覗くこともできるし、脳内の化学信号もその多くがすでに解明されている。

まさにこのような時代に、ロバート・ヒースの脳深部刺激との格闘をめぐる物語は重要な意味を持つ。ヒースは彼自身を超えた、より大きな意味を持つ存在になる。なぜなら、脳深部刺激の現状と並べてみることで、彼の研究は現在を映す鏡になるからである。

「歴史は繰り返しています。当時と現在との違いは、機器が進歩したことだけです。それ以外は、以前と同じです。同じように遺憾な状態とも言えます」

私がこの言葉を聞いたのは、マーストリヒトで開かれた神経外科学会の親睦会の席上だった。発言者は、ロンドン大学ユニバーシティ・カレッジのベテラン神経外科医で神経外科史の生き字引を自任するマルワン・ハリズ。ハリズは、現代の研究者が過去の教訓から学べるように、科学会議の席上で科学倫理と科学の過去の罪について発言するのを常としている。初めて彼の発言を聞いたときには、その結論はいささかドラマチックに誇張されているのではと思った。何と言っても、現代の科学者たちのアプローチは一九五〇年代の向こう見ずな研究者たちのそれとは一線を画した、より思慮深いものなのだから、と。だがもしかしたら、レバノン出身のこの神経外科医の言葉は的を射ているかもしれない。

脳深部刺激の歴史は精神科から始まった。当時とまったく同じように、個々の実験の被験者数は現在も相変わらずきわめて少ないし、被験者の追跡調査もあまりにもいい加減である。個々の野心的な外科医や神経科医や精神科医が、ばらばらにさまざまな実験をおこなっているところも、当時と同じである。彼らはそれぞれ独自の専門脳領域の治療法を開発して売り込み、名声を得ている。ハリズも言うとおり、「エゴと個人的名誉がこの分野の最も強力な推進力」になっているのだ。

脳深部刺激療法を推進する巨額のカネと好意的なメディア

さらに、新たな推進力も出現した。巨額のカネである。保健当局に脳深部刺激療法を早く承認させようとして、刺激装置の製造会社がカネの力にものを言わせて時期尚早の治験を無理やり進めている。ヘレン・メイバーグもトーマス・シュレプファーも、鬱病への応用に関してこうした事態が起きていることを憂えている。たった一つの被験者グループから得られたデータに基づいて、大規模な治験が複数の病院でおこなわれたが、いずれも惨憺たる結果に終わっている。アルツハイマー病への応用についても同じことが言えるかもしれない。アンドレス・ロザーノがアルツハイマー病患者六名に対して刺激装置埋め込み手術を施行したところ、二名に脳萎縮の停止が見られ、記憶力が若干向上した。この結果は直ちにセンセーショナルに発表された。この二名の患者の追跡調査は一年間しか継続されず、その後の彼らの状態はまったくもって不明である。にもかかわらず、メドトロニック社はアメリカとドイツの数カ所の病院で治験をおこなった。医療行為全般の商業化にはプラスとマイナスの両面がある。

メディアはたいていの場合、応援団的な役割を果たしている。脳深部刺激療法に関するメディア報道を調査したタスマニア大学の倫理学者フレデリック・ギルバートは、「フロンティアズ・イン・インテグラティブ・ニューロサイエンス」誌に掲載された論文の中で、「メディアの取り上げ方は極端にポジティブで、研究者の主張に対して完全に無批判であり、危険な誇大広告の片棒をかついでいる」と指摘している。なぜ実験が限定的かつ散発的にしかおこなわれていないのか、被験者の追跡調査がなぜ実施されないのかを問題にしない報道は、読者に過大な期待を抱かせることになる。それは、ロボトミー手術に対する当初のメディア報道に不気味なほどよく似ている。一九三〇年代から一九四〇年代にかけてメディアはロボトミー手術を称賛し、精神病患者の家族はそれを信じた。効果のなさや危険な副作用についてメディアが取り上げ始め、ロボトミーの人気が急激に低下したのは、すでに向精神病薬が出回り始めた一九六〇年頃のことだった。

脳深部刺激療法にも、ロボトミーや精神外科一般を襲ったような反動が待っているのだろうか。原則的にはその可能性はあるし、マルワン・ハリズはそれについて警告を発し続けている。だが私としては、脳深部刺激療法が実験的治療法からふつうの治療法になる可能性は十分あると思う。それは、技術や機器が以前よりも進歩したからだけでなく、時代精神が完全に変化したからでもある。「自分とは何か」という我々の感覚が変化したのだ。自我は、もはや捉えどころのない不可解な現象ではなくなり、脳内の一状態として理解されるようになった。同時に、精神医学そのものに対する我々の態度にも奇妙な変化が生じた。精神医学は共有財産となった。医学の中で日の当たらない片隅的な分野だった精神医学は我々の集合意識の中に進出し、その重要性は次第に増している。メディアにおけるその存在感にもう一度目を向けてみよう。精神病やその治療法やその重要性に関する果てしない議論を、メディアは連日のように報じている。一世代前にはふつうの人はそんなことは話題にもしなかったが、今では自分の精神的不調について気軽に話せる世の中になった。

よりピンポイントの脳深部刺激が可能な装置が次々と開発される

現代人は人間を精神医学的見地から捉えるようになった、とも言えるかもしれない。我々は精神医学というプリズムを通して自分について考え、自分というものを理解するようになったのだ。現代人は、性格特性とか人格とか全体的行動とかを、自分がよく知っている（と思っている）診断名に当てはめて考えようとする。たとえば、隣人の子どもが駄々をこねて泣きわめいているのを見ると、「あの子は軽いＡＤＨＤに違いない」と思う。あるいは、同僚とランチをしながらＣＥＯのサイコパス度について話し合ったり、テーブルの端に座っている内向的な同僚について、「アスペルガー症候群寄りの自閉症スペクトラムに当てはまるかも」と思ったりする。病気と健康との境目が鮮明でなくなり、さまざまな精神疾患が範囲《スペクトラム》の問題と捉えられるようになった。その結果、病的なあるいは少なくとも不適当と見なされる行動が以前よりも増えた。これは、自分の行動を修正もしくは最適化するための機会が増えたことをも意味する。

一例として、ポルノ依存症について考えてみよう。「ヌード写真やポルノ映画を何時間も見てしまうのは意志が弱いからではなく、それはポルノ依存症という病気なのだ」と言われるようになった。そして、病気というからには治療法がある。もちろん、昔ながらの心理療法やトークセラピーもあるが、これが効くとは限らない。それなら、脳のメカニズムに基づいた、もっと科学的な方法はどうだろう。ＵＣＬＡの神経学者ニコル・プローズはその方法を模索している。彼女はポルノ依存症の人の脳内で何が起きているかを研究し、脳内のどの領域に異常な活動が見られるかを観察してきた。彼女は現在、脳深部刺激によって性欲を抑えるポルノ依存症治療法を研究している。彼女は二〇一五年に「ハフィントン・ポスト」に対してこう語っている。「この研究は、有効性が科学的に示された治療法を治療者が責任を持って患者に提供できるようになるために重要なのです」

プローズの言うとおりだ。そのめざましい技術的発展を考えれば、脳深部刺激の応用範囲が将来拡大する可能性は大きい。刺激装置製造会社の多額の投資やＤＡＲＰＡの巨額の助成金、さらにはメディアのこれまた派手な宣伝のおかげで、刺激装置は長足の進歩を遂げた。よりピンポイントの刺激が可能な、特定の症状に特化した刺激装置が次々と開発されるだろう。

この進歩と展望が一種の力場と引力を生み出す。さらに、そこにはある特殊な力学も関わってくる。何かが可能になると、往々にして思いがけないニーズが生まれてくるのである。さまざまな向精神薬について、同様のことがこれまで何度も起きている。プロザックやゾロフトといったＳＳＲＩ（選択的セロトニン再取り込み阻害剤）が初めて市場に出たとき、それらは成人の不安症状や鬱病の治療薬として承認された。しかし、その後すぐに、子どもや若者にも処方されるようになり、さらには他の多くの症状にも使用されるようになった。強迫思考でも内向的性格でも、ＳＳＲＩによってある程度治療することができる。

リタリンやアデラルといったアンフェタミン様興奮剤は、ＡＤＨＤの治療薬として開発・承認された。しかし、今ではこれらは、知的パフォーマンスを向上させるスマートドラッグとしてもよく知られている。短期間服用した場合に集中力と作業効率が向上するため、多くの学生がレポート作成時やテスト前にこうした薬を使うことは有名な話である。しかも、こういう使い方をしているのは学生だけではない。数年前、私は年配のイギリス人ライターから、本を書くときはいつもリタリンの助けを借りているという話を聞いた。「飲むと、断然スピーディーにすらすら書けるようになるの」と彼女は言った。

いずれ誰もが脳の若返り手術を受けるようになる

刺激装置を改良する動きも始まっている。ここでも先導しているのはプロ（つまり、体制側）ではなく一般ユーザー、つまり集中力や記憶力を高める装置を自作しようとする人たちだ。小さなヘッドセットと九ボルトの電池を使って、電気を頭蓋経由で大脳皮質の外層部分に送り込む装置を自作することがひそかなブームになっている。その草分け的存在であるアトランタのウィリアムズ夫妻が、二〇一四年に「ワイアード」誌に装置製作の経緯を語っている。ブレント・ウィリアムズはエンジニアとしての腕を活かし、レイディオシャックで調達した部品を使って難なく装置を作り上げた。彼は一種の「ランナーズ・ハイ」を得るためにそれを使っていたのだが、妻のマッジは、それを使うと聖書がスムーズに暗記できるようになることに気づいた。

経頭蓋直流電気刺激と呼ばれるこの方法は、「アメリカ軍が学習能力増進のためにこれを使っているらしい」という肯定的な報道もあって一定数の支持者を獲得した。自分で装置を組み立てられない人のために、Foc.usという会社が流線型の装置をネット販売している。これは、ハイスコアを叩き出すため特別な集中力を求めているゲーマーのための商品である。医療機器ではないため、保健当局の承認を受けなくても販売することができる。

こうしたＤＩＹブームを嘲笑するのは簡単だし、もちろん、九ボルト電池入りの自家製装置と、最先端の電極を神経組織に直に接続する、高度に専門化した脳外科技術とでは天地の開きがある。しかし、現代はエレクトロニクス時代である。時代の趨勢は止められないだろう。我々はみんなエレクトロニクスに慣れきっている。というか、エレクトロニクスに完全に依存した生活に慣れきっている。スマートフォンやコンピュータがさまざまな治安機関の監視下にあることを承知の上で、それでも我々はそうした機器を使用している。我々はすでにサイボーグと化していると言ってもいいほどだ。単に、今のところはまだエレクトロニクス機器の大部分が体の外にあるというだけの話だ。それが体内にまで入り込んでくるのは時間の問題かもしれない。

『神経外科の内幕』の著者でもあるアメリカ人神経外科医カトリーナ・ファーリクが「イブニング・スタンダード」紙のインタビューに答えて、「いずれ近いうちに、現在のボトックス注射のような気軽さで誰もが脳の若返り手術を受けるようになるでしょう」と語ったのは二〇〇六年のことだった。それが二〇一一年には、アメリカ定位・機能神経外科学会のアンケートに対して、脳神経外科医の半数が「知的能力改善のために脳深部刺激を用いることに何ら倫理的問題を感じない」と回答している。

そもそも、倫理的問題を感じなければならない理由があるのだろうか。結局のところ、誰もが年をとるし、誰もが認知症はごめんだと思っている。現代人の辞書に、引退という文字はない。現代人は、死ぬまで元気で働くことを非常に恐れている。社会も個人も、アルツハイマー病などの認知症と、時代の変化に順応し続けることを要求される。さらに、次のような意見も最近よく聞かれるようになった。人間の脳の構造は石器時代のままなので、現代のハイテク時代にうまく適応できない。その解決策として、テクノロジーによる変更・介入は当然の反応だ。時代の変化についていけるように、石器時代脳をグレードアップすることが必要だ。変化の速度を緩めることはできない。そんなことをすれば、進歩が妨げられてしまう。そうでしょ？

世界を救うためには人類の倫理観を操作する必要がある

こうした解決法が（たとえ冗談にせよ）検討されていない分野はほとんどないのではないかと思われるほどだ。二〇一五年に「ニューサイエンティスト」誌は「モラリティ2・0」と題する記事を掲載し、「世界を救うためには、人類の倫理観を操作する必要があるのではないだろうか」と問いかけている。その論拠として同記事は次のように言う。進化の過程で形成された人間の道徳的直感や感情移入能力は、構成員が互いに密接な関係にある小集団に適合するようにできている。だから、人間は、個人としての自分にとって具体的な事柄に取り組むのは得意だが、もっと複雑な（つまり、気候変動や海洋汚染、難民問題といった、現在人類が直面している地球規模の難題のような）一般的問題となるとうまく対処することができないのだ、と。さまざまな研究者がこの記事の中で、人類が反射的な直感ではなく意識的な熟考に従って行動できるようになるための道徳的思考の訓練法を提案している。しかし、そのような方法では不十分だと考える研究者もいる。イェーテボリ大学の哲学者イングマール・ペルソンとオックスフォード大学の哲学者ジュリアン・サビュレスキューは、共著『未来不適格――モラル・エンハンスメントの必要性』の中で生物医学的ドラッグの使用に賛成している。世の中がうまくいくためには人間の脳を操作する必要がある、とこの二人の思慮深い紳士は信じて疑わない。

ここにも、ロバート・ヒースの声がこだましている。

ヒースは一九八五年に「バイオロジカル・サイカイアトリー」誌のトップ記事の中で、「我々は人間の脳を進歩のための道具と見なすべきだろうか、それとも破滅のための道具と見なすべきなのだろうか」と問いかけている。彼自身は、明らかに後者だと考えていた。彼は最初から、こうした考えを抱いていたに違いない。アーノルド・マンデルの小説の中で、ホワイト博士（ヒース）は、「人類が生きのびるために、中枢神経系の操作が必要となる日が来るだろう」と言う。『心と脳の関係性を探求して』の末尾にも、同じことが述べられている。「いつの日にか、共通の道徳律が発達し、その道徳律の記憶を生物学的方法によってしっかりと脳に刻み込むことができれば、人類は人間同士だけでなく他種とも調和して生きることができるようになるだろう」

エピローグ　七十六歳の老ヒース、かく語りき

低いテーブルを挟んで、二人の男性が少し半身になって向かい合っている。部屋も家具もぼんやりとした灰色だが、すぐにユッカの鉢植えがいくつか運び込まれ、背景に緑のアクセントが加わる。男性の一人が咳払いした。

「こんばんは」その場を撮影しているカメラに向かって、男性は厳粛な口調で言った。「こちらは、一九四九年から一九八〇年まで当テュレーン大学で神経科・精神科教授及び学科長を務めておられたロバート・ガルブレイス・ヒース博士です。今日は博士のお話を伺います」

ウォレス・トムリンソンはこの対談を楽しみにしていた。駆け出しの精神科医だった頃、研修医としてロバート・ヒースのもとで働いていた彼は、ヒースのことをずっと師と仰いできた。その彼

が大学を説得し、テュレーン大学神経科・精神科で重要な役割を果たした人たちのオーラルヒストリーを収録することになったのだった。撮影は、ヒースが引退してから七年後の一九八七年におこなわれた。トムリンソン自身も年を重ね、体型も眼鏡も話しぶりも重々しくなっていた。彼はポリエステルのグレースーツの中で汗をかきながら、七十六歳になったヒースの、相変わらずクールでスマートなカリスマぶりに感心していた。ヒースは真っ白なシャツにグレーのズボン、黒いジャケットに一分の隙もないボウタイという姿だった。髪は真っ白だったが相変わらず豊かで、目は澄み切っていた。

「ヒース博士、先生が医学を志した理由から伺いましょうか」

老ヒースは低い声で笑った。

「実を言うと、父に医者になれと言われたからです。父自身医者で、ペンシルヴァニアで開業していました。でも、神経科医になったのは舅の影響です。彼からは大きな影響を受けました」

その後、戦争中に軍によって精神医学の道に放り込まれ、そのまま精神科医になったというわけです、とヒースは語った。トムリンソンは、前もって決めてあったとおりに対談を誘導してヒースに履歴や数々の受賞歴を語らせ、当時の有名研究者の話に花を咲かせた。

「先生のメンターだったサンドル・ラドはどうですか。ラドについてお聞かせください」

恩師について語り始めたとき、ヒースの口調が突然変わったことにトムリンソンは気づいた。

「彼は才能あふれる優秀な研究者でした。創造力も豊かでしたし、人間の行動を根本的に理解していました。当時、彼ほどそれを理解していた人はいませんでした。当時、というか、その後もずっと」

　声までもが突然変わった。強い主張と注意深さが感じられる声だ、とトムリンソンは思った。彼は何かを言おうとしている。この着こなしのいい、白髪の紳士の心には何かが引っかかっている。「残念です」とヒースはゆっくりと言った。「ラドが、彼にふさわしい評価を受けられなかったのは残念です」

　分厚いレンズの奥で、ウォレス・トムリンソンは目を瞬いた。ヒースが話しているのはラドのことではなく自分自身のことなのだ、と気づいたのだ。彼は自らの遺産について語っているのだ。歴史に深い興味を抱いていたウォレス・トムリンソンは折に触れて、いつか自分の上司でありメンターだったヒースについて書き残しておく必要があると思っていた。自分はヒースを直接知っているし、彼の真の価値を知っている。その自分には、後世の人々のために彼の物語を書き残し、どうして彼がこんなにも物議を醸す人物なのかを説明する義務がある、と。しかし、ヒースがその先を話し始めたので、彼は現実に引き戻された。

「ラドの説は物議を醸しましたが、彼のまわりには信奉者も数多くいました。しかし、のちに彼の説が正しいと判明したときには、それが元々誰のものだったか忘れられかけていました。その結果、彼の新しい創造的アプローチの多くはその後も発展し続けたのに、彼の名前は次第にそこから切り離されてしまいました。今では、ラドはほとんど忘れ去られた存在です」

　ヒースは落ち着いた表情を保っていたが、その目にはかすかに興奮の色が見えた。彼は話を続けた。

「もちろん、こういうことは才能あふれる創造的人物にはよくある現象です。その人が愛想がよくて人好きのする、政治家タイプなら話は別かもしれませんが。ラドはそういうタイプの人間ではなかった。創造的人物は自分が思ったままを口にするし、従来の考え方に逆らうことが多いのです」

ヒースはここで言葉を切った。この問題について言うべきことを言い終えたのだ。トムリンソンは、彼の言葉に答えようと思った。自分が彼の真意を理解していることを伝えたいと思った。彼の結びの言葉は、二人の間で暗黙の了解が交わされたことを物語っていた。

「歴史は往々にして年月の経過とともに訂正されるものです」とトムリンソンは言った。「そして、不当な評価を受けていた人も日の目を見ることになります。サンドル・ラドも、いずれきっと正しく評価されることになるでしょう」

謝辞

ロバート・G・ヒースの共同研究者だった科学者や彼を直接知っていた人たちからの援助と励ましがなければ、本書を書き上げることはとてもできなかった。彼らの多くが私を自宅に招き入れ、私の質問に長時間付き合って一緒に過去を掘り下げてくれた。故フランク・アーヴィン、チャールズ・フォンタナ、ドナルド・リチャードソン、アラン・リプトン、ジェームズ・イートン、チャールズ・オブライアン、ジョゼフ・ディジャコモ、コルビー・「スキップ」・デンプシー、ドン・ギャラント、ロバート・ベグトラップ、サム・ベイラインの各氏にはいくら感謝しても感謝しきれない。また、ロバート・ヒース・ジュニアと彼の素晴らしいご家族の協力がなければ、世界初の脳深部刺激療法臨床試験の記録フィルムという宝の山を見ることはできなかった。

小脳ペースメーカー手術という特異な治療を受けた体験を率直に語ってくれたデヴィッド・メリックには、特別な恩義を感じている。また、彼の妹バーバラ・チェスターには、家族の苦闘についてオープンに語ってくれたことに感謝申し上げる。

トッド・オックス、マックス・フィンク、エリオット・ヴァレンスタインの各氏には、個人的体験や意見を聞かせてくれたことに感謝申し上げる。アラン・バウマイスターには、自身の学術的意見と重要な原資料を提供してくれたことに対して感謝申し上げる。

脳深部刺激療法のパイオニアとして現在国際的に活躍している研究者から話を聞けたことに深く

感謝申し上げる。ヘレン・メイバーグ、トーマス・シュレプファー、フォルカー・ケーネン、ダーリン・ドアティ、アリク・ウィッジの各氏は全員、研究室と手術室のドアを快く開いて私を迎え入れてくれた。

ロビン・デニスという貴重な助言者・編集者を得られたことは幸運だった。代理人ピーター・タラックには、「著者がデンマーク人だからといって、それは国際的出版界において何ら障害にはならない」と主張し続けてくれたこと（ときにはそれが実際に障害となることもあるのだが、そんなときでさえ主張し続けてくれた）に対して深く感謝している。

クラウス・ロートシュタインとジャン・ブラインホルト・バクには、本書を原稿段階から読んで批評してくれ、励ましてくれたことに対して厚く感謝申し上げる。

いつものことだが、ラッセル・ディースは不可欠の存在だった。絶対に聞き間違えることのない彼の耳と通訳の才能には感心するばかりである。司書ドルテ・ニールセンには資料の入手に関して大変お世話になった。

本書に素晴らしい援助と助言と熱意を注いでくれた我が編集者スティーブン・モローに、心からなる感謝を捧げる。

解説「人類の進化」か、それとも「人間への冒瀆」か

仲野徹（大阪大学大学院医学系研究科教授）

同性愛の「治療」を受ける男。娼婦を相手に性的興奮を得ることができれば成功だ。男の頭には電極が差し込まれており、後頭部から四本のコードが隣の部屋まで延びている。その部屋では、研究者たちが電極から送られてくる計測値を見ながら、男の快楽中枢に適切な電気刺激を与える。

まるでSFだ。しかし、未来の話としてはおかしいと思われないだろうか。現在の状況を考えると、LGBTが治療対象となる未来などやってくるはずがなかろう。未来物語でもなければ架空のストーリーでもない。米国で実際におこなわれた人体実験なのである。

本書『闇の脳科学「完全な人間」をつくる』の冒頭シーンがこれだ。いったいどんな内容の本なのか。意識せずとも期待感が広がっていく。まるで脳のどこかに電気刺激が与えられたかのように。

この実験をおこなったのは、精神科医ロバート・ガルブレイス・ヒース。統合失調症や鬱病など

さまざまな精神疾患に対して、患者の脳深部に電極――ヒースの命名によると「脳ペースメーカー」――を用いた治療をおこなっていた。

あまり知られていないが、パーキンソン病などに対して、脳ペースメーカーと基本的には同じ方法である脳深部刺激療法（ＤＢＳ）がおこなわれている。現在、日本でも保険適用が認められている治療法だ。なので、一九五〇年代、七十年も前に脳ペースメーカーを考案し、ニューオーリンズにあるテュレーン大学の精神科と神経科の学科長として三十年にもわたって君臨したヒースはＤＢＳの先駆者として高く評価されている。と言いたいところなのだが、その名はほとんど忘れ去られてしまっているという。いったいどうしてなのだろうか？

きわめて魅力的だったヒースだが、ＤＢＳの嚆矢《こうし》ともいえる脳ペースメーカーの開発者として成功を収めたにもかかわらず、とあるスキャンダルから歴史の闇に葬り去られてしまっている。その波瀾万丈の物語。そして、ＤＢＳによる「精神の操作」という、にわかには信じられない研究の最前線。本書は、これらふたつを見事にあざなってまとめあげた科学ノンフィクションだ。

このような話を読む時には、時代的な背景を知っておく必要がある。今ではいろいろな向精神薬が開発され、精神科の治療は薬物療法が主流になっている。しかし、一九五〇年当時は、まだそのような薬物はひとつもなかった。重症の精神疾患患者に使われた治療法は、電気ショックであり、ロボトミーであった。ミロス・フォアマン監督、怪優ジャック・ニコルソン主演のアカデミー賞映画「カッコーの巣の上で」を思い出される方も多いだろう。

統合失調症に対する治療として一九三六年に始められた大脳の前頭葉切除手術がロボトミーである。たいした科学的エビデンスのない治療法であったが広くおこなわれ、ポルトガルの神経外科医アントニオ・エガス・モニスはその業績で一九四九年にノーベル生理学医学賞を受賞している。ロボトミーのような精神外科手術では、当然、脳のある機能を完全に破壊してしまう。そういった方法に懐疑的であったヒースが考え出したのが脳ペースメーカー法である。それは、「ポジティブな感情が宿る脳内領域を電気的に刺激することによって、失快感症を起こした統合失調症患者の脳に喜びや快感を呼び覚ますことができるかもしれない」という発想に基づくものであった。

統合失調症に対する最初の人体実験での成果に喜んだヒースたちであったが、周囲の評判は惨憺たるものだった。それでも、ヒースはひるまなかった。魅力的なヒースは多くの若者を引きつけ、毎年のようにベスト・ティーチャーに選ばれ、テュレーン大学の医学生の四分の一もが精神科を志望したことまであったという。毀誉褒貶の中、脳ペースメーカーを使って次々と業績をあげていくヒース。その野心は「精神と脳の関係を理解する」というものであった。しかし、冒頭の実験からもわかるように、それは同時に、人間を操るというものでもあった。

怒れる若者たちが、ヒースたちによる「クレージーな実験」を糾弾するデモをおこなった。一九七二年のことだ。それを受けて、ヒースは議会上院の公聴会で証言をしなければならなくなる。あくまでも当時としてはであるが、ヒースは倫理的な問題に細心の注意を払っていた。しかし、かつてやみくもにおこなわれすぎたロボトミー手術などの精神外科手術に対する反発もあり、窮地に追い込まれざるをえなかった。これも時代である。

このような出来事があったためだろう、サイエンスライターである著者ローン・フランクがヒースについて問い合わせても、テュレーン大学の反応は冷たかった。しかし、フランクは地道に調査を続ける。圧巻はヒースの息子との接触だ。なんと、快楽を意味する言葉である「ヘドニア」と名付けられた別荘に、冒頭の実験の映像が残されていたのである。フランクはその映像を見て率直に書く。「ヒースを非難する人たちの気持ちが、私にはよく分かった。この実験は本当に倒錯的だ。そう思わずにはいられない」と。そして続ける、「でも、それはなぜなのだろう」と。

鬱病の原因となる脳領域を発見したDBSの大家ヘレン・メイバーグが、ヒースの著書である『心と脳の関係性を探求して』という本を手に取りながら「それは先見の明のある研究だったのか、それとも狂気の沙汰だったのか。どんなふうに見るか、どんなプリズムを通して見るかによって、どちらとも言えると思います」と語るシーンがある。この言葉が、ヒースの研究のすべてを表している。

ヒースの物語と並行して語られるのは、DBSの現状だ。おそらく、日本でDBSについての話をよく知る人は多くないだろう。橳島《ぬでしま》次郎の好著『精神を切る手術――脳に分け入る科学の歴史』によると、日本ではロボトミーをはじめとする精神外科手術を外科医ではなく精神科医がおこなうことが多かった。そういったことに対する批判が学生運動とあいまって、精神外科は「禁断の悪」という烙印を押されてしまったというのだ。DBSは精神外科とは違うものだが、そのような歴史から、我が国でDBSの精神科領域における研究があまりおこなわれていない。なので、耳に入る機会が少ないのだ。

それはさておき、この本を読んで、ＤＢＳの研究がここまで進んでいるのかと心底驚いた。パーキンソン病は言うに及ばす、ヒースが試みた統合失調症のような精神疾患だけでなく、アルコール依存症や薬物依存症、そして過食症や拒食症、さらには、著しい暴力傾向さえも、脳の正しい位置に電極をセットして刺激すれば治療が可能になってきているらしい。

脳の特定の箇所に電流を流すことにより人格を変えることさえできるというのは、驚くべきことだ。そのようなことはすべきでないと思われるかもしれない。しかし、たとえば、サイコパスの治療に使えるとしたらどうだろう。このような「治療法」がつきつける倫理的問題はきわめて大きい。

メイバーグによると、鬱病患者のある脳領域に電極を刺して刺激を与えると、春が来た感じがするという。しかし、電気を切ると、その感覚がなくなってしまう。自分の意思や周囲の状況とは関係なく気分が変わるというのは、いったいどんな感じがするのだろう。

また、メイバーグのライバルは、快感を呼び覚ます電気刺激により鬱病を治療しようという方法をとっている。快感を覚えるのなら、鬱病でなくとも希望する人が出てくるかもしれない。ある種の心理的ドーピングではないか。はたして、そういったことが許されるのか。

しかし、である。ちょっとやってみたくなったりしないだろうか。今はまだ脳に電極を刺さないとダメなのでハードルが高い。だが、ヘルメットみたいなものをかぶって、経皮的な電気刺激によってできるとなったらどうだろう。仕事する気せんなぁ、という日にはちょちょっと刺激してがんばるとか。ひょっとしてカツラみたいな刺激装置ができたら、イヤな人と会う時でも快楽中枢を刺激してにこやかに対応できるようになるかもしれないし。

冗談はさておき、もっとすごいのは、軍事応用に向けた新技術の開発・研究をおこなう機関であるDARPA（米国国防高等研究計画局）による「精神への月ロケット打ち上げ」プロジェクトだ。「親切だけどクレージー、金持ちのDARPAおじさん」の支援を受けて開発中のDBS「電子スーパーエゴ」装置を使うと、衝動性を弱めたり、認知の柔軟性を高めたり、感情制御能力を向上させることができる。逆向きに使えば「より攻撃的で冷酷な兵士」を作り出せそうだということは容易に想像できる。さすがに恐ろしすぎはしまいか。

『サピエンス全史』が大ベストセラーとなったユヴァル・ノア・ハラリは、その次作『ホモ・デウス：テクノロジーとサピエンスの未来』で、ホモ・サピエンスは、不死、幸福、神性の獲得を目指すだろうと論じている。中でも重要なのは、タイトルである「ホモ・デウス＝神のヒト」が意味するところでもある神性の獲得だ。意のままに誰かの行動や意識を操るのは、「神性の獲得」への大きな一歩ではないか。はたして、サピエンスはそれを望んでいるのか、また、行うことが許されるのか。我々は今、大きな分岐路に立たされているのかもしれない。


さて、ヒースに戻ろう。たとえ倒錯的で狂気の沙汰の人体実験であったとしても、デモなどで批判されたとしても、DBSがこれだけ隆盛を極めつつあるのだから、その先駆者として記憶されていても不思議はない。にもかかわらず、いまではその業績を知る人はほとんどいない。いったい何があったのか。その語られざる真実は、ヒースの弟子のひとりが書いた実話小説に残されていた。

そんな話が本当にありえるのかという驚きのストーリーなのだが、その内容は読んでのお楽しみ。

この本、ヒースの先駆的な業績、ＤＢＳの現状と将来、そして、ヒースが失脚するに至ったスキャンダルと、どれをとっても素晴らしく面白い物語が三つ巴になっている。さらには、人間とはなにか、精神を操るとはどういうことか、そして、その倫理的問題は、など、いろいろなことを考えさせてくれる。ミステリーのような科学ノンフィクション。言うまでもない、読まねば損な一冊だ。

訳者あとがき

本書は、The Pleasure Shock: The Rise of Deep Brain Stimulation and Its Forgotten Inventor（プレジャーショック――脳深部刺激療法の始まりと忘れ去られたその考案者）の全訳である。

脳深部刺激療法（DBS）とは、その名のとおり、脳深部に電極を埋め込み、脳を電気的に刺激することによって、脳の一部の機能不全に由来する諸々の症状の改善を図る療法のことである。パーキンソン病や振戦の治療に関しては、日本でも二〇〇〇年から保険適用が認められている。またそれだけでなく、鬱病や強迫性障害など、精神疾患への応用についても現在盛んに研究されている。

一般的には、脳深部刺激療法は二十世紀末にヨーロッパで開発されたことになっている。ところが、それより五十年近くも前に、脳深部刺激療法を考案し、リウマチや末期ガンの疼痛緩和から統合失調症に至るまで、さまざまな疾患や症状の治療を試みた精神科医がアメリカにいたという。その精神科医ロバート・G・ヒースに光を当て、なぜ彼の功績が忘れ去られてしまったのかを掘り下げたのが本書『闇の脳科学　「完全な人間」をつくる』である。

本書に出会うまで、私はロバート・ヒースのことをまったく（ついでに言えば、脳深部刺激療法のこともほとんど）知らなかった。とりあえずネットで調べてみたが、わずかしかヒットしなかった（自分だけが知らなかったわけではないと分かって逆に少しほっとした）。ネット上の数少ない記事はごく簡単なものばかりだったが、そのいずれも、ヒースをマッドサイエンティストとして断罪していた。その根拠となっているのが、本書のプロローグに登場する、男性同性愛者を電極と娼婦を使って「治療」しようとした（つまり、異性愛者に転向させようとした）実験である。

たしかに、それは衝撃的な実験である。生々しいその描写を翻訳しながら、思わず鳥肌が立ってしまった。だがそれは、この実験の異常さに寒気を覚えたからというより、性的指向が「こんなことで」変わること（この実験は充分に成功と言えるほどの結果を出している）に心底驚いたからだった。性的指向とは、いわば人格の核心部分である。電極によって脳に電流を流すだけで変わってしまう人格＝自我とは一体何なのだろう。

「自己とは、内側にある安定した核ではなく、そのときどきの脳の状態のことなのだ。脳の特定の箇所に電流を少々流すだけで、人は別の誰かになってしまう」と著者は述べている。そう考えると、脳深部刺激療法によって私たち現代人は「私とは何者なのだろう」という「疑問の中の疑問」を突きつけられていると言えよう。

ヒースの物語（本書を読んでいただけば分かることだが、ヒースはマッドサイエンティストとはおよそほど遠い人物である）はもちろん興味深いが、著者はそれをあくまでも現代を映す鏡として描いている。実際、本書で紹介される最先端の脳深部刺激テクニックの数々は、ヒースのアイディアと驚くほど似通っている。その中でも特に印象的なのが、実用化も間近だという、夢のような治療法である。それはヒースの電極治療を極限まで自動化したような治療法で、小さな装置を脳内に埋め込んでおけば、それが脳内の望ましくない活動の兆候を検知し、自動的に修正してくれるのだという。治療法としてはたしかに素晴らしいが、これも人格を変えてしまうという意味ではヒースの実験と同じ危険を孕んでいる。

著者ローン・フランクは、神経生物学の博士号を持つデンマークのサイエンス・ジャーナリストである。「サイエンス」や「ネイチャー」などの学術雑誌やヨーロッパの有力紙に寄稿するかたわら、コメンテーターや制作者としてデンマークのテレビ、ラジオでも活躍している。本書の中で自ら述べているように、彼女は現在、鬱病を投薬治療によってコントロールしている。鬱病とのつきあいはかなり長期に及んでいるようだ。本書では、脳深部刺激療法の鬱病への応用についても詳しく述べられている。ただ、自分もそのような治療を受けたいかどうかについては、彼女は本書の中で明らかにしてはいない。それでも、脳＝自我を操作することについての彼女の考察に個人的体験が深みを与えていることは間違いないだろう。

二〇二〇年八月

赤根洋子

ソースノートについて

本書がノンフィクションであることを改めて強調しておきたい。本書の歴史的な記述は、以下に掲載する原典の他、仕事上や他の立場でロバート・ヒースと直接関わりのあった人たちに筆者がおこなった詳細なインタビューに基づいている。本書に描かれている数々の場面や状況や出来事はすべて、原資料に書かれているか、筆者がインタビューで聞き取ったものである。

インタビューは長期にわたっておこなわれた。大西洋をまたいでおこなわれた電話インタビューも多かったが、筆者が直に会ってインタビューした場所は以下の通りである。二〇一三年四月：ロングアイランド。二〇一三年五月：モントリオール。二〇一三年七月：セント・キッツ島。二〇一四年二月：ワシントンDC、フィラデルフィア、バトンルージュ、ニューオーリンズ、フロリダ州リバービュー、アトランタ。二〇一四年七月：マイアミ、ニューオーリンズ。二〇一四年九月：マーストリヒト。二〇一五年六月：ピカユーン、ニューオーリンズ。二〇一七年二月：ボストン、ラ・ホーヤ。

■一般的背景や歴史的事実に関しては、以下を参考にした。

Delgado, José M. R. *Physical Control of the Mind: Toward a Psychocivilized Society.* New York [etc.]: Harper & Row, 1969.

Ferber, Sarah. *Bioethics in Historical Perspective.* London: Palgrave Macmillan, 2013.

Fradelos, Christina Kathryn. "The Last Desperate Cure: Electrical Brain Stimulation and Its Controversial Beginnings." A dissertation submitted to the faculty of the division of humanities in candidacy for the degree of doctor of philosophy. University of Chicago, 2008.

Heath, Robert Galbraith. *Exploring the Mind- Brain Relationship.* Baton Rouge, LA: Moran Printing, Inc., 1996.

———. Studies in Schizophrenia: A Multidisciplinary Approach to Mind-Brain Relationships. Cambridge: Harvard University Press, 1954.

Heath, Robert Galbraith, ed. *The Role of Pleasure in Behavior: A Symposium by 22 Authors,* xiv, 271 illus. Includes bibliographies. New York: Hoeber Medical Division, Harper & Row, 1964.

Hooper, Judith, Dick Teresi. *The Three-Pound Universe.* New York: Macmillan, 1986.

Mandell, Arnold J. *Psychosurgery—1954,* 1954.

Mohr, Clarence L, and Joseph E Gordon. *Tulane: The Emergence of a Modern University, 1945-1980.* Baton Rouge: Louisiana State University Press, 2001.

Salvaggio, John E. *New Orleans' Charity Hospital: A Story of Physicians, Politics, and Poverty.* Baton Rouge: Louisiana State University Press, 1992.

Valenstein, Elliot S. *Brain Control: A Critical Examination of Brain Stimulation and Psychosurgery.* New York: Wiley, 1973.

Winter, Arthur. *The Surgical Control of Behavior; a Symposium.* Springfield, IL: Thomas, 1971.

■詳細で専門的な学術研究に関しては、以下を参考にした。

Abbott, Alison. "Neuroscience: Opening up Brain Surgery." *Nature* (October 2009). doi:10.1038/461866a.

Abramson, Harold Alexander, and Josiah Macy. "Neuropharmacology: Transactions of the Fourth Conference: September 25, 26, and 27, 1957, Princeton, NJ" The Foundation, 1959.

Baumeister, Alan. "The Search for an Endogenous Schizogen: The Strange Case of Taraxein." *Journal of the History of the Neurosciences* 20, no. 2 (April 8, 2011): 106–22. doi:10.1080/0964704X.2010.487427.

———. "Serendipity and the Cerebral Localization of Pleasure." *Journal of the History of the Neurosciences* 15, no. 2 (July 1, 2006): 92–98. doi:10.1080/09647040500274879.

———. "The Tulane Electrical Brain Stimulation Program: A Historical Case Study in Medical Ethics." *Journal of the History of the Neurosciences* 9, no. 3 (December 1, 2000): 262–78. doi:10.1076/jhin.9.3.262.1787.

Behar, Michael. "Can the Nervous System Be Hacked?" *New York Times*, May 23, 2014.

Bishop, M. P., S. Thomas Elder, and Robert Galbraith Heath. "Intracranial Self-Stimulation in Man." *Science* 140, no. 3565 (April 1963): 394–96.

Bourzac, Katherine. "Neuroscience: Rewiring the Brain." *Nature* 522, no. 7557 (June 2015): S50-2. doi:10.1038/522S50a.

Canavero, Sergio. "Criminal Minds: Neuromodulation of the Psychopathic Brain." *Frontiers in Human Neuroscience* 8 (2014): 124. doi:10.3389/fnhum.2014.00124.

Carter, Cameron S., Edward T. Bullmore, and Paul Harrison. "Is There a Flame in the Brain in Psychosis?" *Biological Psychiatry* 75, no. 4 (February 2014): 258–59. doi:10.1016/j.biopsych.2013.10.023.

Catholic Online. "Paging Dr. Frankenstein: Agency to Research Brain Implants," November 4, 2013, http://www.catholic.org/news/health/story.php? id=53021.

Choi, Ki Sueng, Patricio Riva- Posse, Robert E. Gross, and Helen S. Mayberg. "Mapping the 'Depression Switch' During Intraoperative Testing of Subcallosal Cingulate Deep Brain Stimulation." *JAMA Neurology* 72, no. 11 (November 2015): 1252–60. doi:10.1001/jama neurol.2015.2564.

Dobbs, David. "A Depression Switch?" *New York Times Magazine*. April 2, 2006.

Faria, Miguel A. "Violence, Mental Illness, and the Brain: A Brief History of Psychosurgery: Part 3—From Deep Brain Stimulation to Amygdalotomy for Violent Behavior, Seizures, and Pathological Aggression in Humans." *Surgical Neurology International* 4 (2013): 91. doi:10.4103/2152-7806.115162.

Franzini, Angelo, Giovanni Broggi, Roberto Cordella, Ivano Dones, and Giuseppe Messina. "Deep-Brain Stimulation for Aggressive and Disruptive Behavior." *World Neurosurgery* 80, no. 3–4 (2013): S29.e11-4. doi:10.1016/j.wneu.2012.06.038.

Fumagalli, Manuela, and Alberto Priori. "Functional and Clinical Neuroanatomy of Morality." *Brain : A Journal of Neurology* 135, no. Pt 7 (July 2012): 2006–21. doi:10.1093/brain/awr334.

"Gain on Schizophrenia?: Two Volunteers." *New York Times*, May 6, 1956.

Gilbert, Frédéric, and Daniela Ovadia. "Deep Brain Stimulation in the Media: Over-Optimistic Portrayals Call for a New Strategy Involving Journalists and Scientists in Ethical Debates." *Frontiers in Integrative Neuroscience* 5 (2011): 16. doi:10.3389/fnint.2011.00016.

Gkotsi, Georgia- Martha, and Lazare Benaroyo. "Neuroscience and the Treatment of Mentally Ill Criminal Offenders: Some Ethical Issues." *Journal of Ethics in Mental Health* 6 (2012) no. Supplement: Neuroethics (n.d.).

Hariz, Marwan, Patric Blomstedt, and Ludvic Zrinzo. "Deep Brain Stimulation between 1947 and 1987: The Untold Story." *Neurosurgical Focus* 29, no. 2 (August 2010): E1. doi:10.3171/2010.4.FOCUS10106.

———. "Future of Brain Stimulation: New Targets, New Indications, New Technology." *Movement Disorders : Official Journal of the Movement Disorder Society* 28, no. 13 (November 2013): 1784–92. doi:10.1002/mds.25665.

Harrison, Emma. "Mental Disorder Is Induced in Test: Scientists Report Developing Schizophrenia Symptoms in 2 'Normal' Persons Hypothesis Explained." *New York Times*, May 4, 1956.

Heath, Robert G. "Correlation of Brain Activity with Emotion: A Basis for Developing Treatment of Violent-Aggressive Behavior." *The Journal of the American Academy of Psychoanalysis* 20, no. 3 (1992):335–46.

Heath, Robert G. "Correlation of Brain Function with Emotional Behavior." *Biological Psychiatry* 11, no. 4 (August 1976): 463–80.

———. "Fastigial Nucleus Connections to the Septal Region in Monkey and Cat: A Demonstration with Evoked Potentials of a Bilateral Pathway." *Biological Psychiatry* 6, no. 2 (April 1973): 193–96.

———. "The Human Brain: Instrument of Progress or Disaster?" *Biological Psychiatry*. 20,no.9 (September 1985):931–32.

———. "Modulation of Emotion with a Brain Pacemaker: Treatment for Intractable Psychiatric Illness." *The Journal of Nervous and Mental Disease* 165, no. 5 (November 1977): 300–17.

———. "Pleasure and Brain Activity in Man: Deep and Surface Electroencephalograms During Orgasm." *The Journal of Nervous and Mental Disease* 154, no. 1 (January 1972): 3–18.

———. "Statement of Robert G. Heath." In *Quality of Health Care—Human Experimentation, 1973 : Hearings Before the Subcommittee on Health of the Committee on Labor and Public Welfare, United States Senate, Ninety-Third Congress, First Session, on S. 974 . . .* , edited by United States Congress, Senate Committee on Labor and Public Welfare. Subcommittee on Health. Washington, DC, 1973.

———. *Studies in Schizophrenia: A Multidisciplinary Approach to Mind-Brain Relationship*, Harvard university press,1954.

Heath, Robert G., and Floris De Balbian Verster. "Effects of Chemical Stimulation to Discrete Brain Areas." *The American Journal of Psychiatry* 117 (May 1961): 980–90. doi:10.1176/ajp.117.11.980.

Heath, Robert G., and Iris M. Krupp. "Catatonia Induced in Monkeys by Antibrain Antibody." *The American Journal of Psychiatry* 123, no. 12 (June 1967): 1499–504. doi:10.1176/ajp.123.12.1499.

———. "Schizophrenia as an Immunologic Disorder: I. Demonstration of Antibrain Globulins by Fluorescent Antibody Techniques." *Archives of General Psychiatry* 16, no. 1 (January 1, 1967): 1–9.

Heath, Robert G., Alvin M. Rouchell, Raeburn C. Llewellyn, and Cedric F. Walker. "Cerebellar Pacemaker Patients: An Update." *Biological Psychiatry* 16, no. 10 (October 1981): 953–62.

Heath, Robert G., Aris W. Cox, and Leonard S. Lustick. "Brain Activity During Emotional States." *The American Journal of Psychiatry* 131, no. 8 (August 1974): 858–62. doi:10.1176/ajp.131.8.858.

Heath, Robert G., and Cedric F. Walker. "Correlation of Deep and Surface Electroencephalograms with Psychosis and Hallucinations in Schizophrenics: A Report of Two Cases." *Biological Psychiatry* 20, no. 6 (June 1985): 669–74.

Heath, Robert G., Colby W. Dempesy, C. J. Fontana, and A. T. Fitzjarrell. "Feedback Loop Between Cerebellum and Septal- Hippocampal Sites: Its Role in Emotion and Epilepsy." *Biological Psychiatry* 15, no. 4 (August 1980): 541–56.

Heath, Robert G., Dennis E. Franklin, and David Shraberg. "Gross Pathology of the Cerebellum in Patients Diagnosed and Treated as Functional Psychiatric Disorders." *The Journal of Nervous and Mental Disease* 167, no. 10 (October 1979): 585–92.

Heath, Robert G., Dennis E. Franklin, Cedric F. Walker, and James W. Keating Jr. "Cerebellar Vermal Atrophy in Psychiatric Patients." *Biological Psychiatry* 17, no. 5 (May 1982): 569–83.

Heath, Robert G., Iris M. Krupp, Lawrence W. Byers, and Jan I. Liljekvist. "Schizophrenia as an Immunologic Disorder: II. Effects of Serum Protein Fractions on Brain Function." *Archives of General Psychiatry* 16, no. 1 (January 1, 1967): 10–23.

———. "Schizophrenia as an Immunologic Disorder. III. Effects of Antimonkey and Antihuman Brain Antibody on Brain Function." *Archives of General Psychiatry* 16, no. 1 (January 1967): 24–33.

Heath, Robert G., Raeburn C. Llewellyn, and Alvin M. Rouchell. "The Cerebellar Pacemaker for Intractable Behavioral Disorders and Epilepsy: Follow-up Report." *Biological Psychiatry* 15, no. 2 (April 1980): 243- 56.

Hooper, Judith. "Brain Pacemakers: Pleasure on Command: Robert G. Heath." *Omni* (April 1984).

Horgan, John. "The Myth of Mind Control: Will Anyone Ever Decode the Human Brain?" *Discover* 25, no. 10 (2004): 40–47.

———. "What Are Science's Ugliest Experiments?" *Scientific American Blog*, May 14, 2012, https://blogs.scientificamerican.com/cross-check/what-are-sciences-ugliest-experiments/.

Horrock, Nicholas M. "Private Institutions Used in C.I.A. Effort to Control Behavior." *New York Times*, August 2, 1977.

Houser, H. "Treatment for the Acute Mentally Ill." *The Tulanean* (July 1959).

Jones, Amanda L., Bryan J. Mowry, Michael P. Pender, and Judith M. Greer. "Immune Dysregulation and Self-Reactivity in Schizophrenia: Do Some Cases of Schizophrenia Have an Autoimmune Basis?" *Immunology and Cell Biology* 83, no. 1 (February 2005): 9- 17. doi:10.1111/j.1440-1711.2005.01305.x.

Jones, Dan. "Morality 2.0 : How Manipulating Our Minds Could Save the World." *New Scientist* 227, no. 3040 (2015): 36(4).

Kety, Seymour S. "Biochemical Theories of Schizophrenia." *Science* 129, no. 3363 (June 12, 1959): 1590-1596.

Khandaker, Golam M., Lesley Cousins, Julia Deakin, Belinda R. Lennox, Robert Yolken, and Peter B. Jones. "Inflammation and Immunity in Schizophrenia: Implications for Pathophysiology and Treatment." *The Lancet Psychiatry* 2, no. 3 (March 2015): 258–70. doi:10.1016/S2215-0366(14)00122-9.

Kline, Nathan S., and Eugene Laska. *Computers and Electronic Devices in Psychiatry*. New York [usw.]: Grune & Stratton, 1968.

Konarski, Jakub Z., Roger S. McIntyre, Larry A. Grupp, and Sidney H. Kennedy. "Is the Cerebellum Relevant in the Circuitry of Neuropsychiatric Disorders?" *Journal of Psychiatry & Neuroscience : JPN* 30, no. 3 (May 2005): 178–86.

Kroken, Rune A., Else-Marie Løberg, Tore Drønen, Renate Grüner, Kenneth Hugdahl, Kristiina Kompus, Silje Skrede, and Erik Johnsen. "A Critical Review of Pro-Cognitive Drug Targets in Psychosis: Convergence on Myelination and Inflammation." *Frontiers in Psychiatry* 5 (2014): 11. doi:10.3389/fpsyt.2014.00011.

Kuhn, Jens, Christian P. Bührle, Doris Lenartz, and Volker Sturm. "Deep Brain Stimulation in Addiction Due to Psychoactive Substance Use." *Handbook of Clinical Neurology* 116 (2013): 259–69. doi:10.1016/B978-0-444-53497-2.00021-8.

Kuhn, Jens, M. Möller, J. F. Treppmann, Christian Bartsch, Doris Lenartz, Theo O. J. Gruendler, M. Maarouf, et al. "Deep Brain Stimulation of the Nucleus Accumbens and Its Usefulness in Severe Opioid Addiction." *Molecular Psychiatry* (February 2014). doi:10.1038/mp.2012.196.

Laxton, Adrian W., David F. Tang-Wai, Mary Pat McAndrews, Dominik Zumsteg, Richard Wennberg, Ron Keren, John Wherrett, et al. "A Phase I Trial of Deep Brain Stimulation of Memory Circuits in Alzheimer's Disease." *Annals of Neurology* 68, no. 4 (October 2010): 521–34. doi:10.1002/ana.22089.

Liao, S. Matthew. "Could Deep Brain Stimulation Fortify Soldiers' Minds?" *Scientific American Blog*, September 4, 2014. https://blogs.scientificamerican.com/mind-guest-blog/could-deep-brain-stimulation-fortify-soldiers-minds/.

Lipsman, Nir, and Andres M. Lozano. "Cosmetic Neurosurgery, Ethics, and Enhancement." *The Lancet Psychiatry* (July 2015). doi:10.1016/S2215- 0366(15)00206-0.

Lozano, Andres M., and Helen S. Mayberg. "Treating Depression at the Source." *Scientific American* 312, no. 2 (2015): 68. doi:10.1038/scientificamerican0215-68.

Maley, Jason H., Jorge E. Alvernia, Edison P. Valle, and Donald Richardson. "Deep Brain Stimulation of the Orbitofrontal Projections for the Treatment of Intermittent Explosive Disorder." *Neurosurgical Focus* 29, no. 2 (August 2010): E11. doi:10.3171/ 2010.5.FOCUS 10102.

Mantione, Mariska, Martijn Figee, and Damiaan Denys. "A Case of Musical Preference for Johnny Cash Following Deep Brain Stimulation of the Nucleus Accumbens." *Frontiers in Behavioral Neuroscience* 8 (2014): 152. doi:10.3389/fnbeh.2014.00152.

Mark, Vernon H., and Frank R. Ervin. *Violence and the Brain*. New York [etc.]: Harper and Row, 1970.

Mikell, Charles B., Guy M. McKhann, Solomon Segal, Robert A. McGovern, Matthew B. Wallenstein, and Holly Moore. "The Hippocampus and Nucleus Accumbens as Potential Therapeutic Targets for Neurosurgical Intervention in Schizophrenia." *Stereotactic and Functional Neurosurgery* 87, no. 4 (2009): 256–65. doi:10.1159/000 225979.

"Mind and Antibody: The Return of Immunopsychiatry." *The Lancet Psychiatry* (March 2015). doi:10.1016/S2215-0366(15)00057-7.

Moan, Charles E., and Robert G. Heath. "Septal Stimulation for the Initiation of Heterosexual Behavior in a Homosexual Male." *Journal of Behavior Therapy and Experimental Psychiatry* 3, no. 1 (1972): 23–30. doi:10.1016/0005-7916(72)90029-8.

Montgomery, Erwin B. Jr. "The Epistemology of Deep Brain Stimulation and Neuronal Pathophysiology." *Frontiers in Integrative Neuroscience* 6 (2012): 78. doi:10.3389/fnint.2012.00078.

Nadjari, Douglas. "Hackney Releases CIA : Tulane Statement Reveals Drug Tests on Human Volunteer." *The Tulane Hullabaloo*, March 31, 1978.

Parvizi, Josef, Vinitha Rangarajan, William R. Shirer, Nikita Desai, and Michael D. Greicius. "The Will to Persevere Induced by Electrical Stimulation of the Human Cingulate Gyrus." *Neuron* 80, no. 6 (December 2013): 1359–67. doi:10.1016/j.neuron.2013.10.057.

Paul, Steven M., Robert G. Heath, and Jeffrey P. Ellison. "Histochemical Demonstration of a Direct Pathway from the Fastigial Nucleus to the Septal Region." *Experimental Neurology* 40, no. 3 (September 1973): 798–805.

Portenoy, Russell K., Jens O. Jarden, John J. Sidtis, Richard B. Lipton, Kathleen M. Foley, and David A. Rottenberg. "Compulsive Thalamic Self-Stimulation: A Case with Metabolic, Electrophysiologic and Behavioral Correlates." *Pain* 27, no. 3 (December 1986): 277–90.

Ruff, Christian C., Giuseppe Ugazio, and Ernst Fehr. "Changing Social Norm Compliance with Noninvasive Brain Stimulation." *Science* 342, no. 6157 (October 2013): 482–84. doi:10.1126/science.1241399.

Rushton, Bill. "The Mysterious Experiments of Dr. Heath: In Which We Wonder Who Is Crazy & Who Is Sane." *Courier*, September 4, 1974.

Schlaepfer, Thomas E., Bettina H. Bewernick, Sarah Kayser, Burkhard Madler, and Volker A. Coenen. "Rapid Effects of Deep Brain Stimulation for Treatment-Resistant Major Depression." *Biological Psychiatry* 73, no. 12 (June 2013): 1204–12. doi:10.1016/j.biopsych.2013.01.034.

Schlaepfer, Thomas E., Bettina H. Bewernick, Sarah Kayser, Rene Hurlemann, and Volker A. Coenen. "Deep Brain Stimulation of the Human Reward System for Major Depression-Rationale: Outcomes and Outlook." *Neuropsychopharmacology : Official Publication of the American College of Neuropsychopharmacology* 39, no. 6 (February 2014): 1303–14. doi:10.1038/npp.2014.28.

Smith, Gwenn S., Adrian W. Laxton, David F. Tang- Wai, Mary Pat McAndrews, Andreea O. Diaconescu, Clifford I. Workman, and Andres M. Lozano. "Increased Cerebral Metabolism After 1 Year of Deep Brain Stimulation in Alzheimer Disease." *Archives of Neurology* 69, no. 9 (September 2012): 1141– 48. doi:10.1001/ archneurol.2012.590.

Steiner, Johann, Martin Walter, Wenzel Glanz, Zoltan Sarnyai, Hans-Gert Bernstein, Stefan Vielhaber, Anne Kästner, et al. "Increased Prevalence of Diverse N-Methyl-D-Aspartate Glutamate Receptor Antibodies in Patients with an Initial Diagnosis of Schizophrenia: Specific Relevance of IgG NR1a Antibodies for Distinction from N-Methyl-D-Aspartate Glutamate Receptor Encephalitis." *JAMA Psychiatry* 70, no. 3 (January 2013): 271–78. doi:10.1001/ 2013.jamapsychiatry.86.

Sturm, Volker, Oliver Fricke, Christian P. Bührle, Doris Lenartz, Mohammad Maarouf, Harald Treuer, Jürgen K. Mai, and Gerd Lehmkuhl. "DBS in the Basolateral Amygdala Improves Symptoms of Autism and Related Self- Injurious Behavior: A Case Report and Hypothesis on the Pathogenesis of the Disorder." *Frontiers in Human Neuroscience* 6 (2012): 341. doi:10.3389/fnhum.2012.00341.

Synofzik, Matthis, Thomas E. Schlaepfer, and Joseph J. Fins. "How Happy Is Too Happy?: Euphoria, Neuroethics, and Deep Brain Stimulation of the Nucleus Accumbens." *AJOB Neuroscience* 3, no. 1 (January 1, 2012): 30–36. doi:10.1080/21507740.2011.635633.

Tomlinson, Wallace K., and Robert Galbraith Heath. "An Attempt at Historical Perspective." New Orleans, LA: n.d.

"Transcript of Notes Taken at Meeting of Special Psychiatric Committee." New Orleans, LA: n.d.

"Tulane Professor Urged to Work for CIA." *Times-Picayune*, 1977.

United States National Commission for the Protection of Human Subjects of Biomedical and Behavioral Research. *Psychosurgery: Report and Recommendations*. Edited by Harold Alexander Abramson. DHEW Publication ; No. (OS)77-0001. The Commission, 1977.

Valencia-Alfonso, Carlos-Eduardo, Judy Luigjes, Ruud Smolders, Michael X. Cohen, Nina Levar, Ali Mazaheri, Pepijn van den Munckhof, P. Richard Schuurman, Wim van den Brink, and Damiaan Denys. "Effective Deep Brain Stimulation in Heroin Addiction: A Case Report with Complementary Intracranial Electroencephalogram." *Biological Psychiatry* (April 2012). doi:10.1016/j.biopsych.2011.12.013.

Voytek, Bradley. "The Most Unethical Study I've Ever Seen." *Quora*, August 7, 2011, https://www.quora.com/profile/Bradley-Voytek/Posts/The-most-unethical-study-Ive-ever-seen.

Widge, Alik S., Kristen K. Ellard, Angelique C. Paulk, Ishita Basu, Ali Yousefi, Samuel Zorowitz, Anna Gilmour, et al. "Treating Refractory Mental Illness with Closed-Loop Brain Stimulation: Progress Towards a Patient- Specific Transdiagnostic Approach." *Experimental Neurology* 287, no. Pt 4 (January 2017): 461–72. doi:10.1016/j.expneurol.2016.07.021.

Wu, Hemmings, Hartwin Ghekiere, Dorien Beeckmans, Tim Tambuyzer, Kris van Kuyck, Jean- Marie Aerts, and Bart Nuttin. "Conceptualization and Validation of an Open- Source Closed-Loop Deep Brain Stimulation System in Rat." *Scientific Reports* 4 (April 2015): 9921. doi:10.1038/srep09921.

Wu, Hemmings, Pieter Jan Van Dyck- Lippens, Remco Santegoeds, Kris van Kuyck, Loes Gabriëls, Guozhen Lin, Guihua Pan, et al. "Deep-Brain Stimulation for Anorexia Nervosa." *World Neurosurgery* 80, no.3–4 (2013): S29.e1-10. doi:10.1016/j.wneu.2012.06.039.

著者
ローン・フランク（Lone Frank）
デンマークを代表するサイエンス・ジャーナリスト。神経生物学の博士号を持つ。米国のバイオテクノロジー業界でキャリアを積んだ後、『My Beautiful Genome』『Mindfield』（ともに未邦訳）を執筆し、高い評価を得る。「サイエンス」や「ネイチャー」などの学術雑誌やヨーロッパの有力紙に寄稿するかたわら、コメンテーターや制作者としてデンマークのテレビ、ラジオでも活躍。科学、テクノロジー、社会にまつわる議論をリードする存在である。

訳者
赤根洋子（あかね・ようこ）
翻訳家。早稲田大学大学院修士課程修了（ドイツ文学）。主な訳書に『ヒトラーの秘密図書館』（ティモシー・ライバック）、『誰も知らなかったココ・シャネル』（ハル・ヴォーン）、『科学の発見』（スティーブン・ワインバーグ）（以上、すべて文藝春秋）、『治療島』『前世療法』『ラジオ・キラー』（以上、すべてセバスチャン・フィツェック・柏書房）がある。

解説
仲野徹（なかの・とおる）
1957年、大阪府生まれ。大阪大学医学部卒業後、京都大学医学部講師などを経て、大阪大学大学院・生命機能研究科および医学系研究科教授。著書に『こわいもの知らずの病理学講義 』（晶文社）、『みんなに話したくなる感染症のはなし：14歳からのウイルス・細菌・免疫入門』（河出書房新社）など。書評家として活躍しHONZはじめ各媒体に寄稿多数。

編集協力　福岡洋一

闇《やみ》の脳科学《のうかがく》　「完全《かんぜん》な人間《にんげん》」をつくる

2020年10月15日　第1刷
2024年5月20日　第2刷

著　者　ローン・フランク
訳　者　赤根洋子《あかねようこ》
発行者　大沼貴之
発行所　株式会社　文藝春秋
東京都千代田区紀尾井町3－23（〒102-8008）
電話　03-3265-1211（代）
印刷所　精興社
製本所　加藤製本

ISBN 978-4-16-391275-2　Printed in Japan